医学文献检索与利用

Medical Literature Retrieval and Utilization

主编 ◎ 仇晓春

上海交通大学出版社
SHANGHAI JIAO TONG UNIVERSITY PRESS

内容提要

本书主要围绕医学生的信息素养教育,从文献检索语言、常用医学文摘型检索工具、全文文献检索、引文检索、循证医学证据及专利、学位论文检索等方面介绍常用医学文献检索系统的基本理论知识与具体检索技巧,并介绍了 EndNote、NoteExpress 等文献管理软件的使用方法。本书也补充了 SEER、UK Biobank 等国内外常用生物医学领域公共数据库资源利用的内容。本书理论与案例相结合,可作为高等医学院校研究生、本科生信息素养培养的教材,也可作为住院医师规范化培训的参考资料和教材。

图书在版编目(CIP)数据

医学文献检索与利用/仇晓春主编. —上海:上
海交通大学出版社,2025.8. —ISBN 978-7-313-32950-
9

Ⅰ.R-058
中国国家版本馆 CIP 数据核字第 2025NK0653 号

医学文献检索与利用
YIXUE WENXIAN JIANSUO YU LIYONG

主 编:仇晓春			
出版发行:上海交通大学出版社	地 址:上海市番禺路 951 号		
邮政编码:200030	电 话:021-64071208		
印 制:上海新艺印刷有限公司	经 销:全国新华书店		
开 本:787mm×1092mm 1/16	印 张:17		
字 数:408 千字			
版 次:2025 年 8 月第 1 版	印 次:2025 年 8 月第 1 次印刷		
书 号:ISBN 978-7-313-32950-9			
定 价:58.00 元			

编　委　会

前　言

在当今信息爆炸的时代,医学领域的知识正以前所未有的速度更新,每天都有大量的研究成果、临床数据和新技术涌现。如何高效、准确地获取和利用这些信息,成为每一位医学工作者、科研人员和学生必须掌握的核心技能。《医学文献检索与利用》一书正是为满足这一需求而编写,旨在帮助读者系统掌握医学文献检索的方法与技巧,提升信息素养,从而更好地服务于医学研究、临床实践和学术创新。

本书的编写基于多年的教学实践和科研经验,结合国内外医学文献检索领域的最新发展,力求内容全面、实用性强。全书共分为八章,从文献检索的基础知识入手,逐步深入到各类医学数据库的使用方法、特种文献检索、网络信息资源的利用以及文献信息管理工具的应用。每一章都围绕实际需求设计,注重理论与实践的结合,力求帮助读者在复杂的学术信息海洋中快速定位所需资源。

第一章"文献检索基础"介绍了信息、知识与文献的基本概念,阐述了文献的类型、检索语言及检索策略,为后续学习奠定理论基础。第二章至第四章分别详细讲解了医学文摘数据库(如 PubMed、Embase、CINAHL 等)、全文数据库(如中国知网、万方、ScienceDirect 等)以及引文检索系统(如 Web of Science、Scopus 等)的使用方法,帮助读者掌握不同数据库的特点和检索技巧。第五章聚焦循证医学证据资源,介绍了循证医学的基本概念和实践步骤,为临床决策提供科学依据。第六章和第七章分别探讨了特种文献(如专利、学位论文)和网络信息资源的检索方法,扩展了读者的信息获取渠道。第八章介绍了文献信息管理软件(如 EndNote、NoteExpress)的使用,帮助读者高效管理文献资源,提升学术写作效率。

本书从基础到应用,循序渐进地介绍医学文献检索的各个环节,便于读者快速上手,适合不同层次的读者学习。内容涵盖开放获取资源等新兴主题,紧跟学科发展动态。本书适用于医学院校的本科生、研究生,以及从事医学研究、临床工作的医务人员。无论是撰写学术论文、开展科研项目,还是解决临床问题,本书都能为您提供有力的工具和方法。

在编写过程中,我们参考了国内外大量权威文献和数据库的使用指南,力求内容的准确性和权威性。同时,我们也特别感谢各位同行专家的宝贵建议和支持,使本书得以不断完善。

医学文献检索不仅是一门技术,更是一种能力。希望通过本书的学习,读者能够培养敏锐的信息意识,掌握高效的检索技能,并能够在学术和临床实践中灵活运用这些技能,为医学事业的发展贡献自己的力量。

由于医学和信息技术的快速发展,书中难免存在不足之处,恳请广大读者和同行批评指正,以便我们在未来的版本中进一步改进。

编者

2025 年 7 月

目　　录

绪　论

医学是人类在与疾病做斗争的过程中积累起来的宝贵知识与技能,医学文献不仅记录了医学的发展历程,还为现代医学研究和临床实践提供了重要的参考。医学生信息素养培养是医学教育中的一个重要环节,旨在帮助医学生掌握有效获取、评估和利用信息的技能,以支持他们的学习、研究和临床实践。

一、医学生信息素养培养

对于医学生来说,信息素养不仅包括文献检索和信息处理技能,还包括批判性思维和终身学习的能力。2001年,世界卫生组织和世界医学教育联合会面向全球发布《本科医学教育国际标准》,该标准指出:医学院校的师生应当能够利用信息和通信技术进行自觉获取信息、治疗病人及开展卫生保健工作。医学文献检索作为一门科学方法课程,致力于培养医学生的信息素养,掌握开展医学临床与科研工作过程及时获取信息、评价信息及合理利用信息的能力。

2001年11月,国际医学教育专门委员会(Institute for International Medical Education,IIME)正式颁布了"全球医学教育最低基本要求"(Global Minimum Essential Requirements,GMER),内容涉及职业价值、态度、行为和伦理,医学科学基础知识,沟通技能,临床技能,群体健康和卫生系统,信息管理,批判性思维和研究等七个领域。信息技能被列为世界各地医学院培养医生所必备的60项技能之一,具体包括医学文献的检索和评估,临床数据的收集、整理和分析,电子病历和医疗信息系统的使用,信息的保密和隐私保护。世界医学教育联合会(World Federation for Medical Education,WFME)2020年出版了第三版《本科医学教育质量改进全球标准》,不仅强调了信息资源的提供,还关注了医学生信息技能的培养和应用。

二、国内外医学文献检索课程的开展情况

早在20世纪80年代,美国健康科学学术图书馆即开始讲授医学文献检索与利用的技能,并从1986年起每隔几年召开全美的医学图书馆教学研讨会,以规范医学生的文献检索与利用课程的教学方法,Medline数据库的检索技能的培养就是当时讲授的主要内容之一。后续循证医学的发展对医学文献检索又提出了进一步的要求。从教学层次看,国外的医学信息素养教育最初是在本科生中开展,后来拓展到研究生教育与继续教育。

我国医学文献检索教学始于1984年,1990年全国医学文献检索教学研究会在武汉成

立,并每两年召开一次全国性教学研讨会,至今已举办了 17 届,为推动我国医学文献检索教学的发展起到了重要的推动作用,同时为了适应生物医学与信息技术的迅猛发展,适合各学制医学生的医学文献检索教材得到了及时更新与补充。目前,全国各医学院校因专业设置及学校类别的不同,医学文献检索课教学学时与内容也有所差异,但基本都采用理论授课与上机实习相结合的方式进行授课。同时,随着新的检索工具不断涌现以及医学临床科研需求的不断发展,医学文献检索教材也得到了及时更新。教学内容涵盖了对 PubMed、Embase、Cochrane Library 等主要医学文献数据库的使用方法,以及如何选择合适的数据库和检索工具来获取高质量的医学文献。重点培养医学生构建有效检索策略的能力,包括如何确定合适的检索词、使用布尔逻辑运算符、进行字段限定检索等。除了检索技能外,还注重培养医学生的整体信息素养,使其具备评估信息质量、识别偏倚和错误信息的能力。通过文献检索教学,引导医学生养成批判性思维习惯,能够对文献中的研究方法、结果和结论进行深入分析和评价。

三、医学文献检索技能在医学教学与临床科研中的应用

检索技能包括操纵信息工具的能力、检索获取信息的能力、加工提炼信息的能力、整合创建信息的能力、交流传播信息的能力等,主要表现在信息需求的表达能力,包括发现问题并清晰概念的能力。在很多时候用户头脑中的信息需求与初次被表达出来的信息需求会出现不一致的情况,因此在实际检索某个主题时经常需要根据反馈的结果不断调整检索策略。所以,正确的信息表达是满足信息需求的前提。信息获取能力包括选择合适的医学信息源和制订正确的检索策略;此外,信息管理或筛选能力、信息分析与评价能力都属于信息检索技能的范畴。在医学领域的信息检索可能会因为不同的需求而选择对应的检索系统或调整相应的检索策略,例如,在急需查找指导临床诊疗决策的证据时,我们可以优先选择检索循证医学类文献数据库,或在 PubMed 等文摘型检索工具检索时优先保证查准率,但在做科研课题申报前的文献调研或者系统评价类的二次研究时,则要尽力保证检索的查全率。

近年来,随着循证医学研究的需要,越来越多的趋势是将文献检索技能培训融入循证医学课程中,例如基于 PICOs 模型的循证证据文献的检索。这种整合方式有助于医学生更好地理解文献检索在临床实践中的应用,提高其临床思维和决策能力。

此外,以问题为中心的学习(Problem-Based Learning,PBL)教学模式是医学教学上常用的一种方法,这种教学模式要求医学生将患者的病情转化为学习问题,通过深入系统地检索科研文献资料,在小组讨论中探索掌握疾病的发生、发展及诊治方面的知识。PBL 教学模式通过让医学生围绕实际问题进行学习,培养医学生的自主学习能力、批判性思维和解决问题的能力。医学教学中的 PBL 模式与医学文献检索技能紧密相关,因为学生需要通过有效的文献检索来获取解决问题所需的信息。

四、人工智能时代医学文献检索发展的趋势

人工智能(Artificial Intelligence,AI)这一概念首次于 1956 年在达特茅斯会议被提出。21 世纪 20 年代以来,人工智能技术确实得到了迅猛发展,尤其是 2022 年底,ChatGPT 震撼上线,大语言模型(LLM)技术迅速"席卷"了整个社会,这些大语言模型具备了较好的人类指令遵循能力,能够直接通过自然语言描述对其下达任务指令(又称为"提示学习"),人工智能

技术因此迎来了一次重要进展。以下是一些关键领域的具体进展。

自然语言处理(Natural Language Processing, NLP)是人工智能的一个重要分支,专注于使计算机能够理解和生成自然语言。NLP技术给传统的文献检索带来了革命性的变化,这一技术可以帮助用户快速提取文献中的关键信息,如研究目的、方法、结果和结论,帮助用户快速评估文献的价值。与传统的关键词搜索不同,语义搜索侧重于查找与查询相关的文本单元,而不仅仅是精确的关键词匹配。这种搜索方式特别适用于自然语言查询,其中同义词或上下文变化很常见。传统的文献检索通常依赖于关键词和布尔逻辑(AND、OR、NOT)进行查询,自然语言技术使得用户可以使用自然语言进行查询,就像与人交流一样。例如,用户可以输入"如何治疗高血压?"而不再需要在PubMed数据库的主题词检索中输入"高血压/治疗"的主题词与副主题词的组配。人工智能检索工具如LitSense、askMEDLINE和BioMed Explorer使用深度学习技术来检索相关的句子,ExaCT适用于医学领域的随机对照试验(RCT)实体识别,Dextr适用于环境健康科学领域的动物研究数据实体提取,这些工具有效地帮助研究人员从大量文献中提取关键信息,提高文献综述的效率和质量。国内一些科技企业也开发了专注于医学文献这一垂直领域的人工智能工具,这类工具融合了NLP和大语言模型技术,建立了千万级的医学知识图谱,通过高精度的医学实体识别和关系抽取,构建复杂的医学概念网络,为医学生和临床科研工作者提供准确且专业的回答。

人工智能也已被用于循证文献筛查。Cochrane协作网近期专门成立了"AI for Evidence"工作小组来探索人工智能工具在循证研究过程中证据文献的信息提取,中国医师协会循证医学分会也成立了AI4Evidence的学组。KnowS已支持AI循证证据的检索,并能从批量检索结果的全文中一键提取25个预设的PICOS信息点(患者、干预、对照、结局、研究设计),极大地提高了循证文献质量评价的效率。

人工智能在医学领域的应用正在迅速发展,涵盖了从基础研究到临床实践的多个方面。医学生AI素养正成为未来医疗实践中的核心竞争力之一。AI素养是指个体能够理解、评估和有效利用AI技术的能力,信息素养为AI素养提供了基础,而AI素养则在信息素养的基础上增加了对AI技术的理解和应用能力。

现代医学的发展越来越依赖于多学科的交叉融合,如生物医学工程、医学物理学、医学信息学等。医学临床与科研人员需要具备跨学科的信息素养,能够整合不同学科领域的知识和技术。例如,20世纪末消化内镜的成功研发得益于以色列光电研究专家在波士顿偶遇美国消化科专家的交流,并从此开启了十余年的跨学科的合作,从而发明了世界上最早的胶囊内镜。医学文献检索课旨在培养医学生发现问题、提出问题的能力,由此能围绕问题开展系统的文献调研,对所检索到的信息进行评价和合理应用的能力,并在此基础上开展跨学科的合作,不断提高医学生的创新能力,促进医学领域的持续发展和进步。

(仇晓春)

第一章 文献检索基础

第一节 概 述

一、信息、知识与文献

信息(Information)是事物存在和运动状态及其特性的反映。它是一种十分广泛的概念,普遍存在于自然界、人类社会以及人类思维活动中。信息的特性包括:①客观性,信息独立于个人意识存在,不受主观意愿的影响;②价值性,信息的价值因人而异,取决于接收者的需求和应用;③时效性,信息的价值随时间而变化,过时的信息可能失去意义;④传递性,信息可以被传递和分享,不受距离限制;⑤共享性,同一信息可以被多个接收者同时利用;⑥可存储性,信息可以通过各种载体长期保存。

医学信息是指通过观察、实验或借助其他工具,对健康或疾病状态下人体生理或病理特征的认识及其反映。例如,人体脉搏、呼吸、体温以及疾病状态下的各种体征与症状、实验室检测数据等都是医学信息,甚至包括性别、年龄等基本资料。目前国内外有越来越多的公共数据库会收集、整理相关信息,为医学研究提供更多共享的信息。

知识(Knowledge)是经过大脑处理和系统化后的信息,它包括对事实的理解(知道是什么)、原理的掌握(知道为什么)、技能的拥有(知道怎么做)以及人脉网络的建立(知道谁有知识)。医学知识是人们通过实践对医学信息的获取、提炼和系统化、理论化的结果,是关于人体生命、健康、疾病的现象、本质和规律的认识。知识的特性包括:①意识性:知识是观念性的,需要通过思考和理解来获取和利用;②信息性:知识是对信息的整合和系统化,是人类认知世界的结果;③实践性:知识源于实践,并在实践中得到验证和提升;④继承性:新知识是在旧知识基础上的拓展和深化;⑤渗透性:不同领域的知识可以相互融合,形成复杂的知识体系;⑥无体性:知识不依赖于物质形态,可以无形地传播和共享。

知识是信息的一部分,而不是全部,只有系统化的信息才是知识。在日常生活和工作中,信息与知识都扮演着重要的角色。例如,在学术研究中,我们需要通过查阅大量的文献来获取关于某个主题的信息,然后通过理解和分析这些信息来形成自己的知识,并在此基础上进行创新。信息与知识是相互关联、相互促进的,它们之间也存在一定的区别。信息是知识的原材料,知识则是对信息的理解和运用,它们共同构成了我们对现实世界的认知体系。

随着社会的发展和科技的进步，我们获取信息的手段越来越多，获取到的信息量也越来越大，而且常常会无意识地处于信息茧房中。随着生成式人工智能（Artificial Intelligence Generated Content，AIGC）技术的发展，生成式的内容充斥互联网，进一步加剧偏见，产生深度赝品。因此，如何有效地获取、处理、评估和理解这些信息，将其转化为自己的知识，成为一个重要的挑战。

文献（Document/Literature）是记录着知识的载体。凡属于人类的知识用文字、图像、符号、声频、视频等手段记录在各种形式的载体上供交流传播的统称为文献。文献是人类长期从事生产和科学技术活动以及社会交往的真实记录，由四个基本要素构成：所记录的知识、记录知识的符号、用于记录知识物质载体、记录的方式或手段。其中，知识是关键，符号是表现形式；载体为文献存在方式，如龟甲兽骨、竹木缣帛、纸张、胶片胶卷、磁带、光盘、网络等；手段是文献的存储方式，如印刷、缩微等。如果记录在载体上的知识属于医学范畴，那就是医学文献（Medical Literature）。文献的基本功能有存储知识、传递知识、教育和娱乐等。文献的主要作用是积累、传播和利用知识，同时也是研究成果的主要呈现形式，是评价科研人员学术水平的重要依据。随着数字化技术的发展，电子文献被越来越多的人所接受，电子阅读、移动阅读已经成为人们的主要阅读方式，网络检索也成为必备的技能。近两年随着人工智能技术的迅猛发展，许多传统的检索工具也纷纷结合 AI 技术，逐渐成为人们获取信息的新手段。

二、信息素养

在信息化时代，信息素养已成为每个人必备的基本能力之一。具备良好的信息素养，不仅能够帮助我们更好地适应信息社会的发展，还能够提高我们的学习效率和工作能力，促进个人全面发展。1989 年美国图书馆协会（American Library Association，ALA）对信息素养（Information Literacy）的定义是人们能够判断确定何时需要信息，并能够对信息进行检索、评价和有效利用的能力。2003 年联合国教科文组织和美国图书情报学委员会（NCLIS）发布的《布拉格宣言》认为，信息素养是一种能力，它能够确定、查找、评估、组织和有效生产、使用和交流信息，并解决面临的问题。信息素养是人们有效参与信息社会的先决条件。2005 年联合国教科文组织、国际图书馆协会联合会（IFLA）和美国全国信息素养论坛发布《亚历山大宣言》，指出信息素养和终身学习是信息社会的灯塔，信息素养是终身学习的核心。2015 年，美国大学与研究图书馆协会（Association of College and Research Libraries，ACRL）标准委员会审议通过《高等教育信息素养能力框架》，将信息素养界定为一种综合能力，并给出判定信息素养的 5 项新标准：①能够确定所需信息的性质和范围。②能够有效地获取所需信息。③能够评价信息及其来源，并实现所选信息与自身知识基础和价值体系的整合。④能够利用信息达到特定目的。⑤了解信息利用过程中的经济、法律和社会问题，在获取与利用信息时自觉遵守道德规范和有关法律。

信息素养包括信息意识、信息能力和信息伦理三方面：

信息意识（Information Consciousness）是指信息与信息事业在人们头脑中的综合反映，主要是指人们对信息重要性的认识程度和需求信息的迫切程度，以及捕捉信息、分析信息、判断信息和吸收信息的自觉程度。换而言之，信息意识就是在充分认识信息价值的基础上，对信息具有特殊地位的一种主体意识。

信息意识来自个人对信息的需求。有信息的需求，才能促进信息意识的增强。如东方卫视新闻曾报道过一对波兰夫妻，为了给小孩治病，不远万里找到上海市儿童医学中心，成功切除肝脏巨大肿瘤。他们就是通过 PubMed 检索，查到上海市儿童医学中心有相关文献报道，并通过电子邮件与文章通信作者取得了联系，并最终到上海来求医。信息意识的强弱，可决定一个人对信息所采取的态度。信息意识强的人，他能对信息作出敏捷的反应，善于联想、引申、判断和运用。如 1928 年亚历山大·弗莱明发现青霉素，在常人看来培养皿被污染是件令人沮丧的事情，但他凭借着对异常现象的敏感性，继而有了这一重大发现。反之，信息意识差的人，对信息则往往视而不见、听而不闻、反应迟钝、无所作为。由此可见，信息意识是人们感受信息和捕捉信息不可缺少的一种精神动力。

信息普遍存在于人类社会各个领域、各个行业和大量书刊资料之中以及网络上。会不会捕捉和利用信息，已成为人们在事业上成功与失败的分界线。共和国勋章获得者王振义院士在血液病领域进行了一段时间的学习和临床诊疗后，发现了一个奇怪的现象：有些病人平时虽没有出血状况，但在进行了小手术后就出血不止。为了探究其中的原因，王振义查阅了大量的相关文献，发现血液中的凝血因子是控制出血的关键，于是一头扎进图书馆、档案室翻阅资料，希望能从这些文献里找到有用的信息。功夫不负有心人，他偶然间看到了一篇论文，一位以色列医学家在论文中写道：在一定条件下，白血病细胞能够转化成正常细胞。看到这篇论文的王振义仿佛又看到了希望，他很快就和几位医生一起组成医疗小组，希望通过"白血病细胞诱导分化"试验来验证这种方法的可行性。之后国外发表的一篇文献让王振义有了新的解决思路，他由文献中肿瘤细胞遇到一种酸性物质会分化联想到白血病细胞，最终在经历过无数次的失败后全反式维甲酸正式诞生，他们的研究获得了实质性的突破。

信息能力是指能够有效地获取、加工、存储、利用和传递信息的能力，包括运用信息工具的能力、检索获取信息的能力、加工提炼信息的能力、整合创建信息的能力、交流传播信息的能力等。信息能力是信息素养的核心，也是当今社会人类最基本的生存能力之一，它深刻地影响着人们的生活、工作和学习。如果一个人只具有强烈的信息意识，却无法选择适合的信息技术、工具及方法，通过恰当的途径解决问题，那么就无法适应信息时代的要求。文献检索课能解决如何选取信息工具、如何检索利用信息的问题，帮助大家提高信息能力。

信息伦理是指在整个信息活动中，信息创建者、信息服务提供者和信息使用者所必须要遵守的社会法律法规和行为准则。即人们在获取、利用信息过程中必须遵守的法治法规，树立正确的法治观念，增强信息安全意识，了解与信息和信息技术有关的道德问题，遵守法规和有关获取及使用信息资源的行为规范。获取、利用信息的过程要合法合规，如在授权的 IP 地址范围内访问、获取资源，按需下载文献，不使用下载工具，不在短时间内大量下载文献等。信息伦理中还有一个需要重点关注的问题就是学术诚信。

学术诚信包含一系列价值观和行为，包括诚实、守信、公平和尊重知识产权。科研工作者要实事求是、不欺骗、不弄虚作假，还要恪守科学价值准则、科学精神以及科学活动的行为规范。近年来违反学术诚信的事例屡见不鲜，尤其是生物医学领域发生多次大规模撤稿事件，损害了中国科研人员的学术声誉。为此，国内各部门也相继出台各类文件加强学术诚信，规范学术活动。教育部于 2016 年 9 月 1 日起正式实行《高等学校预防与处理学术不端行为办法》，明确了剽窃、抄袭、侵占他人学术成果，不当署名、买卖或代写论文等 6 种学术不端情形，若判定为学术不端行为，可能面临撤职、开除、依法撤销学位等处理。2015 年 11 月

23 日,中国科协、教育部、科技部、卫生计生委、中科院、工程院、自然科学基金会七部门联合印发了《发表学术论文"五不准"》。即不准由"第三方"代写论文、代投论文、对论文内容进行修改,不准提供虚假同行评审人信息,不准违反论文署名规范。2018 年 5 月 30 日中共中央办公厅、国务院办公厅印发《关于进一步加强科研诚信建设的若干意见》。2019 年中共中央办公厅、国务院办公厅印发的《关于进一步弘扬科学家精神加强作风和学风建设的意见》,重点要求推动作风和学风建设常态化、制度化,压紧压实监督管理责任,有关主管部门和责任主体单位要建立健全科研诚信审核、科研伦理审查等有关制度和信息公开工作机制。2021年国家卫生健康委、科技部、国家中医药管理局结合相关法律法规修订了《医学科研诚信和相关行为规范》。2022 年 3 月中共中央办公厅、国务院办公厅印发的《关于加强科技伦理治理的意见》中对科研诚信管理责任主体提出了要建立常态化工作机制,对本单位科技活动进行主动风险研判的要求。同时检测学术不端的工具也应运而生,可以检测文字的重复率,图片的编辑修改、重复使用等问题;有些检测工具还支持 AI 写作检测功能。

三、文献的类型

传统的图书馆主要是用来典藏书籍和资料的场所,其收藏的主要是纸本文献。随着科学技术的迅速发展,文献的记录形式和出版方式有了很大变化,文献资源类型的划分标准纷繁复杂,这里主要根据载体形式、内容性质和出版形式介绍 3 种划分方法。

(一) 按载体形式分类

可以分为:印刷型、缩微型、声像型和数字型。

1. 印刷型文献

印刷型文献是以印刷手段(如铅印、胶印、油印、复印等)把知识记录在纸张上形成的文献。它具有便于阅读和传递的优点,但占用空间大,易受虫蛀、水蚀,不宜长期保存。

2. 缩微型文献

缩微型文献就是以感光材料为载体,通过摄影方法使文献的形象体积缩小,记录在胶卷或胶片上。其优点是体积小、保存期长、成本低,且能与计算机联用,便于检索;但需借助阅读机阅读。目前已非常少见。

3. 声像型文献

声像型文献又称视听型文献,以磁性材料和感光材料为存储介质,通过录音、录像而产生的一种文献形式,包括唱片、录音带、录像带、电影、幻灯片等。其优点是可以闻其声(如心脏杂音等)、见其形(如外科手术过程等)。由于此类载体在日常生活中已很少使用,此文献类型也变得非常小众。

4. 数字型文献

数字型文献就是以二进制数字代码形式记录,依赖计算机系统存取、阅读和处理的信息或数据集合体。日常生活中,大量的电子文献就属此类。其优点是存储量大、检索速度快、便于传递等,这一文献形式也是当今非常普遍的类型。

(二) 按内容性质分类

可以分为:一次文献、二次文献、三次文献及零次文献。

1. 一次文献

一次文献又称原始文献。凡是原始创作,直接记录科研成果,报道新发明、新技术、新知识、新见解的文献,如期刊论文、科技报告、会议文献、学位论文、专利说明书等,其特点是具有创造性和新颖性,是信息的主要来源,是文献检索的对象;其数量大、分布广,难于查找,因此就要求助于二次文献和三次文献。

2. 二次文献

二次文献即检索工具。它是将大量而分散的一次文献经过加工、整理、简化、组织,成为便于管理和查找一次文献的工具,如目录、索引、文摘等。它具有简明性和系统性,能提供一次文献的线索,但不改变一次文献的内容。

3. 三次文献

三次文献是根据二次文献提供的线索,选用大量一次文献的内容,根据一定的需要和目的,进行系统整理、概括论述、分析综合而编写成的文献,如综述、Meta 分析、教科书、词典、百科全书、手册、指南、年鉴、进展等,具有资料性和实用性,对系统掌握知识颇有参考价值。

4. 零次文献

零次文献即非出版型文献。是指尚未正式印刷出版的资料,如原始素材、手稿、信函、实验记录、统计数字以及各种口头交流的信息、经验等,具有及时性、启发性等特点,往往能起到正规文献难以起到的作用,但它们很难被查找和获取。

(三) 按出版形式分类

可以分为:图书、期刊和特种文献。

1. 图书

一般是指内容比较成熟、资料比较系统、有完整定型装帧形式的出版物。图书不论形式如何,都有一个共同点,就是系统论述一个专题,应有封面、书名、正文;从时间上看,图书出版周期比期刊长,其内容比较成熟定型,一些知识性的图书,多是总结性的,是系统掌握各门学科知识的基本资料。而且正式出版的图书必须具有国际标准书号(International Standard Book Number,ISBN),如 2013 年人民卫生出版社的《医学文献检索与利用》的 ISBN 为 9787313292681。图书的范围较广,主要包括教科书、学术专著、参考工具书、丛书等。

(1)教科书是专为学生学习有关课程而编写的教学用书。一般内容涉及广而不深。医学领域著名的教科书有《西氏内科学》《克氏外科学》《格氏解剖学》等。

(2)专著是指论述某一学科或专题的书籍,与教科书相比,专著论述的内容比较精深,范围比较狭窄,专业性较强,如《FISHMAN 肺部疾病》等,就是专门针对肺部分子医学、肺部疾病遗传学与精准医疗、肺部影像学等进行深入阐述和探讨的专著。

(3)参考工具书是指以特定的编排方式和检索方法,广泛而系统地汇集某一范围的基本知识及有关资料,作为工具专供读者查阅用的图书,如手册、辞典、字典、年鉴、百科全书等。

(4)丛书是一种成套的图书,按专题或分册单独出版或发行。如由上海交通大学医学院附属第九人民医院终身教授、整复外科王炜教授总主编的《中国整形外科学》共 4 卷,100 章,由国内及来自美国、加拿大、日本、韩国等国的 360 多位知名学者共同编撰完成,是经典的整形外科学教科丛书。

2. 期刊

期刊(Periodicals)也称杂志(Jounals 或 Magazine),是一种定期或不定期的连续性出版物,每期版式基本相同,有固定名称,用卷期、年月或其他顺序号出版,每期有多篇文章,内容新颖、出版周期短、报道文章快，是了解专业领域内最新科研进展、最新动态的最佳出版物。如国际上公认的三本享有最高学术声誉的期刊为《细胞》(Cell)、《自然》(Nature)、《科学》(Science)，在临床医学领域中公认的顶尖期刊为《英国医学杂志》(BMJ)、《美国医学会杂志》(JAMA)、《柳叶刀》(Lancet)、《新英格兰医学杂志》(New England Journal of Medicine)。我国正式出版的期刊刊号由两部分组成，一个是国际标准连续出版物编号(International Standard Serial Number，ISSN)，另一个是国内统一刊号(CN)。

期刊影响因子(Impact Factor，IF)指期刊近两年的平均被引用率，最早是由美国情报学家、SCI 创始人尤金·加菲尔德(Eugene Garfield)博士在 1972 年提出的。其计算公式为 $IF = (C_2 + C_3)/(A_2 + A_3)$。以下以 2023 年《科学》杂志为例来解释各项指数，其中 $A_2 =$ 2021 年出版的文献数 $= 814$(篇)，$A_3 =$ 2022 年出版的文献数 $= 725$(篇)，$C_2 =$ 2021 年出版的文献在 2023 年被引用的次数 $= 37\,999$(次)，$C_3 =$ 2022 年出版的文献在 2023 年被引用的次数 $= 30\,865$(次)。IF $= 44.7$(次/篇)。由此可知，期刊的 IF 越高，其刊载的文献被引用率越高，说明这些文献报道的研究成果作用和影响力就越大，一定程度上反映该刊物的学术水平就越高。但影响因子高低不能真实反映期刊上单篇论文的学术水平，所以在对研究人员作学术评价时不能唯影响因子论优劣。期刊分区指根据期刊的影响因子、被引频次等指标，将期刊分成不同的层次，是评价期刊学术质量的一个指标，如期刊的 JCR 分区或中科院分区。

核心期刊(Core Journal)是某学科的主要期刊。一般是指所含专业情报信息量大、质量高，能够代表专业学科发展水平并受到本学科读者重视的专业期刊。浏览核心期刊可在较短的时间内掌握较多的信息，了解最新的科研动态等。1931 年著名文献学家布拉德福首先揭示了文献集中与分散规律，发现某时期某学科 1/3 的论文刊登在 3.2% 的期刊上；1967 年联合国教科文组织研究了二次文献在期刊上的分布，发现 75% 的文献出现在 10% 的期刊中；1971 年，SCI 的创始人加菲尔德统计了参考文献在期刊上的分布情况，发现 24% 的引文出现在 1.25% 的期刊上，等等。这些研究都表明期刊存在"核心效应"，从而衍生了"核心期刊"的概念。

开放存取(Open Access，OA)是不同于传统学术传播的一种全新机制，其核心特征是在尊重作者权益的前提下，利用互联网为用户免费提供学术信息和研究成果的全文服务。20 世纪 90 年代末在国际学术界、出版界、信息传播界和图书情报界大规模地兴起。其初衷是解决当时的"学术期刊出版危机"，推动科研成果利用互联网自由传播，促进学术信息的交流与出版，提升科学研究的公共利用程度，保障科学信息的长期保存。OA 期刊是一种免费的网络期刊，旨在使所有用户都可以通过互联网无限制地访问期刊论文全文。此种期刊一般采用作者付费出版、读者免费获得、无限制使用的运作模式，论文版权由作者保留。在论文质量控制方面，OA 期刊与传统期刊类似，采用严格的同行评审制度。

预印本(Preprint)是指在正式同行评审之前，作者发布在公共服务器上的科研文章初稿。它的特点是时效性强，能最快速度报道新研究、新进展，但是由于未经同行评审，需要抱着审慎的态度来引用此类论文。Web of Science 平台中提供预印本索引(Preprint Citation Index)检索，可查询 1991 年至今的预印本文献。

3. 特种文献

特种文献是指除图书、期刊以外的出版形式比较特殊的文献资料，又称"非书非刊资料"。它包括科技报告(Technical Report)、学位论文(Thesis/Dissertation)、专利文献

(Patent Document)、会议文献(Conference Paper)、政府出版物、标准文献等。

四、文献检索及其类型

信息检索(Information Retrieval)有广义和狭义之分。广义的信息检索是指将信息按一定方式组织和存储起来，并根据用户的需求找出所需要的信息的过程。狭义的信息检索是指从信息存储系统中查找出特定信息的过程。一般来讲，信息检索包括三种类型：①文献检索(Document Retrieval)；②数据检索(Data Retrieval)；③事实检索(Fact Retrieval)。

文献检索是以文献为检索对象，如研究生开题时，查找有关某一研究课题的一定年限的文献，或要了解某种新疗法、新技术、研究动态的文献等。事实检索是以特定的事项为检索对象，例如我国公共卫生事业发展的状况、医务界知名人士的传记、各种医学术语等。数据检索是以特定的数据为检索对象，例如某种慢性病的发病率、重大疾病的死亡率等。

文献检索、事实检索与数据检索虽然检索对象不同，但其原理和方法并无本质上的区别，它们之间是密切相关的。所以，实际工作中常以文献检索概括。

随着医学科学在深度与广度上的迅猛发展，医学文献的数量和类型与日俱增。对于任何一位医生来说，都无法也无必要通读所有的医学文献。重要的是能高效准确地从浩瀚的文献海洋中获取所需信息资料。

医学文献检索是以科学的方法，利用专门的工具，从大量的医学科技文献中，迅速、准确，并较完整地查找到所需文献的操作过程。只有掌握了文献检索的知识和技能，才能在最短的时间内，以最少的精力，取得最好的查阅文献效果，并充分、有效、及时地加以利用。

五、文献检索的原理

文献检索的全过程包括了文献的存储和检索两个不可分割的过程，其中"存储"是为了"检索"，而"检索"必须先要"存储"。

存储过程，主要是对文献进行标引，形成文献特征的标识，为检索提供有据可循的检索标识的过程。文献的外表特征，即标题、著者、来源、卷期、页次、年月、类型、页码等项目。文献的内容特征，就是文献论述的主题，也即文献的中心内容。文献存储时，首先要深入理解原始文献的内容，进行主题分析，把握住它所论述的中心内容，形成主题概念，然后选用特定的检索语言来表达其主题要领，也就是将主题概念转换成特征标识（主题词、分类号和类目名称等），最后将这种特征标识按其内容和出处进行排序，输入检索系统。

检索过程，就是根据用户的需求，确定提问概念（如主题检索概念），然后选用一定的检索语言，将此提问概念转换成检索提问特征标识，按此到检索系统中去查得文献线索及全文的过程。

第二节 文献检索语言

一、检索语言的概念

检索语言(Retrieval Language)是指在文献的存储和检索过程中共同使用的语言。其主要功能是简单明了,又较为专指地描述文献的主题概念,便于将概念进行系统排列,在检索时将标引用语与检索用语进行相符性比较。因此,检索语言不仅需要排除一词多义、多词一义和词义含糊的现象,还要显示出概念间的相互关系,这也是检索语言规范化的主要内容。

二、检索语言的类型

常用的检索语言分为分类、主题、代码检索语言三大类型。

1. 分类检索语言

分类检索语言是以学科分类为基础,结合文献内容,用分类号来表达各种概念的检索语言。其将文献按学科性质进行分类和系统排列。分类检索语言既可用于期刊论文的分类,也可用于图书等其他文献信息的分类。国内外有多种广泛使用的分类语言,如美国的《国会图书馆图书分类法》(Library of Congress Classification,LC)、《杜威十进分类法》(Dewwy Decimal Classification and Relative Index,DDC),我国常用的《中国图书馆分类法》(简称《中图法》),中国科学院系统图书馆仍沿用的《中国科学院图书馆图书分类法》(简称《科图法》)。了解分类号代表的含义和排架次序,有助于迅速准确地找到所需图书。一些检索工具如 SinoMed、维普中文期刊库也支持分类语言的检索。此外,许多中文期刊投稿时,要求作者必须提供论文主题对应的中图分类号,因此掌握分类法的基本原理和使用方法也非常实用。

2. 主题检索语言

主题检索语言是从描述事物特性的角度出发,按文献所论述的事物(即主题)集中文献,用规范化的名词术语标引和表达文献的主题概念,用参照系统显示事物概念主题词之间的关系,具有直观性、专指性、适应性、集中性和多元性的特点。主题检索语言可分为标题词语言(标题法)、单元词语言(元词法)和叙词语言(叙词法)。标题词语言属于先组式语言,单元词语言和叙词语言属于后组式语言。关键词语言(键词法)因其性能与上述几种语言相似,通常也归入主题检索语言一类,实质上它是一种在情报检索中直接使用自然语言的方法,对取自文献本身的语词只作极少量的规范化处理,也不显示文献主题概念之间的关系,是一种准情报检索语言。医学领域区别于其学科领域,会更多地使用主题检索语言。常用的主题词表主要有《中医药主题词表》和美国《医学主题词表》。

3. 代码检索语言

代码检索语言是利用文献中的一些特殊符号,组织排列表达文献主题概念的一种人工语言。一般只就事物的某一特征,用某种代码系统表加以标引和排列,如美国《化学文摘》的化学分子式索引、环系索引等。

三、医学主题词表

美国《医学主题词表》(Medical Subject Headings,MeSH)是美国国家医学图书馆编制的权威性主题词表,是一部庞大的受控词表,具有规范性、可扩充性和动态性特点,广泛应用于医学信息检索。如 PubMed、SinoMed、Cochrane Library 等检索工具都使用 MeSH。MeSH 每年都会进行更新,以反映医学领域的最新进展和变化。更新的内容包括新增主题词,对现有主题词的修改、补充和调整,以及删除过时或不再使用的主题词。MeSH 包含字顺表（Alphabetic List）和树状结构表（Tree Structure）两个主要部分。

1. 字顺表

字顺表是将主题词、款目词等按字母顺序排列，并用参照系统与注释来揭示词与词之间的关系。如肿瘤的 MeSH 为 Neoplasms，用 Cancer、Tumor 等同义词在字顺表中查找，就会发现这些同义词都出现于主题词 Neoplasms 页面的款目词（Entry Terms）中。因此，主题词是表达生物医学领域规范化的名词术语。而款目词或称入口词，其作用是将自由词引见到对应的主题词。参照系统就是来揭示主题词与款目词，或者主题词与主题词之间关系的符号，共有两种参照关系。一种为单纯参照，英文用"SEE"，中文用"见"来表示，多用于同义词、近义词之间。如"艾滋病 见 获得性免疫缺陷综合征"，表示这两个词为同义词，但"艾滋病"不是主题词，"获得性免疫缺陷综合征"才是检索用的主题词。另一种为相关参照，英文用"SEE ALSO"，中文用"相关参见"来表示，多用于概念具有相关关系的两个主题词间。如"Immunity, Active" see also "Immunotherapy"，表示这两个词都是主题词，且概念具有相关性，在检索其中一个主题词时，可以扩展检索另一个主题词，以扩大检索范围，提高查全率。

2. 树状结构表

树状结构表（附录 1）是将字顺表中的 20 000 多个主题词按照学科性质、词义范围的上下类属和派生关系划分为 16 个大类（用 A～N，V，Z 表示）和 115 个小类，主题词按等级从上位词到下位词，逐级向右缩进来表示学科隶属关系，同一级的词按字顺排列，形成的等级制词表。树状结构表能清晰地揭示主题词间的纵向隶属关系，下位词的概念专指性更强，上位词的概念专指性会更宽泛。分析上下位词的词义范围对于调整检索策略也会有帮助。

3. 副主题词

副主题词（Subheadings），又称限定词（Qualifiers），是对主题词作进一步限定的词语，用于更精准地检索。目前共有 76 个副主题词（附录 2）。副主题词用"/"与主题词搭配使用，形成一组主副主题词的组配，提高检索的专指性。根据检索需要，一个主题词可以与一个或多个副主题词组配。如检索胃肿瘤诊断的文献，可用"Stomach Neoplasms/diagnosis, diagnostic imaging"。

四、中国图书馆分类法

《中国图书馆分类法》是一部具有代表性的大型综合性分类法，简称《中图法》。其编制始于 1971 年，先后出版了 5 版，即 1975 年出版第 1 版，1980 年出版第 2 版，1990 年出版第 3 版，1999 年出版第 4 版，2010 年出版第 5 版。自第 4 版起更名为《中国图书馆分类法》，简称不变。《中图法》共分 22 个大类，用字母 A、B、C、…Z 表示。大类下可进一步划分，在大写字母后面加上阿拉伯数字，构成二级类目；以此类推，划分出三级、四级等类目。如 R 为医药、卫生，R5 为内科学，R54 为心血管（循环系）疾病，R541 为心脏疾病，R541.1 为先天性心血管病，R541.11 为房间隔缺损。每一个分类号代表特定的知识概念，号码的位数一般能反映相应类目的分类等级，号码越长，概念范围越小。《中图法》以体系作为分类主导，具有较强的系统性，可揭示知识的隶属、派生、平行关系等。

五、国际疾病分类法

国际疾病分类法（International Classification of Diseases，ICD）由世界卫生组织（World

Health Organization，WHO)主持编写、发布，是确定全球卫生趋势和统计数据的基础，其中含有约 55 000 个与损伤、疾病和死因有关的独特代码，并要求各成员国在卫生统计中共同采用，是对疾病、损伤和中毒进行编码的一种国际权威的疾病分类方法。它使卫生专业人员能够通过一种通用语言来交换世界各地的卫生信息，也是 WHO 国际分类家族(WHO Family of International Classifications，WHO‐IFC)最核心的知识库。目前使用的最新版本为 2022 年 1 月 1 日生效的第 11 版(ICD‐11)，总共提供了 1.7 万个诊断类别，超过 10 万条医疗诊断索引术语，并通过索引搜索算法解释了超过 160 万条术语。ICD 依据疾病病因、部位、病理、临床表现等特征，采用字母和数字混合编码方式，共分为 28 章，从 1A00.00‐ZZ9Z.ZZ 类目容量为 269 280 个，比 ICD‐10 扩大 100 倍，编码精细度大为提高。如 1F86.0 为埃及血吸虫病，2A00.00 为脑胶质母细胞瘤。

第三节　文献检索策略

一、检索策略的概念

广义的检索策略是为实现检索目标而制定的全盘计划和方案，是对整个检索过程的谋划和指导。具体而言就是在明确检索目的、分析检索课题特征的基础上，选择合适的数据库或检索系统，拟定检索方式，确定检索词，构建检索式，执行检索并调整检索式，直到获得较为满意的检索结果的全过程。狭义的检索策略仅指构建检索式的环节，包括检索词的确定、运算符的选择、检索字段的设定及限制选项的设置等。检索策略的优劣直接决定了检索结果的质量，是文献检索最重要一环。

二、检索步骤

文献检索一般要经过五个步骤：

(一) 分析研究课题，明确检索要求

在着手检索前，首先应明确课题的背景、要求、主题等，摸清课题所需文献资料的范围、类型、年限等，其次要明确对查全、查准、查新的目标要求。如需了解某个研究、某项技术的最新进展，则强调检索最新文献。如研究生开题、撰写综述、系统评价或 Meta 分析时，则强调查全，避免遗漏重要的相关文献。如需解决某个特定的临床问题，则强调查准，检索最密切相关的文献。最后分析课题的主题内容，明确主题概念及其逻辑关系，为制定检索式作准备。

(二) 根据课题领域，确定检索工具

要了解各领域现有数据库的情况，以便选择适当的检索工具，检索方法及检索途径。若要查找国外的生物医学文献，可选用 PubMed、Embase 等；查找国内的生物医学文献可选用 SinoMed。若要查找护理学文献，除了上述几个数据库之外，还可选用 CINHAL、CK Nursing 等。若要查找中华医学会杂志的全文文献，可选用中华医学期刊全文数据库。若要查找综合性学科的中文全文，则可选用中国知网、万方、维普等数据库。因此，熟悉每个检索工具收录的学科范围、覆盖的时间范围、文献类型等，对准确选用检索工具会大有帮助。

（三）选择检索方法

检索方法有以下几种。

1. 检索工具法

检索工具法也称常用法，是利用各种检索工具查找所需信息的方法，是系统、全面获取文献信息的有效方法，也是检索过程中最常用的方法。

2. 浏览法

浏览法是检索系统自动从某个特定角度展示数据库中的相关内容，方便用户按需浏览。常用的有分类浏览和字顺浏览。分类浏览是基于某种分类体系，如以《中图法》作设定，根据学科分类来浏览相关文献；字顺浏览通常以首字母为序提供浏览，如刊名字顺浏览。

3. 追溯法

追溯法是以现有文献（通常为综述文献）后所附的参考文献为线索，去追踪、查找相关文献的方法。与浏览法相比，此法获取的信息从时间上来说是越查越旧的。与检索工具法相比，此法获取的信息受论文作者的影响，具有一定的主观性，不够系统全面，但其优势在于对某些问题的追根溯源，能够了解经典文献，追踪科研发展脉络。另一种追溯法是用引文数据库从被引文献出发查找引用该文献的相关文献。这种由此及彼的检索方法可以查到更多意想不到的相关文献。然而，无论是哪种追溯法，都存在不系统、漏检率相对较高的问题。

4. 综合法

综合法是将上述方法根据需要联合运用以获取文献的方法。

总之，无论使用何种检索方法，都要从具体情况出发，根据检索要求和实际情况灵活应用，才能获得满意的检索结果。

（四）确定检索途径和检索标识

在检索工具中，通常是根据文献的外表特征和内容特征确立各种文献标识，编制成各种类型的索引和目录，从而提供了检索途径。所谓文献的外表特征就是文献直接呈现出来的部分，如文献的篇名、作者姓名、出版者、报告号、专利号等内容；而内容特征是文献内在的部分，主要指所论述的主题、观点、见解和结论等。在文献检索时，根据检索需求及检索工具所提供的检索字段，确定自己的检索途径和检索标识，按有关检索工具的使用方法，即可查到所需文献。

1. 文献外表特征的检索途径

包括文献名称途径、著者途径、机构途径、号码途径等。

（1）文献名称途径：这种途径是以书刊名称为检索标识，查找文献的过程。如：检索《Nature》主刊上发表的文献，则以"Nature"为检索词，限定在期刊名的字段中即可。

（2）著者途径或机构途径：这种途径是以著者姓名、学术团体和机构名称为检索标识，查找文献的过程。查找时应注意，欧美国家的著者姓名习惯一般是名在前，姓在后，与我国习惯相反；但检索工具在著者著录时，通常按姓在前名在后的形式，且姓为全称，名为缩写或全称，如："William，HG"或"William，Henry George"。至于学术团体和机构名称，通常按原文中的机构名称著录，检索时需考虑到机构名称的全称、缩写，及机构名称的变更等。

（3）号码途径：是将文献特有的编号（如 ISSN、ISBN、DOI、PMID、WOS 号、报告号、专利号、化学物质登记号等）作为检索入口查找文献的过程。这些特有的文献码一般具有唯一性。如数字对象标识符（Digital Object Identifier，DOI）是为了适应网络环境下电子资源存取路径的发展需要,由美国出版商协会(The Association of America Publishers,AAP)于1994年建立,1997年成为数字资源命名的一项标准。DOI能让学术文章永久寻址,实现文献永续存在。一个DOI对应一篇电子文献,用DOI号就可直接在数据库中检索到对应的文献。

2. 文献内容特征的检索途径

包括分类途径、主题途径等。

(1)分类途径:它是根据文献主题内容所属学科分类体系编排和检索的途径。检索标识是分类号。利用分类途径查找文献的优点是能满足族性检索的需求,因为分类法主要是根据学科分类的逻辑规律,从学科要领的上下左右关系,反映出事物的派生、隶属,交叉等关系,能较好地体现学科的系统性。使用分类途径检索文献的先决条件是确定课题所属学科类别,熟悉分类法。分类法具有专指性不强,分类跟不上学科发展速度等缺点。

(2)主题途径:它是通过文献内容的主题进行检索的途径。检索标识是主题词、关键词等。主题词是用来表达文献主题概念的、经过规范化的名词或词组。一般来说,同一概念只有一种表达方式,如MeSH中的医学主题词。而关键词是从文献篇名或内容中抽选出来的,是由著者选定的,同一概念会有多种表达方式,这样会使同一内容的文献分散在各个不同的关键词下,检索时就需要查遍不同词形的同义词、近义词等,否则就会漏检。如中国知网、万方、维普等中文全文数据库虽都提供"主题"字段的检索,但其实质都是使用关键词检索。利用主题途径检索专指性更强,能检索到与课题内容有关而又分散在各个学科领域中的文献。

(3)其他途径:由于学科的内容及性质不同,在某些学科中会出现一些特殊的检索标识,如化学中的分子式,生物学中的属种名称等。

在文献检索过程中,采用何种检索途径,还要根据文献特征、课题要求以及检索工具的具体情况来决定。一般要注意以下几点:

(1)要充分利用已知文献的外表特征入手选择检索途径。如已知文献名称、著者姓名等外表特征,则应使用相应的检索途径,就比较方便。由此先查到一批有关的文献,经过对这批文献的分析,再配合使用分类或主题途径,往往能达到较好的检索效果。

(2)根据课题检索的要求选择检索途径。如课题检索的泛指性强,所需文献的范围较广,也就是要达到族性检索的要求,则选用分类途径较好。反之,如课题检索的专指性强,所需文献的范围比较狭窄,内容较为专深,也就是要求达到特定检索,则应选用主题途径。

(3)要从检索工具的具体情况选择检索途径。目前,国内外检索工具所提供的检索途径也各有不同。有的检索工具不提供主题词检索途径,只能使用关键词途径;有的则可以从各种不同的途径进行检索;因此,熟悉每个数据库的检索途径才能熟练使用各种检索工具,达到更好的检索效果。

(五)通过文献线索,获取原始文献

通过检索,获取文献线索。阅读题录或文摘后,通常可直接从网络获取电子版全文。若所在机构没有访问全文的权限,则可以通过查找纸本馆藏,或者通过网络求助、馆际互借等途径获取原文。

在阅读题录或文摘的过程中,通常还有文献筛选和调整检索策略的过程。所谓文献筛选就是从检索结果中挑选出符合检索需求的文献。在阅读筛选文献的过程中,还会发现更多相关的或者更贴切的检索标识,可以调整检索词再次执行检索,直至获得满意的结果。

三、检索效果的评价与检索策略的优化

(一) 检索效果的评价

查全率及查准率是衡量检索效果最重要且最常用的指标。查全率是指系统在进行某一检索时,检索出的相关文献与系统文献库中的相关文献总量之比率。查准率是指系统在进行某一检索时,检索出的相关文献量与检索出的文献总量之比率(表1-3-1)。

表1-3-1 文献检索结果

系统匹配性判断	用户相关性判断		
	相关文献	非相关文献	总计
被检出文献	a(命中)	b(误检)	a+b
未检出文献	c(漏检)	d(正确拒绝)	c+d
总计	a+c	b+d	a+b+c+d

查全率及查准率的计算公式为:

查全率(R)=a/(a+c) * 100%

查准率(P)=a/(a+b) * 100%

查全率与查准率之间存在着矛盾的互逆关系。在同一个检索系统中,查全率提高,查准率就会降低;而查准率提高,查全率必然降低。一般来说,查全率控制在60%~70%,查准率控制在40%~50%是较好的检索结果。

查全率和查准率作为评价信息检索系统对用户检索请求的响应能力指标,是通过检索系统的检索式在系统内进行匹配得到的结果来体现,一定程度上是检索策略与检索质量的综合体现。

(二) 检索策略的优化

检索式是检索策略的逻辑表达式,由检索词和各种布尔逻辑算符、位置算符、截词符以及系统规定的其他组配连接符号组成。检索式构建是否合理,将直接影响查全率和查准率。

1. 布尔逻辑运算符

布尔逻辑运算符有三种,即逻辑与(AND)、逻辑或(OR)和逻辑非(NOT)。

(1) 逻辑与:符号为"AND"或" * ",表示概念之间的交叉或限定关系。表达式为"A AND B"或者"A * B"。只有同时包含检索词A和检索词B的文献记录才是命中文献。使用逻辑与算符取得是两个检索词的交集部分,起缩小检索范围的作用,得到的检索结果专指性强,查准率高。

(2) 逻辑或:符号为"OR"或"+",表示概念之间的并列关系。表达式为"A OR B"或者"A+B"。数据库中凡含有检索词A或者检索词B或同时含有检索词A和B的记录均为命中文献。使用逻辑或算符取得是两个检索词的并集部分,可以扩大命中范围,起到扩检的作用,查全率高。

(3) 逻辑非:符号为"NOT"或"-",表示概念之间的不包含关系或排斥关系。表达式为"A NOT B"或者"A-B"。数据库中含有检索词A,但不包含检索词B的文献记录才算命中

文献。使用逻辑非算符取得是两个检索词的非集部分，可以缩小命中范围，得到更切题的检索效果，也可以提高查准率，但是使用时要慎重，以免把一些相关信息漏掉。

2. 位置算符

位置算符是用来表示检索词间位置关系的符号，可以是检索词间的距离，也可以是检索词的先后顺序等。位置算符通常应用于外文检索工具，用以弥补布尔逻辑运算符的不足，提高查准率。不同的数据库会有不同的位置算符，如在 OVID MEDLINE 中用到 ADJn，EMBASE 中用到 NEXT/n、NEAR/n，Web of Science 中用到 NEAR/x、SAME 等。

3. 截词符

截词符是用于截断一个检索词的符号，将该词的一部分作为词干进行搜索，是预防漏检、提高查全率的一种常用检索技术。按所截断的字符数目来分，有无限截词和有限截词两种。按截断的位置来分，有后截断、前截断、中截断三种类型。较常用的是后截词，仅个别数据库提供前截词功能。不同的系统所用的截词符也不同，如 PubMed 中使用的就是后截断，有"＊"和"?"；Web of Science 有前、中、后三种截词，符号有"＊""＄""?"。

布尔逻辑运算符的逻辑含义在各数据库中相同，但符号可能因系统略有差异。位置算符、截词符由于在不同的数据库中有不同的符号、不同的使用方法，因此在构建检索式时，要注意这些算符的特殊使用方法，及各个检索项的限定要求及输入次序等，才能保证获得良好的检索效果。

4. 提高查全率的方法

采用分类检索，进行族性检索；或用一组同义词、近义词和相关词，用"或"连接在检索式中；采用截词技术，取消某些限制过严的限制条件；降低检索词的专指度，选出一些上位词和相关词补充到检索式中；调节检索式的网罗度，减少逻辑"与"的组配面。

5. 提高查准率的方法

尽量用主题词检索，不用或少用自由词检索；提高检索词的专指度，换用专指度较强的规范词或自由词；增加"与"连接，进一步限定主题概念；限定检索词所在的可检字段，用位置算符控制检索词的词间顺序与位置；限制输出文献的外部特征，如限制年限、语种、文献类型等；用逻辑"非"限制与剔除不相关的文献输出。

附录 1　MESH 的树状结构表（2024）

A　Anatomy　解剖学

A1　Body Regions　身体部位

A2　Musculoskeletal System 肌肉骨骼系统

A3　Digestive System　消化系统

A4　Respiratory System　呼吸系统

A5　Urogenital System　泌尿生殖系统

A6　Endocrine System　内分泌系统

A7　Cardiovascular System　心血管系统

A8　Nervous System　神经系统

A9　Sense Organs　感觉器官

A10　Tissues　组织

A11　Cells　细胞

A12   Fluids and Secretions   体液和分泌物

A13   Animal Structures   动物结构

A14   Stomatognathic System   口颌系统

A15   Hemic and Immune Systems   血液和免疫系统

A16   Embryonic Structures   胚胎结构

A17   Integumentary System   皮肤系统

A18   Plant Structures   植物结构

A19   Fungal Structures   真菌结构

A20   Bacterial Structures   细菌结构

A21   Viral Structures   病毒结构

B   **Organisms   有机体**

B1   Eukaryota   真核生物

B2   Archaea   古细菌

B3   Bacteria   细菌

B4   Viruses   病毒

B5   Organism Forms   有机体形态

C   **Diseases   疾病**

C1   Infections   感染

C4   Neoplasms   肿瘤

C5   Musculoskeletal Diseases   肌骨骼疾病

C6   Digestive System Diseases   消化系统疾病

C7   Stomatognathic Diseases   口颌疾病

C8   Respiratory Tract Diseases   呼吸道疾病

C9   Otorhinolaryngologic Diseases   耳鼻咽喉疾病

C10   Nervous System Diseases   神经系统疾病

C11   Eye Diseases   眼疾病

C12   Urogenital Diseases   泌尿生殖系统疾病

C14   Cardiovascular Diseases   心血管疾病

C15   Hemic and Lymphatic Diseases   血液和淋巴系统疾病

C16   Congenital，Hereditary, and Neonatal Diseases and Abnormalities   先天性、遗传性、新生儿疾病和畸形

C17   Skin and Connective Tissue Diseases   皮肤和结缔组织疾病

C18   Nutritional and Metabolic Diseases   营养和代谢性疾病

C19   Endocrine System Diseases   内分泌系统疾病

C20   Immune System Diseases   免疫系统疾病

C21   Disorders of Environmental Origin   环境因素诱发疾病

C22   Animal Diseases   动物疾病

C23   Pathological Conditions，Signs and Symptoms   病理状态、体征和症状

C24   Occupational Diseases   职业病

C25   Chemically-Induced Disorders   化学诱导疾病

C26   Wounds and Injuries   创伤和损伤

D   **Chemicals and Drugs   化学物质和药物**

D1   Inorganic Chemicals   无机化学品

D2   Organic Chemicals   有机化学品

D3   Heterocyclic Compounds   杂环化合物

D4   Polycyclic Compounds   多环化合物

D5 Macromolecular Substances　大分子物质

D6 Hormones，Hormone Substitutes，and Hormone Antagonists　激素、激素代用品和激素拮抗剂

D8 Enzymes and Coenzymes　酶类和辅酶类

D9 Carbohydrates　碳水化合物

D10 Lipids　脂类

D12 Amino Acids，Peptides，and Proteins　氨基酸类、肽类和蛋白质类

D13 Nucleic Acids，Nucleotides，and Nucleosides　核酸类、核苷酸类和核苷类

D20 Complex Mixtures　复合混合物

D23 Biological Factors　生物因子

D25 Biomedical and Dental Materials　生物医学和牙科材料

D26 Pharmaceutical Preparations　药用制剂

D27 Chemical Actions and Uses　化学作用和用途

E **Analytical，Diagnostic and Therapeutic Techniques and Equipment　分析、诊疗技术及设备**

E1 Diagnosis　诊断

E2 Therapeutics　治疗

E3 Anesthesia and Analgesia　麻醉和镇痛

E4 Surgical Procedures，Operative　外科手术

E5 Investigative Techniques　研究技术

E6 Dentistry　牙科学

E7 Equipment and Supplies　设备和供应

F **Psychiatry and Psychology　精神病学和心理学**

F1 Behavior and Behavior Mechanisms　行为和行为机制

F2 Psychological Phenomena　心理现象

F3 Mental Disorders　精神障碍

F4 Behavioral Disciplines and Activities　行为学科和活动

G **Phenomena and Processes　现象和过程**

G1 Physical Phenomena　物理学现象

G2 Chemical Phenomena　化学现象

G3 Metabolism　代谢

G4 Cell Physiological Phenomena　细胞生理学现象

G5 Genetic Phenomena　遗传现象

G6 Microbiological Phenomena　微生物学现象

G7 Physiological Phenomena　生理学现象

G8 Reproductive and Urinary Physiological Phenomena　生殖和泌尿生理学现象

G9 Circulatory and Respiratory Physiological Phenomena　循环和呼吸生理学现象

G10 Digestive System and Oral Physiological Phenomena　消化系统和口腔生理学现象

G11 Musculoskeletal and Neural Physiological Phenomena　肌肉骨骼和神经生理学现象

G12 Immune System Phenomena　免疫系统现象

G13 Integumentary System Physiological Phenomena　皮肤系统生理学现象

G14 Ocular Physiological Phenomena　眼生理学现象

G15 Plant Physiological Phenomena　植物生理学现象

G16 Biological Phenomena　生物学现象

G17 Mathematical Concepts　数学概念

H **Disciplines and Occupations　学科和职业**

H1 Natural Science Disciplines　自然科学学科

H2 Health Occupations　卫生职业

I	**Anthropology，Education，Sociology and Social Phenomena** 人类学,教育,社会学和社会现象

I1 Social Sciences 社会科学

I2 Education 教育

I3 Human Activities 人类活动

J Technology，Industry，Agriculture 工艺学、工业及农业

J1 Technology，Industry，and Agriculture 工艺学、工业和农业

J2 Food and Beverages 食品和饮料

J3 Non-Medical Public and Private Facilities 非医疗公共和私人设备

K Humanities 人文科学

K1 Humanities 人文科学

L Information Science 信息科学

L1 Information Science 信息科学

M Named Groups 人群名称

M1 Persons 人

N Health Care 卫生保健

N1 Population Characteristics 人口特征

N2 Health Care Facilities，Manpower and Services 卫生保健设施,人力和服务

N3 Health Care Economics，Organizations，Control 卫生保健经济学和组织,管理

N4 Health Services Administration 卫生服务管理

N5 Health Care Quality，Access，Evaluation 卫生保健质量、获取和评价

N6 Environment and Public Health 环境和公共卫生

V Publication Characteristics 出版特征

V1 Publication Components 出版物组分

V2 Publication Formats 出版物类型

V3 Study Characteristics 研究类型

V4 Support of Research 研究资助来源

Z Geographicals 地理名称

Z1 Geographic Locations 地理位置

附录 2　美国《医学主题词》副主题词列表（2024）

含 76 个副主题词及使用注释。

格式说明：

编号.英文副主题词 中文译名(缩写、简称)

副主题词定义或使用范围注释

1. Abnormalities **畸形**（AB，abnorm）

与器官主题词组配，表明因先天性缺陷引致器官形态学的改变。也用于动物的畸形。

2. Administration & Dosage **投药和剂量**（AD，admin）

与药品主题词组配，表明剂型、投药途径、用药次数和持续时间、剂量以及这些因素的作用。

3. Adverse Effects **不良反应**（AE，adv eff）

与药品、化学物质、生物制品、物理因素及各种制品主题词组配，表明以正常可接受的剂量或用法进行诊断、治疗、预防疾病以及麻醉时出现的不良反应；也可与各种诊断、治疗、预防、麻醉、外科手术或其他技术操作主题词组配，表明因操作引起的不良反应或并发症。

4. Agonists **激动剂**（AG，agon）

与化学物质、药物、内源性物质主题词组配，表明这些物质或制剂与受体有亲和力或具有对受体的内在激活作用。

5. Analogs & Derivatives **类似物和衍生物**（AA, analogs）

与药品及化学物质主题词组配,表明这些物质具有共同的母体分子(官能团)或相似的电子结构,但其他原子或分子不同(即增加了原子或分子,或被其他原子或分子所取代),主题词表中又无此专指的化学物质主题词或合适的作用基团或同类化学品主题词。

6. Analysis **分析**（AN, anal）

用于某种物质或其成分或其代谢产物的鉴定或定量测定;包括对空气、水或其他环境载体进行的化学分析,但不包括组织、肿瘤、体液、有机体及植物的化学分析,届时用"化学"。既可用于分析的方法学,也可用于分析的结果。分析血液、脑脊髓液和尿中的物质分别用"血液"、"脑脊髓液"和"尿"。

7. Anatomy & Histology **解剖学和组织学**（AH, anat）

与器官、部位、组织主题词组配,说明其正常的解剖学及组织学;与动植物主题词组配,说明其正常解剖学及结构。

8. Antagonists & Inhibitors **拮抗剂和抑制剂**（AI, antag）

与化学物质、药品、内源性物质主题词组配,表明与这些物质在生物效应上有相反作用机制的物质和制剂。

9. Biosynthesis **生物合成**（BI, biosyn）

与化学物质主题词组配,表明这些物质在有机体内、活细胞内或亚细胞成分中的合成。

10. Blood **血液**（BL, blood）

用以表明血中物质的存在或分析血中物质,也用于疾病时血液检查或血液中物质的变化。但不包括血清诊断及血清学,前者用"诊断",后者用"免疫学"。

11. Blood Supply **血液供给**（BS, blood supply）

如器官或部位无专指的血管主题词时,用以表明该器官、部位的动脉、毛细血管及静脉系统,包括器官内通过的血流。

12. Cerebrospinal Fluid **脑脊髓液**（CF, csf）

用以表明脑脊髓液中物质的存在或分析脑脊髓液中的物质,也用于疾病时脑脊髓液检查或脑脊髓液中物质的变化。

13. Chemical Synthesis **化学合成**（CS, chem syn）

用以表明在体外分子的化学制备,在有机体内、活细胞内或亚细胞成分中化学物质的形成用"生物合成"。

14. Chemically Induced **化学诱导**（CI, chem ind）

用以表明由于内源性或外源性物质引起人或动物的疾病、综合征、先天性畸形或症状。

15. Chemistry **化学**（CH, chem）

与化学品、生物或非生物物质组配,表明其组成、结构、特征和性质;也可与器官、组织、肿瘤、体液、有机体和植物组配,表明其化学成分或化学物质含量。但除外物质的化学分析和测定,此时须用"分析";除外化学合成,用"化学合成";除外物质的分离和提纯,用"分离和提纯"。

16. Classification **分类**（CL, class）

用于分类学的或其他系统或层次的分类系统。

17. Complications **并发症**（CO, compl）

与疾病主题词组配,表明两种或多种疾病同时发生或相继发生,如并存病、并发症或后遗症。

18. Congenital **先天性**（CN, congen）

与疾病主题词组配,表明出生时或通常在出生前即存在的疾病,但不包括形态学上的异常及产伤,前者用"畸形",后者用"损伤"。

19. Cytology **细胞学**（CY, cytol）

用以表明单细胞或多细胞有机体的正常细胞形态学。

20. Deficiency **缺乏**（DF, defic）

与内源性或外源性物质主题词组配,表明某种有机体或生物系统缺乏这种物质或其含量低于正常需要量。

21. Diagnosis **诊断**（DI, diag）

与疾病主题词组配,表明诊断的各个方面,包括检查、鉴别诊断及预后。不包括应用成像技术进行诊断,如放射摄影术、闪烁显像和超声检查,届时应用"影像诊断"。

22. Diagnostic Imaging 影像诊断(DG, diag image)

用于解剖结构的可视化,以诊断疾病。常用的成像技术包括放射摄影术、放射性核素显像、热成像术、体层摄影术和超声检查。

23. Diet Therapy **饮食疗法**(DH, diet ther)

与疾病主题词组配,表明疾病时进行饮食和营养的调理,但维生素和矿物质的补充则用"药物疗法"。

24. Drug Effects **药物作用**(DE, drug eff)

与器官、部位、组织或有机体以及生理和心理过程主题词组配,表明药品及化学物质对其发生的作用。

25. Drug Therapy **药物疗法**(DT, drug ther)

与疾病主题词组配,表明通过投给药品、化学品或抗生素治疗疾病。至于饮食疗法和放射疗法,则分别用专门副主题词"饮食疗法"和"放射疗法"。而免疫疗法及生物制品治疗则用"治疗"。

26. Economics **经济学**(EC, econ)

用于任何主题的经济方面,也用于财务管理的各个方面,包括筹集及提供资金。

27. Education **教育**(ED, educ)

用以表明各个领域和学科的教育、培训计划或课程,也用于培训的人群。

28. Embryology **胚胎学**(EM, embryol)

与器官、部位和动物主题词组配,说明其在胚胎期或胎儿期的发育;也可与疾病主题词组配,表明胚胎因素引起的出生后的疾病。

29. Enzymology **酶学**(EN, enzymol)

与有机体(脊椎动物除外)、器官、组织以及疾病主题词组配,指有机体、器官、组织中的酶或疾病过程中的酶,但不包括用于诊断的酶试验,此时须用"诊断"。

30. Epidemiology **流行病学**(EP, epidemiol)

与人类或兽医学疾病主题词组配,表明疾病的分布、致病因素以及在特定人群中疾病的特征;包括发病率、发病频率、患病率、地方性和流行性疾病暴发流行;也包括某一地区和某一特定人群中的发病率的调查和估计。也可与地理主题词组配以表明疾病流行病学的地理定位。但死亡率除外,此时用"死亡率"。

31. Ethics **伦理学**(ES, ethics)

与技术和活动类主题词组配,是关于人和社会价值的讨论和分析。

32. Ethnology **人种学**(EH, ethnol)

与疾病主题词组配,说明疾病的人种、文化、人类学或种族方面;与地理主题词组配,表明某一人群的起源地。

33. Etiology **病因学**(ET, etiol)

与疾病主题词组配,表明致病原因如微生物等病原体,以及起致病作用的环境与社会因素和个人习惯,也包括发病机理。

34. Genetics **遗传学**(GE, genet)

用于遗传机制和有机体的遗传学,用于正常的及病理状态时的遗传基础;也用于内源性化学物质的遗传学方面;并包括对遗传物质的生物化学和分子的影响。

35. Growth & Development **生长和发育**(GD, growth)

与微生物、植物及出生后动物主题词组配,表明其生长和发育;也与器官及解剖部位主题词组配,说明出生后的生长和发育。

36. History **历史**(HI, hist)

用于任何主题的历史方面,包括简单的历史札记,但不包括病史。

37. Immunology **免疫学**(IM, immunol)

用以表明对组织、器官、微生物、真菌、病毒和动物的免疫学研究,包括疾病的免疫学方面,但不包括用于诊断、预防或治疗的免疫学操作,这些分别用"诊断"、"预防和控制"或"治疗";与化学物质主题词组配时,指作为抗原、半抗原的化学物质。

38. Injuries **损伤**(IN, inj)

与解剖学、动物和运动主题词组配,表明受到创伤或损伤。但不包括细胞损伤,此时须用"病理学"。

39. Innervation **神经支配**(IR, innerv)

与器官、部位或组织主题词组配,表明其神经支配。

40. Instrumentation **仪器和设备**(IS, instrum)

与诊断或治疗操作、分析技术以及专业或学科主题词组配,表明器械、仪器或设备的研制或改进。

41. Isolation & Purification **分离和提纯**(IP, isol)

与细菌、病毒、真菌、原生动物和蠕虫主题词组配,表明对其纯株的获取或通过 DNA 分析、免疫学或其他方法(包括培养技术)以验证或鉴定有机体;也可与生物学及化学物质组配,表明对其成分的分离和提纯。

42. Legislation & Jurisprudence **立法和法学**(LJ, legis)

用于法律、法令、条例,或政府法规以及涉及法律的争议和法庭判决。

43. Metabolism **代谢**(ME, metab)

与器官、细胞和亚细胞成分,有机体以及疾病主题词组配,表明其生物化学变化和代谢;也可与药品、化学物质主题词组配,表明其分解代谢的变化(即复杂分子分解为简单分子)。至于合成代谢的过程(即小分子转变为大分子),则用副主题词"生物合成"。酶学、药代动力学和分泌,则用相应副主题词。

44. Methods **方法**(MT, methods)

与技术、操作及规划等主题词组配,说明其方法。

45. Microbiology **微生物学**(MI, microbiol)

与器官、动物和高等植物以及疾病主题词组配,说明与其有关的微生物学方面的研究,对寄生虫方面的研究则用副主题词"寄生虫学"。

46. Mortality **死亡率**(MO, mortal)

与人类和兽医学疾病主题词组配,表明对其死亡率的统计;用于经统计学处理过的因各种操作而引起的死亡某一特例中的死亡,个案除外,此时须用主题词"致命性结局(Fatal Outcome)"。

47. Nursing **护理**(NU, nurs)

与疾病主题词组配,表明疾病的护理及护理技术,还包括在诊断、治疗和预防操作中护理的作用。

48. Organization & Administration **组织和管理**(OG, organ)

与机构或卫生保健组织主题词组配,表明行政机构和管理。

49. Parasitology **寄生虫学**(PS, parasitol)

与动物、高等植物、器官及疾病主题词组配,以表明寄生虫因素。但对那些在诊断时未明确指出涉及寄生虫的疾病时勿用该副主题词。

50. Pathogenicity **致病力**(PY, pathogen)

与微生物、病毒及寄生虫主题词组配,表明对其引起人和动植物疾病能力的研究。

51. Pathology **病理学**(PA, pathol)

与组织、器官及疾病主题词组配,表明在疾病状态时器官、组织及细胞的结构。

52. Pharmacokinetics **药代动力学**(PK, pharmacokin)

与外源性化学物质或药品组配,以表明其吸收、生物转化、分布、释放、运转、摄取和排泄的机理和动力学,而这些变化取决于剂量和代谢过程的范围程度和速率。

53. Pharmacology **药理学**(PD, pharmacol)

与药品和外源性投给的化学物质主题词组配,表明它们对活组织或有机体的作用,包括对生理学及生物化学过程的加速或抑制,及其他药理作用机制。

54. Physiology **生理学**(PH, physiol)

与器官、组织及单细胞或多细胞有机体的主题词组配,表明其正常功能;也可与内源性生化物质主题词组配,以表明其生理作用。

55. Physiopathology **病理生理学**(PP, physiopathol)

与器官和疾病主题词组配,表明疾病状态时的功能障碍。

56. Poisoning **中毒**(PO, pois)

与药品、化学物质、工业原料等主题词组配,指上述物质引起人和动物急、慢性中毒,包括意外的、职业性的、自杀的、误用的以及环境暴露所致中毒。

57. Prevention & Control **预防和控制**(PC, prev)

与疾病主题词组配,表明增强人和动物的抗病力(如预防接种),控制传播媒介,预防和控制环境危害因素,以及预防和控制引起疾病的社会因素,也包括对个例的预防措施。

58. Psychology 心理学(PX, psychol)

与非精神性疾病,技术及指定的人群主题词组配,表明其心理的,精神性疾病的、身心的、社会心理学的、行为的和感情的方面;与精神性疾病主题词组配,则表明其心理的方面。与动物主题词组配,则表明动物的行为和心理学方面。

59. Radiation Effects 辐射效应(RE, rad eff)

与有机体、器官、组织及其组成部分、生理过程等主题词组配,表明电离或非电离辐射对其发生的作用;也可与药品、化学物质主题词组配,表明辐射对其发生的效应。

60. Radiotherapy 放射疗法(RT,radiother)

与疾病主题词组配,表明用电离或非电离辐射治疗疾病;也包括放射性同位素疗法。

61. Rehabilitation 康复(RH,rehabil)

与疾病及外科操作主题词组配,表明个体功能的康复。

62. Secondary 继发性(SC,second)

与肿瘤主题词组配,表明肿瘤进程转移的继发部位。

63. Standards 标准(ST,stand)

与设备、人员、规划主题词组配,表明对其必要性和可行性标准的制定、测试和应用;与化学及药品主题词组配,指其鉴定标准以及质量和效力的标准,还包括工业和职业中的卫生或安全标准。

64. Statistics & Numerical Data 统计和数值数据(SN,statist)

与非疾病主题词组配,用以表达描述特定数据集或数据组的数值;也不包括供应与需求,届时须用副主题词"供应和分配"。

65. Supply & Distribution 供应和分配(SD,supply)

与物资、仪器设备及卫生保健服务、人员和设施主题词组配,表明所获得上述物资的数量及其分布情况,但不包括企事业单位中食品和水的供应。

66. Surgery 外科学(SU,surg)

用以表明对器官、部位或组织进行外科手术以治疗疾病,包括激光切除组织。但不包括移植术,届时须用副主题词"移植"。

67. Therapeutic Use 治疗应用(TU,ther use)

与药品、生物制品及物理因素主题词组配,表明将其用于预防或治疗疾病,包括在兽医中的应用。

68. Therapy 治疗(TH,ther)

与疾病主题词组配,表明对疾病的治疗,不包括药物疗法、饮食疗法、放射疗法及外科学,因已有相应的副主题词。但可用于涉及综合疗法的文献和书籍。

69. Toxicity 毒性(TO,tox)

与药物及化学物质主题词组配,表明其对人体和动物有害作用的实验研究,如安全剂量的测定。以及按不同剂量给药产生的不同反应;也用于暴露于环境污染物的实验研究。

70. Transmission 传播(TM,transm)

与疾病主题词组配,表明对疾病传播方式的研究。

71. Transplantation 移植(TR,transpl)

与器官、组织或细胞主题词组配。表明器官、组织、细胞在同一个体由一个部位移植于另一部位,或在同种或异种不同个体间的移植。

72. Trends 发展趋势(TD,trends)

用于指事物随时间推移而发生质和量的变化的方式,包括过去、现在和将来,但不包括对具体病人疾病过程的讨论。

73. Ultrastructure 超微结构(UI,ultrastruct)

与组织及细胞(包括肿瘤)以及微生物主题词组配,表明通常用光学显微镜观察不到的细微解剖结构。

74. Urine 尿(UR,urine)

用以指尿中物质的存在或分析尿内的物质,也表明疾病时尿内物质的变化及尿的化验检查。

75. Veterinary **兽医学**(VE, vet)

与疾病或技术主题词组配,指动物自然发生的疾病或指兽医学中使用的诊断、预防和治疗操作。

76. Virology **病毒学**(VI, virol)

与器官、动物或高等植物主题词组配,指疾病的病毒学研究,对细菌、立克次体以及真菌等微生物的研究则用副主题词"微生物学",而对寄生虫方面的研究则用副主题词"寄生虫学"。

(邓珮雯)

第二章　医学文摘数据库检索

第一节　中国生物医学文献服务系统

一、简介

中国生物医学文献服务系统(SinoMed)是由中国医学科学院医学信息研究所/图书馆研制的综合性生物医学文献数据库,自 2008 年开始上线服务。该系统内整合了多种资源,包括中国生物医学文献数据库(CBM)、中国生物医学引文数据库(CBMCI)、西文生物医学文献数据库(WBM)、北京协和医学院博硕学位论文库(PUMCD),以及中国医学科普文献数据库(CPM)。SinoMed 涵盖资源丰富、学科范围广泛,具有文献检索、引文检索、开放获取、原文传递、个性化服务等多种功能。

SinoMed 注重数据的深度揭示与规范化处理,对所收录文献进行了主题标引和分类标引,以更加深入、全面地揭示文献内容。其主题标引的依据为美国国立医学图书馆《医学主题词表(MeSH)》(中译本)和中国中医科学院中医药信息研究所《中国中医药学主题词表》,分类标引的依据为《中国图书馆分类法·医学专业分类表》。

SinoMed 的核心数据库为中国生物医学文献数据库(CBM)。CBM 是检索国内生物医学领域信息资源的重要文摘型数据库,收录 1978 年至今国内出版的生物医学学术期刊 3 128 种,其中 2023 年在版期刊 1 556 种,文献题录总量 1 290 余万篇。全部题录均进行主题标引、分类标引,同时对作者、作者机构、发表期刊、所涉基金等进行规范化加工处理;2019年起,新增标识 2015 年以来发表文献的通讯作者,全面整合中文 DOI(数字对象唯一标识符)链接信息,以更好地支持文献发现与全文在线获取。CBM 收录的学科范围涉及基础医学、临床医学、预防医学、药学、中医学及中药学等生物医学各个领域。

二、数据库检索

(一) 检索规则

1. 布尔逻辑运算符

通过布尔逻辑运算符 AND(逻辑与)、OR(逻辑或)和 NOT(逻辑非)实现检索词或代码的组合检索,三者间的优先级顺序为 NOT>AND>OR。可添加圆括号改变优先级顺序,圆括号内的检索式最先运算。

2. 通配符

通配符检索即截词检索，指在检索词中使用通配符的一种检索方式。支持？和％两种通配符检索，通配符的位置可置词首、词中或词尾。"？"为单字通配符，可替代一个字符，例如输入"眼？病变"，可检索出含有眼部病变、眼底病变、眼眶病变、眼表病变等词的文献。％为任意通配符，可替代任意个字符，例如输入"脑膜炎％疫苗"，可检索出含有脑膜炎疫苗、脑膜炎球菌疫苗、脑膜炎球菌多糖疫苗、脑膜炎球菌多糖结合疫苗等词的文献。

3. 短语检索

如需将多个英文单词组成的短语作为一个检索词时，或者检索词本身含有短横线、括号、逗号等特殊符号时，可将检索词用英文半角双引号引起来，表明这些特殊符号也是检索词的一部分，如检索"$1,25 -(OH)_2D_3$"。

（二）检索方法

SinoMed 的检索方法主要包括文献检索、引文检索，以及期刊检索。

1. 文献检索

按检索资源不同，可分为跨库检索和单库检索。跨库检索是指对 SinoMed 整合的多个资源库同时进行检索。单库检索是指仅在某一资源（中文文献、西文文献、博硕论文或科普文献）的子库中进行单独检索。跨库检索和单库检索均支持快速检索、高级检索、主题检索和分类检索。跨库检索的文献资源更为丰富，但功能相对单库检索简单，检索字段较少。而单库检索的检索字段较多，限定内容更加全面。

下面以 SinoMed 的核心数据库中国生物医学文献数据库（CBM）为例，介绍文献检索的 4 种检索方式。

（1）快速检索：打开 SinoMed 主页，点击"文献检索"，在菜单栏中选择"中文文献"，即可进入 CBM 数据库，首先呈现的即是快速检索方式。可在检索框中输入一个或多个检索词，系统对检索词默认在数据库的全部字段执行检索，支持使用布尔逻辑运算符 AND、OR、NOT 进行运算。若多个检索词之间以空格分隔，则默认为执行 AND 运算。快速检索也支持使用单字通配符（？）和任意通配符（％）进行检索。

例：检索有关糖尿病的文献。

① 进入"快速检索"方式。

② 在检索框中输入"糖尿病"（图 2-1-1）。

③ 点击"检索"按钮，显示检索结果。

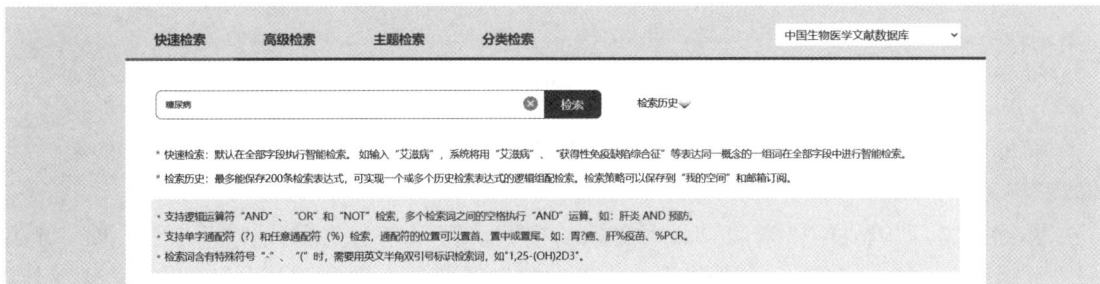

图 2-1-1　CMB 快速检索页面

快速检索同时集成了智能检索功能。智能检索是基于自由词–主题词转换表,将输入的检索词转换成表达同一概念的一组词的检索方式,即可自动实现对检索词、检索词对应的主题词,及该主题词所含的下位词进行同步检索。如输入"HIV",系统将自动检出含有"HIV""人免疫缺陷病毒""获得性免疫缺陷综合征病毒""艾滋病病毒"等表达同一概念的一组词的所有文献。

另外,可通过勾选"二次检索",在所得检索结果的文献范围内进行进一步检索,且可对二次检索的字段进行选择,包括常用字段、标题、摘要、主题词、关键词、作者及作者单位。

(2)高级检索:高级检索方便用户构建复杂检索表达式,适用于分步骤完成相对复杂课题的检索。每次可允许输入多个检索词构建检索表达式,还可执行各种条件的限定检索。

高级检索的具体步骤如下:

① 进入 CBM 的高级检索页面,可先从下拉菜单中选择所需字段,共有 22 个字段可供选择。其中"常用字段"由中文标题、摘要、关键词、主题词 4 个检索项组成。"核心字段"由中文标题、关键词、主题词 3 个检索项组成。"核心字段"与"常用字段"相比,剔除了"摘要"项,可进一步提高查准率。

② 在所选字段后的检索框内输入检索词,多个检索词之间可使用布尔逻辑运算符AND、OR、NOT 进行组配。还可根据需要,选择对检索词是否进行智能检索或精确检索(图 2-1-2)。

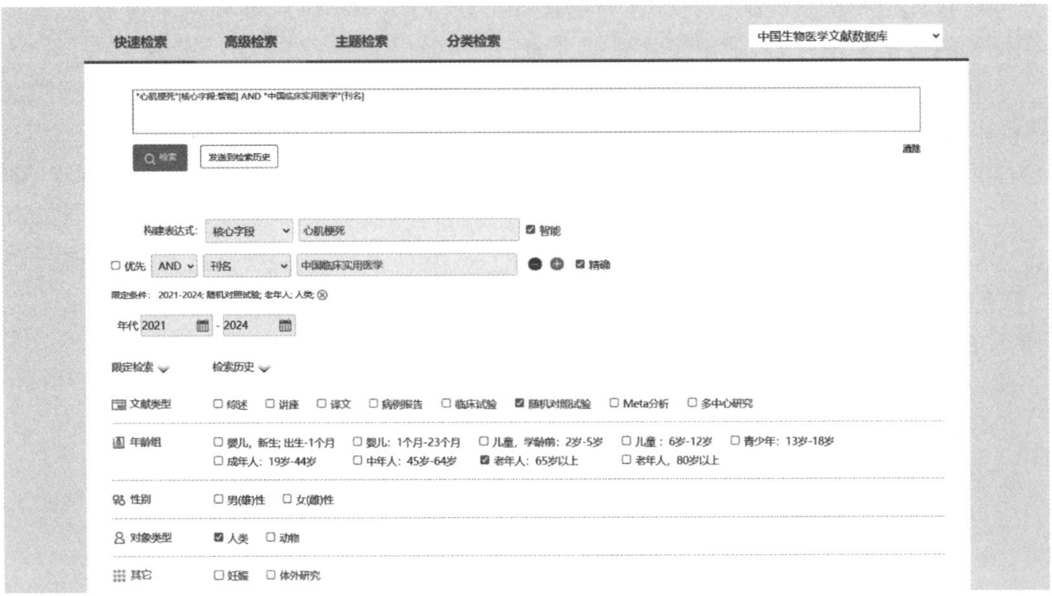

图 2-1-2　CBM 高级检索页面

智能检索适用于"常用字段""全部字段""核心字段""中文标题""英文标题""摘要""关键词"字段。

精确检索,即输入的检索词与命中文献的检索字符串完全匹配,适用于"特征词""分类号""作者""第一作者""通信作者""第一作者单位""通信作者单位""刊名""期""ISSN"字段。

若将"精确"检索取消勾选,则执行模糊检索。模糊检索亦称包含检索,即输入的检索词包含在命中文献的检索字符串中。例如检索作者"李红"的文献,在不勾选"精确检索"的情况下,可检出作者为"李红""李红梅""邓李红"等的文献。与精确检索(检索词与命中检索字符串完全等同)相比,模糊检索能够扩大检索范围。

当使用作者、第一作者或通信作者字段进行检索时,系统将自动关联作者所在单位,并显示其规范的机构名称的提示。当使用作者单位、第一作者单位、通信作者单位、刊名或基金字段进行检索时,系统将显示输入词的规范名称的提示。以上关联提示与输入词提示功能有助于提升作者、机构、期刊、基金检索的准确性与全面性。

③ 可点击打开"限定检索"菜单,根据检索需求,对检索结果进行进一步限定。限定条件划分为若干组,包括文献出版年代、文献类型、年龄组、性别、对象类型、其他等。限定条件的组内关系为 OR,组间关系为 AND。限定检索可减少二次检索操作,提高检索效率。如未设置任何限定检索条件,系统默认在全部范围内进行检索。而一旦设置了限定条件,除非取消,否则在检索过程中,限定条件始终有效。

④ 点击"检索"按钮执行检索,显示检索结果。

(3) 主题检索:主题检索是指采取规范化的主题词,基于主题概念进行检索。相较于自由词检索,主题检索既能提高查全率也能提高查准率。

主题检索的具体步骤如下:

① 确定主题词。进入 CBM 的主题检索页面,在检索框中输入检索词,例如输入"高血压"(图 2-1-3),点击"查找",系统将在《医学主题词表(MeSH)》中文译本及《中国中医药学主题词表》中查找对应的中文主题词,并显示与该检索词相关的主题词列表,用户可从主题词列表中选择合适的主题词。也可使用页面右侧的"主题导航"模块,浏览主题树,逐级定位至所需主题词。

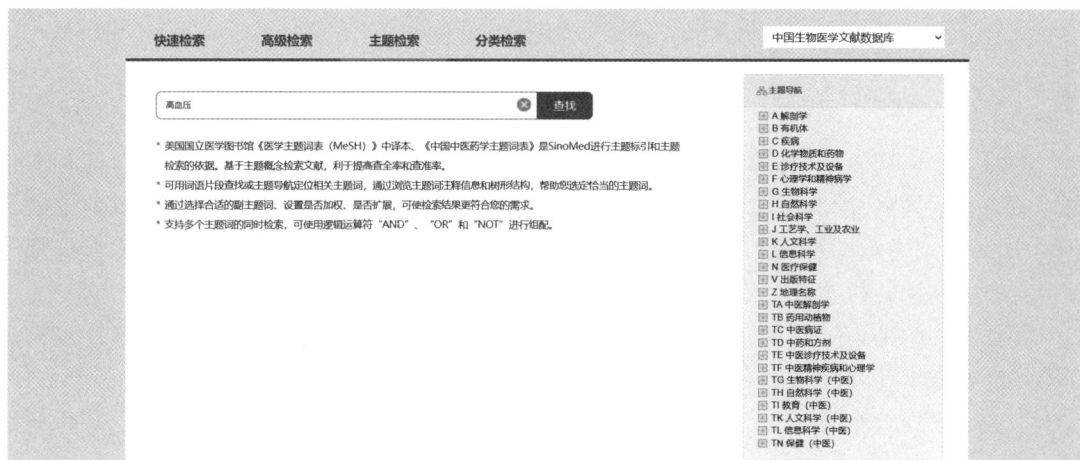

图 2-1-3　CBM 主题检索页面

② 组配副主题词。选中主题词后,系统会显示该主题词的注释详细页面。在此页面,可细览该主题词可组配的副主题词列表、主题词的英文名称、款目、主题词详解、所在的树形结构等信息。可根据检索需要,从副主题词列表中选择合适的一个或多个副主题词进行组配。副主题词是对主题词作进一步限定的词语,对主题范畴起细分作用,使检索出的文献

仅限于主题词的某一方面,可进一步提高检索结果的专指度和准确性。例如对于主题词"高血压",选择副主题词"药物疗法",表示检索有关高血压药物治疗的文献(图 2-1-4)。如果同时选择多个副主题词,副主题词之间的逻辑关系为 OR。

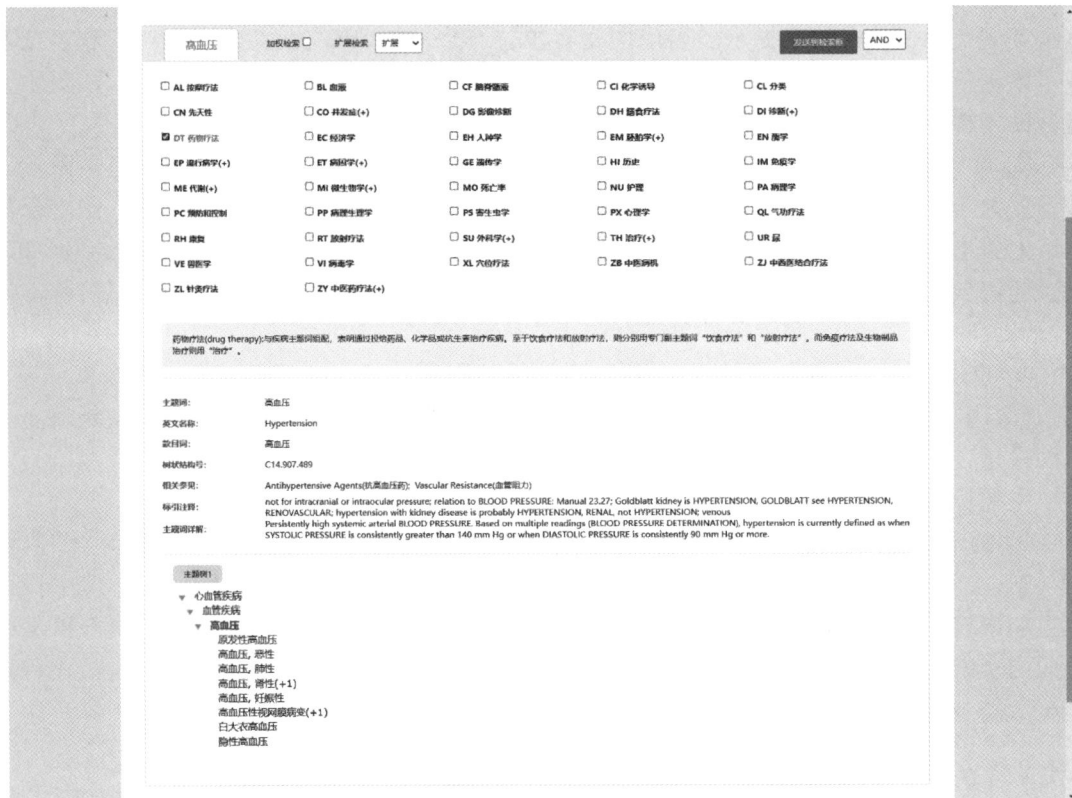

图 2-1-4　CBM 主题词注释详细页面

在副主题词列表中,有部分副主题词后面带有(＋)标识,表示这些副主题词具有下位词。如副主题词"代谢",下位词包括:血液、脑脊髓液、酶学、尿等。默认采用扩展副主题词检索,即对该副主题词及其下位词进行检索。也可根据需求选择非扩展,非扩展检索仅限于对当前副主题词的检索。

需要说明的是,在进行主题检索时,副主题词并非必选项,副主题词个数的选择也需结合实际检索需求。在无法确定合适的副主题词时,对于副主题词也可不做勾选。

③ 选择是否"加权检索""扩展检索"。在副主题词列表上方设有"加权检索"和"扩展检索"两个限定条件选项。

加权检索,即将检索限定在加权主题词。加权主题词,即主要主题词,与非加权主题词相比,加权主题词与文献核心内容的关联更紧密。加权检索具有更高的专指性,能够缩小检索范围,提高检索结果的准确性。

扩展检索,是指对该主题词及其所有下位词进行同步检索。通过主题词注释详细页面下方的主题树可以了解该主题词所处的具体位置。主题树,表示主题词之间的上下位关系,由上位主题词到下位主题词层层展开,形似一棵倒置的大树。通过主题树可以快速定位任何一个主题词的上位词与下位词。如"高血压"的下位主题词包括"原发性高血压""高血压，恶性""高血压，肺性""高血压，肾性""高血压，妊娠性"等。若选择"扩展检索"，可同时将"高血压"及其下位主题词的相关文献全部检出。通常建议选择"扩展检索"，以提高查全率。若选择"不扩展"，则表示仅检索该主题词，而不检索其下位词，这样易造成漏检，因此一般不建议选择此项。

④ 点击"发送到检索框"按钮，系统会在检索框中自动生成检索式。

⑤ 若检索课题涉及多个主题词，则需要进行多个主题词的组配检索。可使用逻辑运算符AND、OR、NOT，构建检索表达式。例如检索有关厄贝沙坦治疗高血压的文献（图2-1-5）。

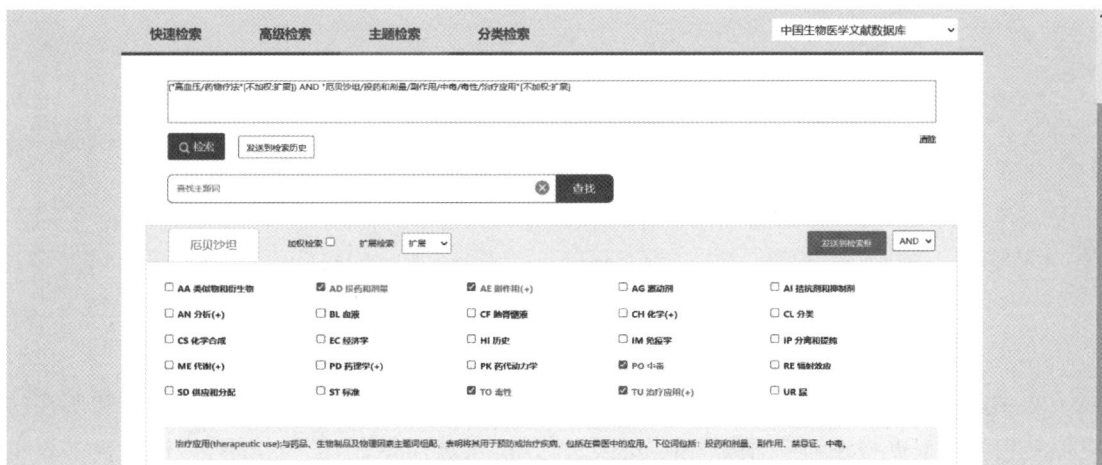

图2-1-5 CBM主题词组配检索页面

具体操作方法如下：①在主题词组配检索页面的主题词检索框中输入第二个检索词，点击"查找"按钮；②从主题词列表中选取合适的主题词；③根据检索需求组配副主题词；④选择是否"加权检索""扩展检索"；⑤选择逻辑运算符 AND、OR 或 NOT；⑥点击"发送到检索框"按钮；⑦若有更多的主题词需要组配，重复以上步骤①～⑥。

此外，关于多个主题词的组配检索，也可采用另一种方法。可通过主题检索页面，依次检索出每个主题词的相关文献，再通过检索历史页面，完成各主题词之间的逻辑组配。

⑥ 点击"检索"按钮，即可执行主题检索，系统将跳转至检索结果显示页面。

（4）分类检索：分类检索是指从文献所属的学科角度，通过分类号或分类名进行检索。分类检索具有很好的层次性和系统性，单独使用或与其他检索方式组合使用，可发挥其族性检索的优势。SinoMed 的分类检索途径包括类名和分类导航，可使用类名查找或使用分类导航定位至具体类目。可根据检索需要，选择是否扩展、是否复分，使检索结果更符合需求。支持多个类目的同时检索，可使用逻辑运算符 AND、OR、NOT 进行组配。《中国图书馆分类法·医学专业分类表》是 SinoMed 文献分类标引和检索的依据。

分类检索的步骤如下：

① 在检索框中输入学科类名，例如输入"胃炎"，点击"查找"，页面会列出所有相关分类名（图2-1-6），浏览并点击合适的分类名；也可通过分类导航逐级展开，定位至具体类目，点击所需分类名。

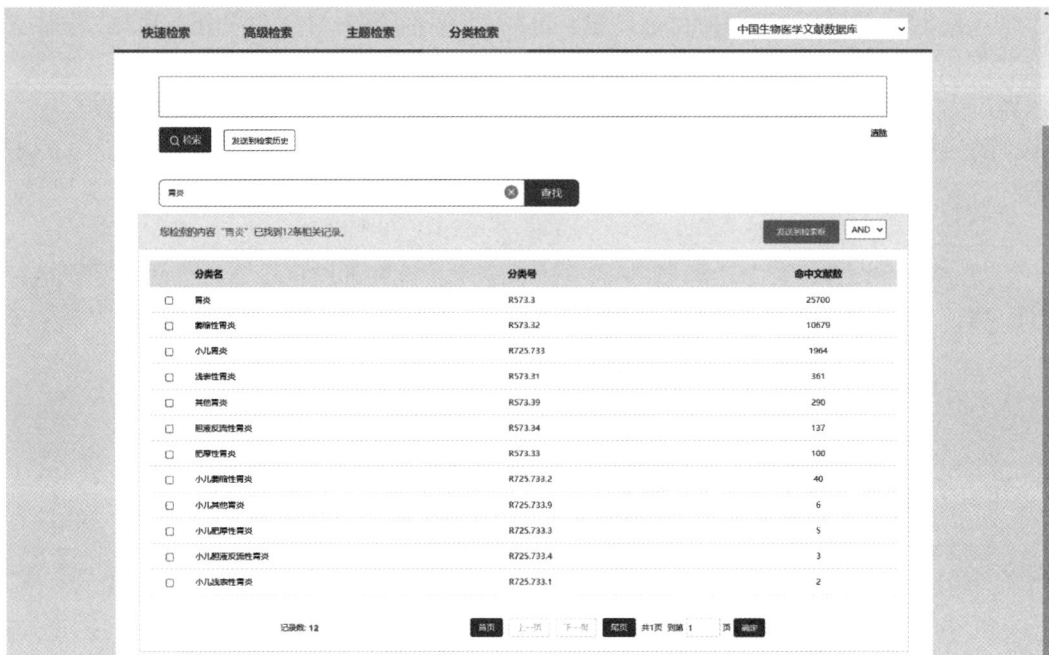

图 2-1-6　CBM 分类检索页面

　　② 在分类词注释详细页面(图 2-1-7),显示了该分类可组配的复分号、注释和所在的树形结构。可根据检索需要,添加相应的复分号,以及选择是否"扩展检索"。扩展检索表示对该分类号及其下位分类号进行同步检索,不扩展表示仅对该分类号进行检索。

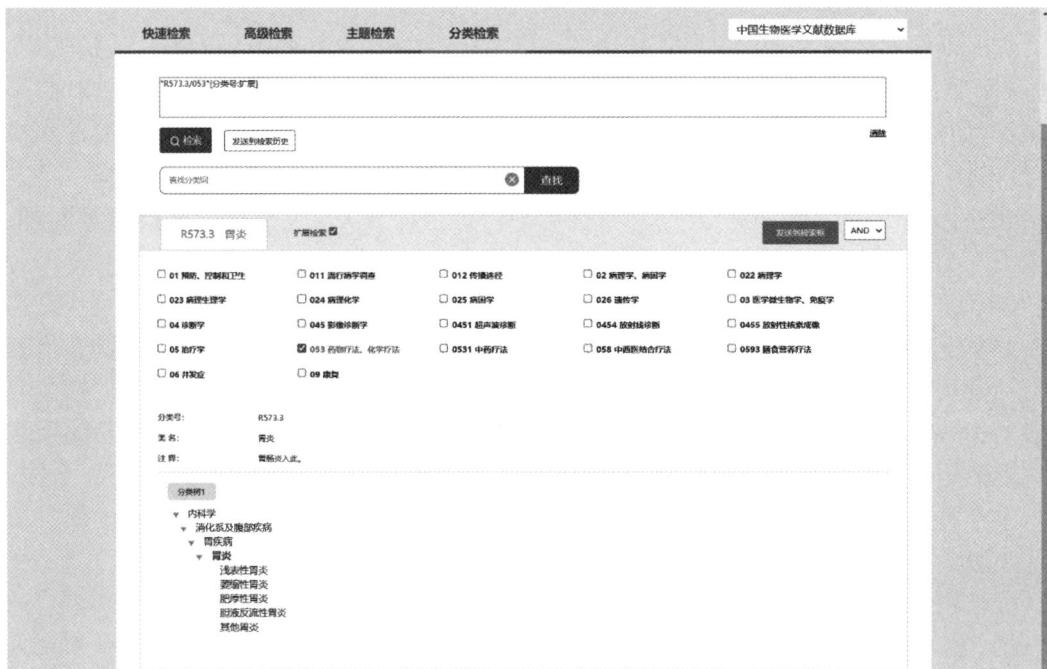

图 2-1-7　CBM 分类词注释详细页面

③ 点击"发送到检索框"按钮,再点击"检索"按钮,即可检出所需结果。

2. 引文检索

引文检索支持从被引文献标题、被引文献主题、被引文献作者/第一作者、被引文献出处、被引文献机构/第一机构、被引基金等途径查找引文,帮助用户了解感兴趣的科研成果在生物医学领域的被引情况。对于发表年代、施引年代,可进行限定检索。对检索结果可从发表时间、期刊、作者、机构、期刊类型等维度做进一步聚类筛选。

引文检索的步骤如下:

(1)进入 SinoMed 的引文检索页面,选择检索字段,包括常用字段、被引文献标题、被引文献主题、被引文献作者、被引文献第一作者、被引文献出处、被引文献机构、被引文献第一机构、被引基金。其中"常用字段"由被引文献标题、关键词、主题词、被引文献出处和出版社五个检索项组成。"被引文献主题"由被引文献标题、关键词和主题词三个检索项组成。

(2)输入检索词。针对被引文献作者、被引文献机构、被引文献出处、被引基金检索项具有智能提示功能。

(3)根据需求,限定发表年代或施引年代范围,点击"检索"按钮,即可查看到所需结果。例如检索上海交通大学医学院附属第九人民医院发表于 2016—2020 年的文献的被引情况(图 2-1-8)。

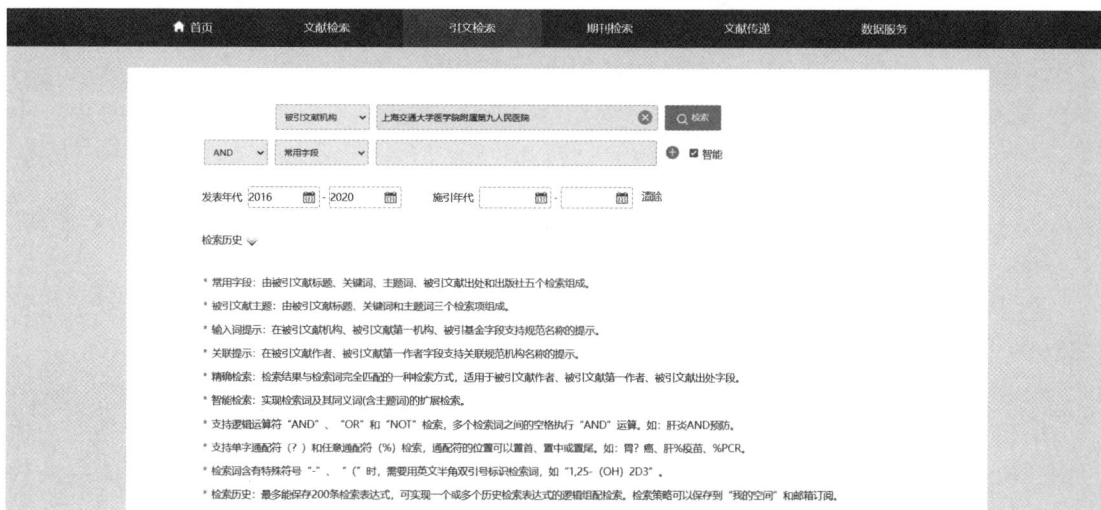

图 2-1-8　SinoMed 引文检索页面

引文检索还具有引文追踪功能。在引文检索结果页面,勾选一篇感兴趣的命中文献,点击"引文追踪"按钮,即可查看该文献的总被引频次、年均被引频次、近 5 年被引情况等信息。

引文检索也支持创建引文报告功能,包括引文分析报告和查引报告。

引文分析报告,点击引文检索结果页面左上角的"创建引文报告"按钮,即可对检索结果的所有引文进行分析,生成引文分析报告(图 2-1-9)。引文分析报告由检索结果集的发文时间分布和被引时间分布、引证综合指标统计(包括总被引频次、篇均被引频次、H 指数)及论文近 5 年被引情况统计三部分组成。

其中,H 指数的含义为检索结果集中有 N 篇文章至少被引用了 N 次,N 即为 H 指数。

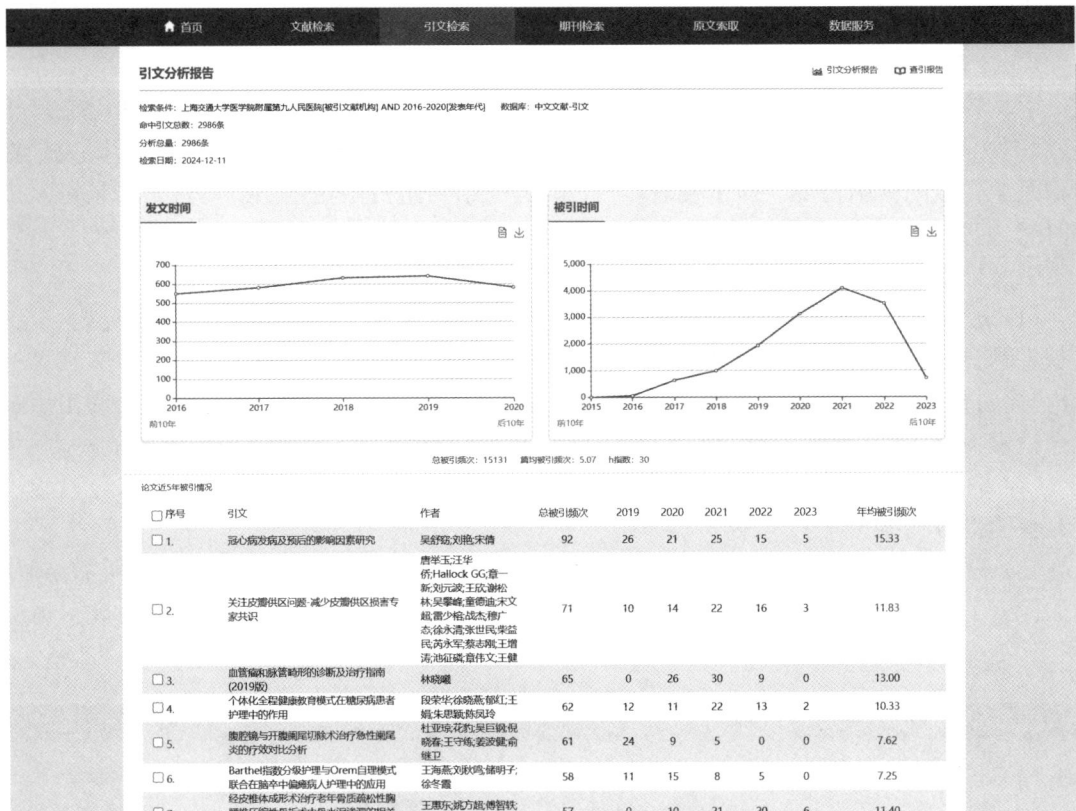

图 2 - 1 - 9　SinoMed 引文分析报告

H 指数值的计算仅包括 CBM 数据库中的项目,不包括未收录期刊中的论文和图书专著等。其他关于 H 指数的介绍详见第四章第二节。

查引报告,点击引文分析报告页面右上角的"查引报告"按钮,即可一键生成。查引报告由检索条件、被引概览、被引明细及附件四部分组成。

3. 期刊检索

期刊检索支持对中文学术期刊、科普期刊,以及西文学术期刊进行一站式整合检索。通过期刊检索,可以直接查看某本期刊在某年、某卷期上刊登的文献,也可了解该刊的有关信息,如创刊年、ISSN、分类号、主题词、出版单位、编辑部地址、电子邮箱等。

期刊检索的步骤如下:

(1) 从"检索入口"处选择刊名、出版地、出版单位、期刊主题词或者 ISSN。

(2) 输入检索词,点击"查找"。

(3) 从显示的期刊列表中查找所需期刊,点击刊名进入该刊详细信息页面。

(4) 根据需求,选择出版年份、期,浏览文献。

例如检索期刊《上海交通大学学报·医学版》2023 年第 9 期的文献,在检索入口选择"刊名",输入"上海交通大学学报"后,点击"查找"(图 2 - 1 - 10)。在列出的所有期刊中查找"上海交通大学学报·医学版"(图 2 - 1 - 11),点击刊名,进入该刊详细信息页面。在页面左侧的收录汇总栏点击"2023 年",选择第"9"期,在页面右侧即可呈现《上海交通大学学报·医学版》2023 年第 9 期的文献(图 2 - 1 - 12)。

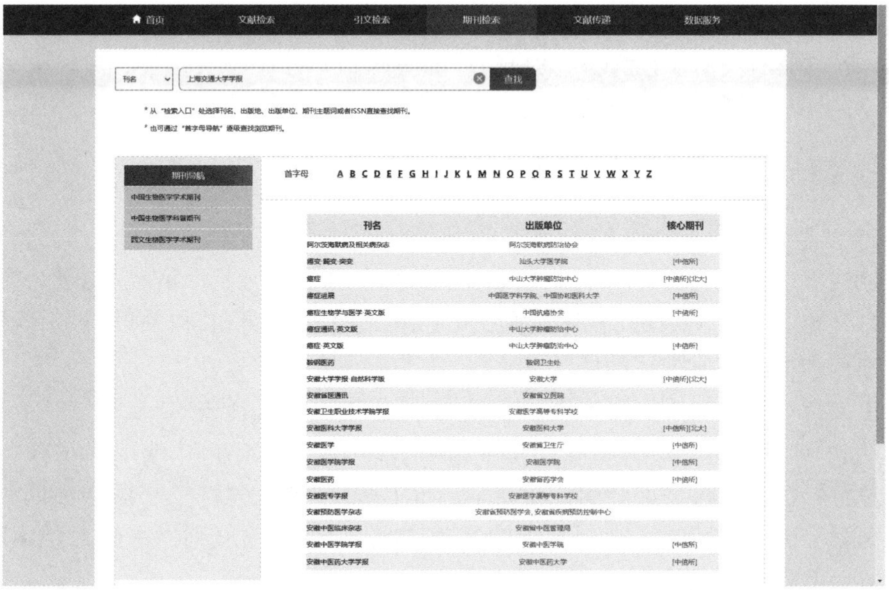

图 2-1-10 SinoMed 期刊检索页面一

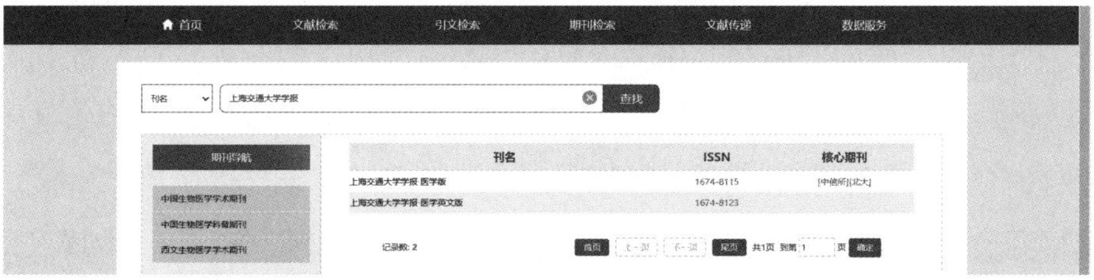

图 2-1-11 SinoMed 期刊检索页面二

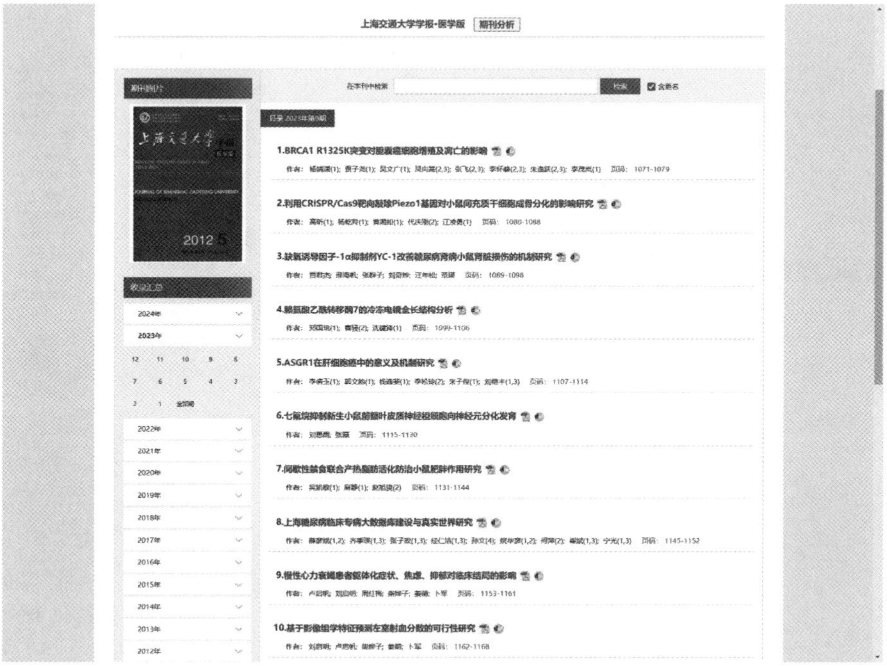

图 2-1-12 SinoMed 期刊详细信息页面

若"在本刊中检索"输入框中输入文字,即在该刊限定卷期内查找特定内容的文献。若勾选"含更名",则在该刊所有卷期及变更前后的所有刊中进行检索。

另外,对于期刊的检索,也可通过期刊检索页面的"首字母导航"逐级查找浏览期刊。

三、检索结果处理与个性化服务

1. 检索结果显示

在文献检索结果概览页(图 2-1-13),可设置检索结果的显示格式(题录、文摘)、每页显示条数(20 条、50 条、100 条)、排序规则(入库、年代、作者、期刊、相关度、被引频次),以及进行翻页操作和指定页数跳转操作。

系统也支持对检索结果的多维度分组显示,可根据需求选择按照"全部""核心期刊""中华医学会期刊"或"循证文献"分组展现检索结果。其中,"核心期刊"选项表示被《中文核心期刊要目总览》或《中国科技期刊引证报告》收录的期刊中的文献;"中华医学会期刊"选项表示由中华医学会编辑出版的医学期刊中的文献;"循证文献"选项则指系统对检索结果进行循证医学方面的限定后,所得出的命中文献。

2. 检索结果聚类筛选

CBM 文献检索结果概览页的左侧为"结果筛选"栏(图 2-1-14),可对检索结果按照"来源""主题""学科""时间""期刊""作者""机构""基金""地区""文献类型""期刊类型"等维度进行聚类筛选。点击每个维度右侧的"+",还可展示该维度下各个聚类的统计结果数量。可勾选一个或多个聚类项进行过滤操作,根据需要对检索结果进行筛选精炼。

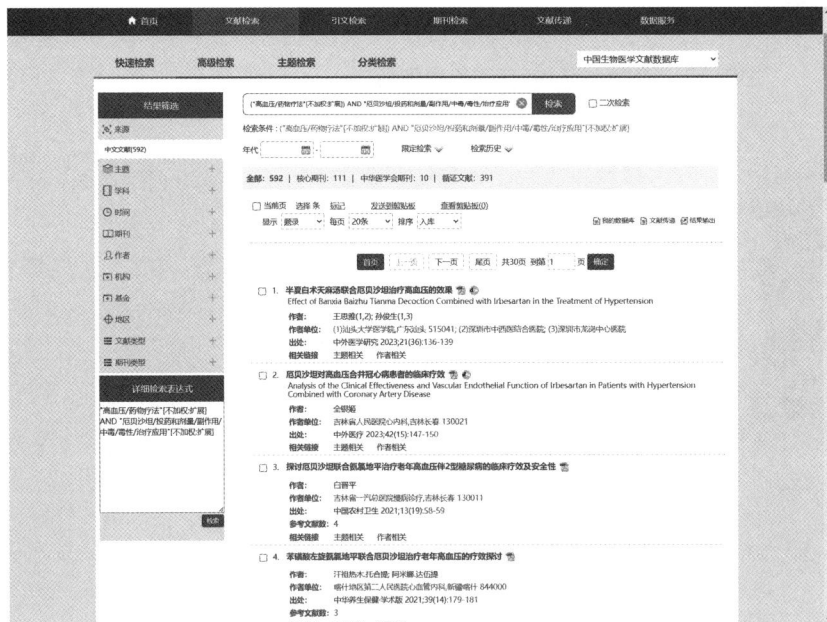

图 2-1-13　CBM 文献检索结果概览页面

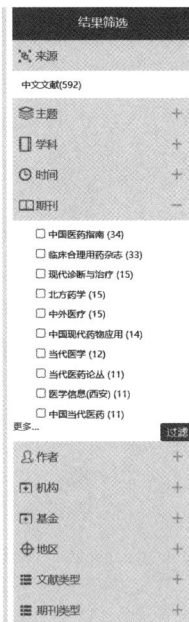

图 2-1-14
CBM 文献检索
结果聚类筛选

3. 检索结果输出

在检索结果概览页面,勾选需要的命中文献后,点击"结果输出"。在弹出的对话框内(图2-1-15),可对输出方式(SinoMed、NoteExpress、EndNote、RefWorks、NoteFirst)、输出范围(单次输出记录最多500条),以及保存格式(题录、文摘、自定义、参考文献、查新)进行设定。

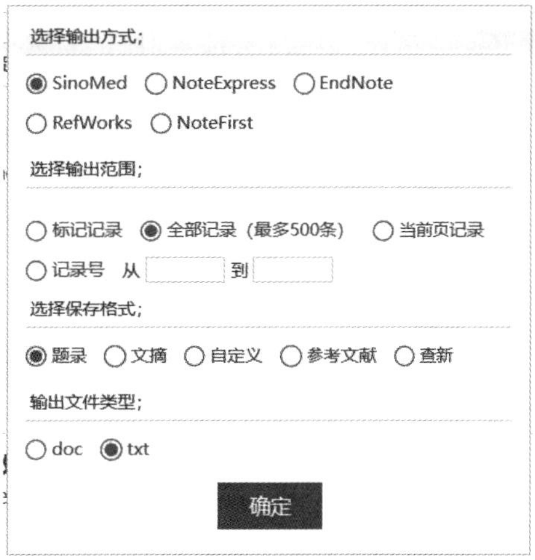

4. 个性化服务

SinoMed 为用户提供个性化服务功能。注册后便能拥有 SinoMed 的"我的空间"。登录"我的空间"后,可享有检索策略保存和重新检索、检索内容主动推送及邮件提醒、检索结果保存和管理、引文跟踪等个性化服务。

通过"我的空间",还可在"我的反馈"中提交 SinoMed 使用过程中的相关疑问和需求,由专人定期回复,回复结果可在"我要查看"页面进行查询和浏览。

选择输出方式:
⦿ SinoMed　○ NoteExpress　○ EndNote
○ RefWorks　○ NoteFirst

选择输出范围:
○ 标记记录　⦿ 全部记录(最多500条)　○ 当前页记录
○ 记录号 从 ⬚ 到 ⬚

选择保存格式:
⦿ 题录　○ 文摘　○ 自定义　○ 参考文献　○ 查新

输出文件类型:
○ doc　⦿ txt

确定

图2-1-15　CBM文献检索结果输出

四、检索实例

检索实例:利用 SinoMed 查找主要论述青少年近视预防与控制的中文文献,了解此研究每年的发文量,以及检索其中获国家自然科学基金支持的文献。

分析:本检索实例主要涉及4个检索要素,包括疾病名称(近视)、疾病的某一方面(预防与控制)、年龄组(青少年),以及基金(国家自然科学基金)。还需注意的是,本例中"主要论述"所表述的含义是需要检索密切相关的文献,因此"主要论述"对应于主要主题词(加权主题词)的检索。为了获取合适的检索结果,以上各个检索要素都需在检索过程中得以涵盖和体现。

检索过程:

步骤一:利用"主题检索"途径,获取主要论述近视预防与控制的相关文献。

(1) 点击"文献检索",选择"中文文献",进入 CBM 数据库。

(2) 点击"主题检索",进入主题检索页面。

(3) 输入检索词"近视",点击"查找",进入相关主题词列表页面。

(4) 在主题词列表中选择对应的主题词"近视",进入主题词注释详细页面。

(5) 在"近视"主题词注释详细页面,选择"加权检索";选择"扩展检索"(默认);在副主题词列表中选择"预防与控制",点击"发送到检索框",再点击"检索",页面将显示出有关"主要论述近视预防与控制"的文献。

步骤二:利用"限定检索"筛选年龄组,检索主要论述青少年近视预防与控制的相关文献。

(1) 在检索结果页面,点击打开"限定检索"菜单;

(2) 从"年龄组"中选择"青少年:13～18 岁",再点击"检索",页面将显示出有关"主要论述青少年近视预防与控制"的文献。

步骤三:通过检索结果的聚类筛选功能,统计主要论述青少年近视预防与控制相关研究的发展趋势。

点击"结果筛选"栏中的"时间"维度,即可获得以往每年相关文献的发文数量。

步骤四:通过检索结果的聚类筛选功能,精炼由国家自然科学基金支持的文献。

点击"结果筛选"栏中的"基金"维度,选择"国家自然科学基金",点击"过滤",即可获取由国家自然科学基金支持的关于"主要论述青少年近视预防与控制"的文献,完成检索。

参考文献

郭继军. 医学文献检索与论文写作[M]. 5 版. 北京:人民卫生出版社,2018.

(郑一宁)

第二节 PubMed

一、简介

PubMed 由美国国家医学图书馆(National Library of Medicine,NLM)所属的国家生物技术信息中心(National Center for Biotechnology Information,NCBI)开发维护,全球著名的生物医学文献检索系统之一。自 1996 年起,PubMed 向全球开放,免费提供生物医学相关领域的文献搜索服务。PubMed 文献更新速度快,检索功能强大,使用方便快捷,还提供丰富多样的外部链接以及多种个性化服务功能,是目前国际公认的使用频率最高的生命科学和健康科学领域文摘数据库。

PubMed 的前身是 1879 年 NLM 出版的《医学索引》(IM),1964 年 NLM 开始研制医学文献分析与检索系统(Medical Literature Analysis and Retrieval System,MEDLARS),1971 年正式建成该系统的联机数据库 MEDLINE 并提供联机检索服务。20 世纪 80 年代,发行 MEDLINE 光盘版;20 世纪 90 年代,NCBI 提供免费的 PubMed 检索系统。PubMed 具有信息资源丰富、信息质量高、更新及时、检索方式灵活多样、链接功能强大、使用免费等特点,因而深受广大用户的喜爱,是目前使用最广泛的免费 MEDLINE 检索系统。

(一)文献来源

PubMed 收录来自生物医学和健康领域,以及生命科学、行为科学、化学科学和生物工程等相关学科的文献。PubMed 数据库包含超过 3 700 万篇生物医学文献的题录和摘要,通过链接到 NLM 的开放存取(Open Access,OA)平台 PubMed Central 和出版商的在线平台,PubMed 中有大量文献可免费获取原文。PubMed 文献来源于以下 3 个部分。

1. MEDLINE

MEDLINE 是美国国家医学图书馆 MEDLARS(Medical Literature Analysis and Retrieval System)系统中最大的生物医学数据库,是 PubMed 的基础数据来源和最大组成

部分；创始于 60 年代，收录 5 200 余种生物医学期刊的书目信息和著者文摘，可追溯至 1946
年。MEDLINE 最显著的特征是其中所有与生命科学相关的文献记录均按照《医学主题词
表》(MeSH)进行 MeSH 主题词(MeSH Terms)的标引加工处理，从而有效地保障文献检索
的查全率与查准率。

2. PubMed Central (PMC)

PMC 是生物医学领域最大的开放存取仓储，由 NCBI 于 2000 年 2 月建立的生命科学期
刊文献数据库，保存生命科学期刊主要研究论文的全文，免费供公众使用。PMC 的题录/摘
要信息在 PubMed 中都有相应的条目并提供全文链接，这些全文资源主要来自开放存取期
刊研究者的自存储论文以及 NIH 资助的论文(包括预印本)。在利用 PubMed 检索时，检索
结果中可以在网上免费获得全文的文献记录都会有相应的链接，其中包括在 PMC 免费获取
的全文。

3. Bookshelf

关于图书和部分章节的引用资源，可以在 Bookshelf 上获取。Bookshelf 收录了书籍、报
告、数据库以及与生物医学、健康和生命科学有关的其他文件全文的档案。

PubMed 的数据每日更新，PMID(PubMed Unique Identifier)是每条记录的唯一的识别
号。最新的电子文献进入 PubMed 后，标记为[in-process]。如果该文献属于 MEDLINE 的
收录范围，经过 MeSH 主题词标引等处理后转入 MEDLINE。少量不被 MEDLINE 收录的
文献(如综合性学术期刊中的非生物医学文献)，则继续留在 PubMed。

PubMed 主页可以链接到 NCBI 的统一检索平台，与 NCBI 旗下的 30 多个数据库实现
跨库检索，全面提供生物医学研究必需的文献、基因、蛋白质、基因组、临床试验、化学物质等
信息。

（二）常用检索字段

PubMed 数据库的著录字段超过 80 个，可供检索和显示的字段约 50 个，常用的检索字
段名称、字段标识符(Tags)及字段含义见表 2-2-1。

表 2-2-1 PubMed 的常用字段

字段名称	字段标识	字段简要说明
Affiliation	AD	第一著者的单位、地址(包括 Email 地址)
All fields	ALL	所有字段
Author	AU	著者
Corporate Author	CN	团体著者
EC/RN Number	RN	国际酶学委员会规定的酶编号或化学物质登记号
Date-Entry	EDAT	文献被 PubMed 收录的日期
First Author Name	1AU	第一著者
Full Author Name	FAU	著者全称
Grant Number	GR	项目资助号或合同号
Issue	IP	期刊的期号
Investigator	IR	对研究项目有贡献的主要调查者或合作者
Journal Title	TA	期刊全称、编写或 ISSN 号

（续表）

字段名称	字段标识	字段简要说明
Language	LA	语种
Last Author Name	LASTAU	排名最后的作者
MeSH Major Topic	MAJR	主要 MeSH 主题词，主题词后加" * "标记
MeSH Subheadings	SH	MeSH 副主题词
MeSH Terms	MH	MeSH 主题词
Pagination	PG	文献在期刊中的页码
Place of Publications	PL	期刊的出版地
PMID	PMID	PubMed 文献的唯一识别码
Publications Date	PD	文献的出版日期
Publication Type	PT	文献类型
Subset	SB	PubMed 数据库子集
Text Words	TW	文本词，来自 TI、AB、MH、SH、PT、NM 等字段
Title	TI	文献的题名
Title/Abstract	TIAB	文献的题名和摘要
Volume	VI	期刊的卷号

二、数据库检索

（一）检索技术

1. 自动术语映射

PubMed 的检索基于自动术语映射（Automatic Term Mapping，ATM）系统展开，ATM 也是 PubMed 最具特色的智能检索技术。其基本原理为系统会自动对输入的检索词进行概念分析，在一个包含了 MeSH 转换表、刊名转换表、著者名称转换表等索引表的词典库中搜寻与检索词类似的术语，一旦找到与之对应的匹配词，即按照相应的规范术语执行检索，与此同时系统还将在所有字段（All Fields）对检索词执行检索，最终对检索结果进行布尔逻辑 OR 的运算组合。

例如，在检索框中输入"lung cancer"，系统会自动执行以下检索策略："lung neoplasms"［MeSH Terms］OR（"lung"［All Fields］AND "neoplasms"［All Fields］）OR "lung neoplasms"［All Fields］OR（"lung"［All Fields］AND "cancer"［All Fields］）OR "lung cancer"［All Fields］。ATM 对关键词"lung cancer"除了执行"lung neoplasms"［MeSH Terms］的主题词转换操作外，还对其本身执行了［All Fields］的检索。当检索词为短语词组时，数据库还会根据概念间的关系进行组合拆分，并依照相应布尔逻辑运算符完成组配，以此来拓宽检索范围，提高检索效率。

2. 词组检索

PubMed 允许使用双引号或含有连词符（如 first-line）的短语来强制系统进行词组检索。如：在主页的检索框中键入"heart failure"，并用双引号引起来，点击 Search 按钮，系统会将其作为一个不可分割的词组在数据库的全部字段中进行检索。

3. 主题词检索

MEDLINE 数据库中的每篇文献都标引了 MeSH 主题词，采用主题词与副主题词组配的方法,使检索结果更精准。

4. 布尔逻辑运算检索

PubMed 支持 AND、OR、NOT 三种布尔逻辑运算,运算符没有优先级之分,系统默认按照从左到右的顺序进行运算。圆括号为优先运算符,可改变运算顺序。如检索框中直接输入几个检索词,系统默认这些词之间是 AND 逻辑组配关系。

5. 限定字段检索

也称标签搜索,指在检索词后使用特定字段标记符和中括号“[ ]”来限定搜索范围的检索方式,如输入 cell[ti],即代表检索词将只出现在文献的标题字段中。限定字段检索可从检索主题、著者特征、来源出版物、出版类型等角度对查询范围进行标记。常用的 PubMed 字段标识符及含义参见(表 2 - 1 - 1)。

6. 截词检索

使用“ * ”号作为通配符进行截词检索。“ * ”代表零到多个字符,只可用于词尾。截词检索时,系统关闭 ATM 功能。

7. 邻近检索

PubMed 支持邻近检索(Proximity Searching)。邻近检索是为达到控制检索范围的目的,借助位置运算符“near”,实现检索词之间在指定距离内以任何顺序出现的设定。邻近检索的创建公式为:"检索词"[字段:～N],检索词通常指两个或两个以上的单词术语,须用双引号限定,字段仅包括标题字段([Title])和标题/摘要字段([Title/Abstract]),N 代表检索词之间间隔的最大数,其中 N≥0。如在检索框中输入"Medical Planning" [Title:～3]或"Medical Planning" [ti:～3],可查找到标题含有“Medical”和“Planning”的文献,且两词之间最多插入 0～3 个单词,词的先后顺序不限。标题中含有“Medical Planning”“Medical Manpower Planning”“Planning for Medical Education”等的文献均为命中文献。当检索术语较多时,也可尝试将邻近检索与布尔逻辑检索结合使用,如"Medical Planning" [Title:～3] AND Education。此外,邻近检索仅可用于标题、摘要和著者地址三个字段。

(二) 检索方法

PubMed 主页面分成四个部分(图 2 - 2 - 1)。PubMed 基本检索页面中部为 PubMed 检索框,点击检索框下的“Advanced”,进入 PubMed 高级检索页面。页面下方分为四个模块:“Learn”“Find”“Download”和“Explore”。Learn 为帮助系统;Find 提供 PubMed 的特色工具与检索入口;Download 提供下载工具,包括 E-utiliies API(利用 E-utiliies API 接口实现自动批量下载)、FTP 与 Batch Citation Matcher(多篇引文匹配器);Explore 可链接到 MeSH Database(MeSH 数据库)和 Journal(期刊数据库)。页面下方有热点论文“Trending Articles”和最新文献“Latest Literature”两个专栏。Trending Articles 是近期高活跃度的热点论文,Latest Literature 则是来自高访问量期刊的最新文献。

1. 基本检索

进入 PubMed 主页,在检索框中输入有实际意义的检索词,如关键词、著者、刊名等,点击“Search”,系统默认通过 ATM 在所有字段检索。PubMed 的智能拼写检查及词语自动提示功能可帮助用户正确选词。

(1)著者检索:通常采用姓在前(用全称),名在后(用首字母)的形式。检索拼写不区分大小写,也无须添加任何标点符号,默认执行前方一致的截词检索,例如输入“Lee j”,系统会

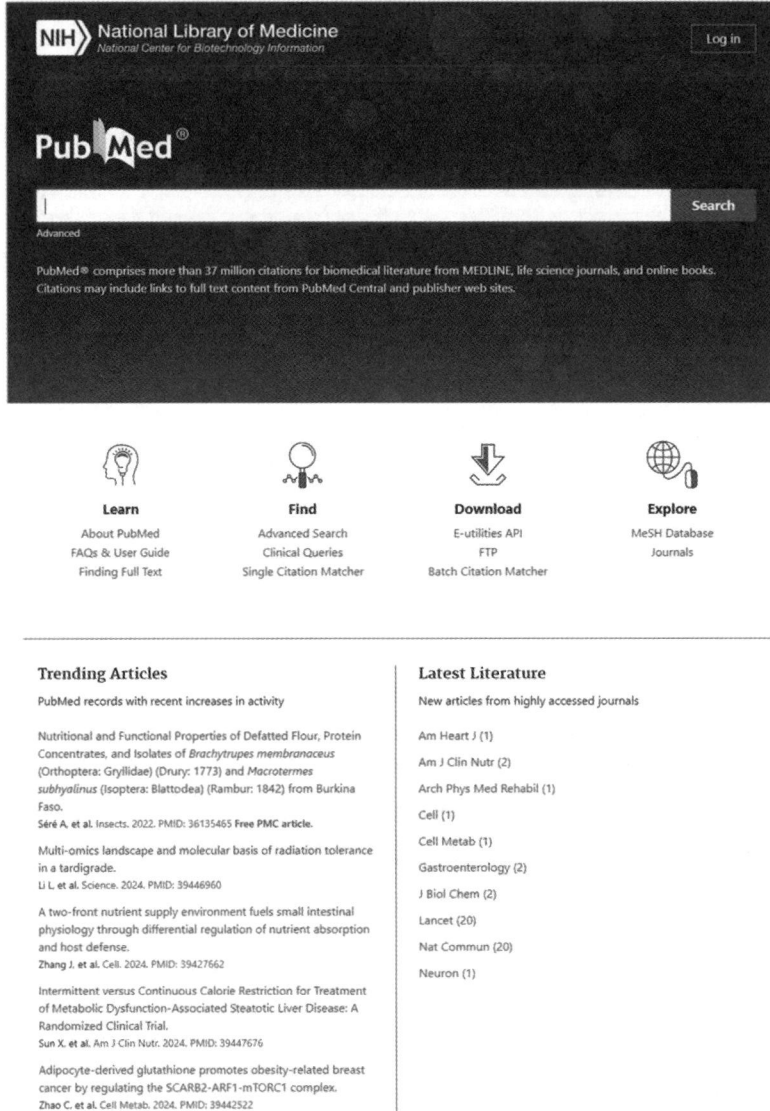

图 2-2-1　PubMed 基本检索页面

检索出"Lee J""Lee JH""Lee JW"等所有姓氏为 Lee、名字首字母为 J 的著者。若要关闭自动截词功能实现更为精确的著者检索，则可采用短语检索和限定字段检索相结合的方式，如"Lee J" [au]或"Lee J" [author]。2002 年以后发表的文献，PubMed 支持作者姓名全称搜索，而且对姓名的前后排列顺序不作限定，如输入"Michael Jordan" [au]，系统会自动检出"Jordan M"等相关结果。为进一步提高著者检索的查全率和查准率，建议结合著者单位和研究主题方向等信息。

（2）期刊检索：PubMed 可通过输入刊名全称、MEDLINE 标准刊名缩写或期刊号（ISSN）等途径实现。当刊名与 MeSH 主题词相同时，也可为刊名添加双引号并限定刊名字段标签，如输入"science" [ta]便可检出被期刊 Science 收录的文献。

（3）关键词检索：可限定在 Title/Abstrat[tiab]字段检索，以提高检索效率。

2. 高级检索

高级检索功能适用于分步骤完成相对复杂课题的查找。点击基本检索框下方的"Advanced"链接即可进入 PubMed 高级检索页面。该界面主要由高级检索构建器（Advanced Search Builder）和检索历史（History and Search Details）两部分组成（图 2‑2‑2）。

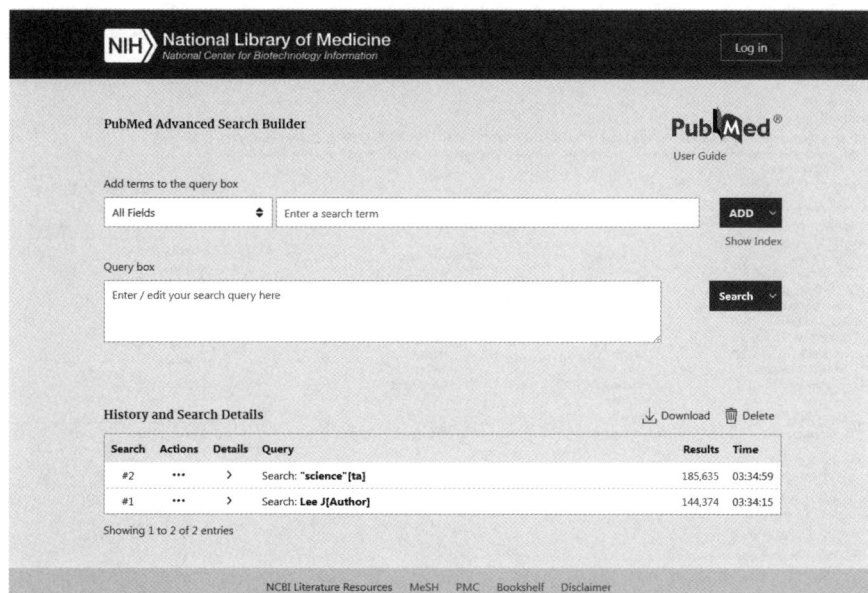

图 2‑2‑2 PubMed 高级检索界面

（1）高级检索构建器（Advanced Search Builder）：由检索构建框（Add terms）和查询框（Query box）两个部分组成。检索构建框（Add terms）是用于搭建检索式的功能窗口。检索时，可先在左侧的下拉菜单栏中选择检索字段（默认为 All Field），接着输入检索词（点击右侧的"Show Index"可浏览选词），最后点击 ADD 按钮，依次选择添加逻辑运算符 AND、OR 或 NOT，查询框（Query box）中便可显示逐条加入的检索词及运算符，输入完成后点击"Search"完成检索。

（2）检索历史（History and Search Details）：完整记录了检索过程的详细步骤及检索结果，以表单形式简明扼要地展示了检索序号（Search）、检索操作（Actions）、检索式详情（Details）、检索结果数量（Results）以及检索时间（Time）等信息。点击检索序号后"Action"之下的"…"图标，可选择执行添加查询（Add query）、删除查询（Delete）、创建查询提醒（Create alert）等操作。点击 Detail 下的"＞"按钮，显示 PubMed 实际执行的详细检索式。

3. MeSH 主题词检索

点击 PubMed 主页 Explore 中的 MeSH Database 链接进入主题词检索页面，或在 PubMed 高级检索页面切换下拉菜单选择 MeSH 字段亦可实现主题词检索功能。主题检索可按照以下几步进行。

（1）主题词查询：在 MeSH 检索框中输入检索词，主题词检索具有辅助纠错功能，在 PubMed 主页点击"MeSH Database"，进入 MeSH 数据库页面；在检索框中输入检索词，点击"Search",页面显示与检索词相匹配的主题词列表,浏览选择合适的主题词;点击选定的主题词,进入主题词详览页面,该页面包括该主题词的定义、收录年份、可匹配的副主词、入口词(Entry Terms,一般为该主题词的同义词)、树形结构等。图 2-2-3 为主题词"Hepatitis B"的详览页面示例。如需进一步提高检索结果的专指度和准确性还可为其组配副主题词和其他限定条件。

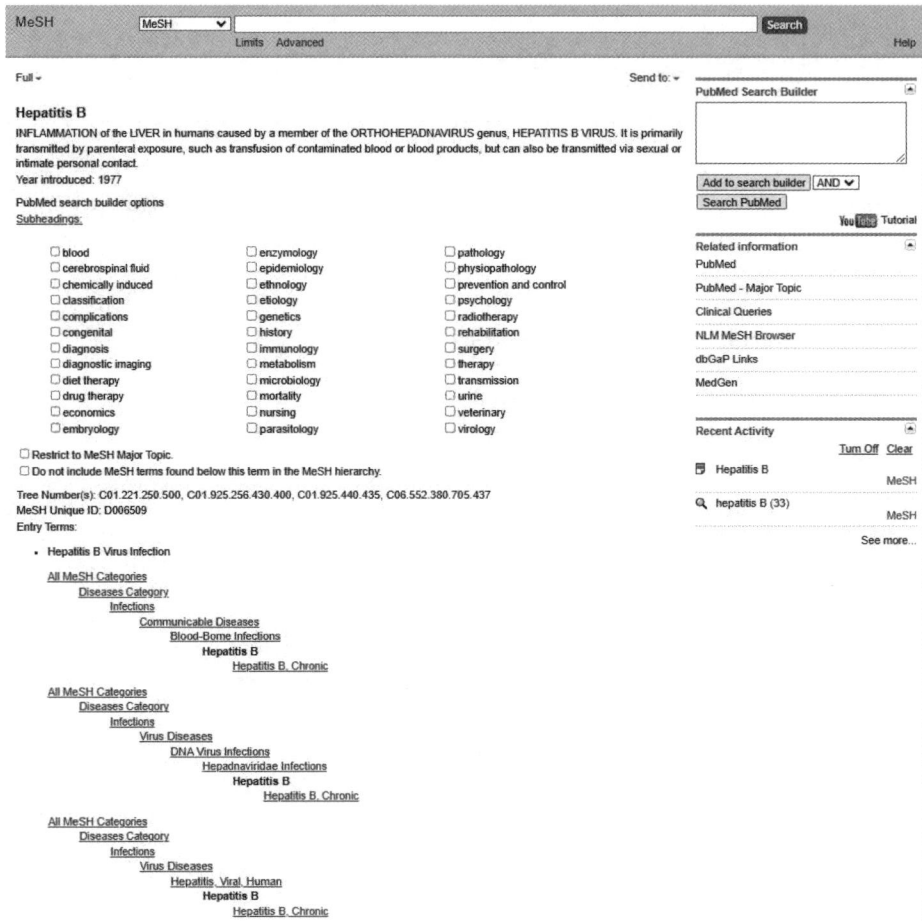

图 2-2-3 主题词检索页面

（2）副主题词选择：PubMed 共有 76 个副主题词,每个副主题词均有其特定的含义与使用范围。需要说明的是,主题词/副主题词的组配可使检索结果更专指,但副主题并非必选项,其数量选择应结合实际检索需求,如无法确定合适的副主题词也可不做勾选,多个副主题之间为并列的逻辑关系。

（3）限定条件搭配：副主题词选择区下方分别设置了两个限定条件选项："Restrict to MeSH Major Topic"（限定为主要主题词）和"Do not include MeSH terms found below this term in the MeSH hierarchy"（不扩展检索）。NLM 为 MEDLINE 收录的每篇文献标引了数十个不等的 MeSH 主题词以表达文献的主题内容,按照主题词权重,将其分为主要主题词（major topic headings,以 * 标记）和次要主题词（minor topic headings）。勾选将检索限定在主要主题词,检索结果会更专指,检出文献的相关度也会更高。勾选"Do not include MeSH terms found below this term in the MeSH hierarchy",即表示不检索该主题词的下位词,但如此易造成漏检,一般不建议点选。

(4)组合操作:若检索课题有多个主题词,可按照上述步骤重复设置下一个主题词,然后以同样的方式添加到检索构建器中,切换选择逻辑运算符(AND/OR/NOT),点击 Search PubMed,便会执行两者之间的布尔逻辑检索。也可在高级检索界面逐条检索每个主题词,再通过检索历史完成组配。

主题词对同一概念的不同表达方式进行了规范,利用 MeSH 主题词构建检索式有利于提高查全率与查准率。利用主题词的树状结构表,可以方便地扩大或缩小检索范围。因此,主题词检索具有很明显的优点,是 PubMed 首选的检索方式。但需要注意的是,主题词检索只适用于 MEDLINE 数据库中已完成主题词标引的记录,不支持检索其他来源的文献,加之受主题词表更新效率的影响,可能会漏检部分已经被 PubMed 收录但尚未完成 MeSH 主题词标引的最新文献。因此,实际检索中常采取自由词检索与主题词检索结合,多字段检索与主题词检索相结合等方式取长补短,以达到最佳检索效果。

4. 临床查询(Clinical Queries)

点击 PubMed 主页"Find"栏目下的"Clinical Queries"链接,即可进入临床查询页面(图2-2-4)。通过预定义的内置搜索过滤器,可帮助临床医生快速筛选出数据库中所有与临床或疾病主题相关的文献记录。

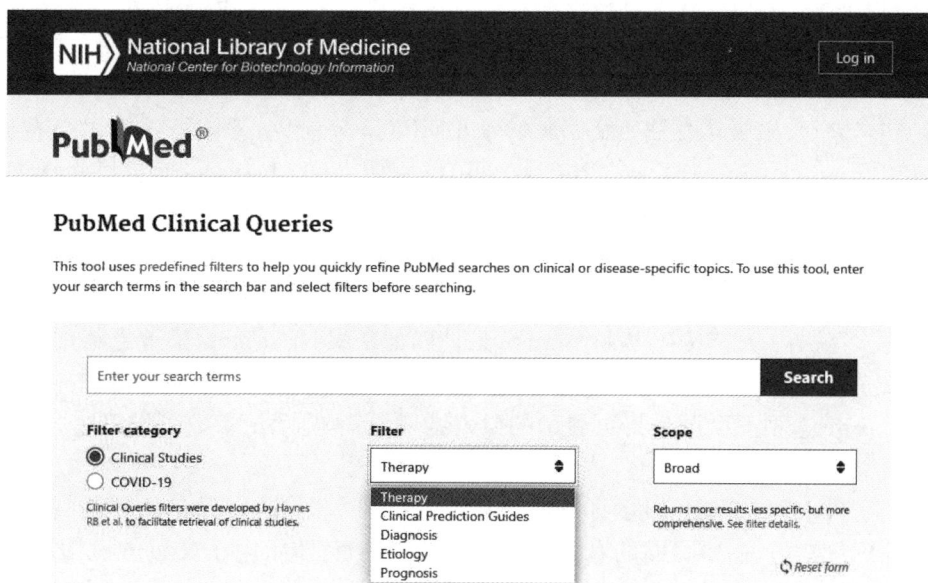

图 2-2-4 PubMed 临床查询界面

Clinical Studies 提供 Diagnosis(诊断)、Therapy(治疗)、Etiology(病因)、Prognosis(预后)及 Clinical prediction guides(临床预测指南)等五个方面的研究信息。设有两个检索范围(Scope)可供选择:"narrow"筛选的记录专指性强,侧重于"查准";"broad"检索结果较为宽泛,侧重于"查全"。

5. 引文匹配器检索(Citation Matcher)

包括单篇引文匹配器(Single Citation Matcher)和多篇引文匹配器(Batch Citation Matcher),是从文献的基本题录信息入手来查找文章的快捷表单工具。Single Citation Matcher 用于查找某一特定文献,可输入的表单内容包括:刊名(全称或缩写)、出版年、月、日、卷期、起始页码、作者以及篇名中的任意词等。Batch Citation Matcher 用于批量查找文献信息,查找步骤为先填写个人邮箱,再依照示例要求输入多条指令,每一条的输入格式为:刊名|年|卷|起始页码|著者|自定义文献标识符|,也可利用 Upload a text file 功能批量导入规范格式的文本信息,勾选"进行人机身份验证",点击 Search,几分钟内系统便会将检索结果发送至邮箱。

6. 期刊数据库检索

在 PubMed 主页点击"Journals",进入 NCBI 的期刊数据库。该库收录 NCBI 各个数据库涵盖的所有期刊目录,并提供每种期刊的详细信息,包括刊名缩写、出版商、创刊 ISSN 号、被 MEDLINE 收录状态等。检索时,可直接输入期刊的主题(Topic)、刊名全称、刊名缩写或 ISSN 号。

三、检索结果处理与个性化服务

(一) 检索结果显示

PubMed 检索结果默认每页显示 10 条记录,并按照 Best Match(最佳匹配原则)排序,点击右侧的 Display Options 工具栏可调整 Format(显示格式)、Sort by(排序方式)以及 Per page(页面显示结果的数量)。

Format(显示格式)提供 4 类选项:①Summary:默认的检索结果显示格式,包含文献篇名、著者、刊名缩写、出版年卷期页码、DOI 号、PMID 号等信息,若该篇文献可免费获取,其下方会标识"Free article"或"Free PMC article"的提示。②Abstract:信息最为详细的显示格式,除了涵盖 Summary 格式的所有信息外,还附加了作者单位、摘要、利益冲突声明等详细信息。③PubMed:含有字段标识符的 MEDLINE 数据库著录格式,该格式多用于导入 EndNote 等文献管理软件。④PMID:仅显示每条记录的 8 位 PMID 号。

排序方式(Sort by)可按照 Best match(最佳匹配)、Most recent(最近更新)、Publication date(出版日期)、First author(第一作者)、Journal(刊名字顺)等方式切换排序。

在 Per page 选项下可调整每页展示的检索结果数量,显示记录数可设置达 200 条,用户还可以结合需求选择是否显示检索结果记录的摘要片段。

点击篇名进入摘要页面,显示详细的著者地址、摘要、图片,以及该文献的评论、相似文献、参考文献等信息。摘要页面的右上方显示全文链接,订购了电子文献的机构用户可直接下载全文。

(二) 检索结果过滤

检索结果页面左栏的"MY CUSTOM FILTERS"提供了一系列过滤选项(图 2-2-5),用于筛选和限定检索结果,筛选项包括:Results by Year(时间轴)、Text availability(文献可获取情况)、Article type(文献类型)、Publication dates(出版日期)等内容。若默认显示的筛选项满足不了检索需求,还可点击"Additional filters"进一步添加筛选条件,增加如研究对象的物种类别(Species)、语种(Languages)、性别(Sex)、年龄(Age)等项目。

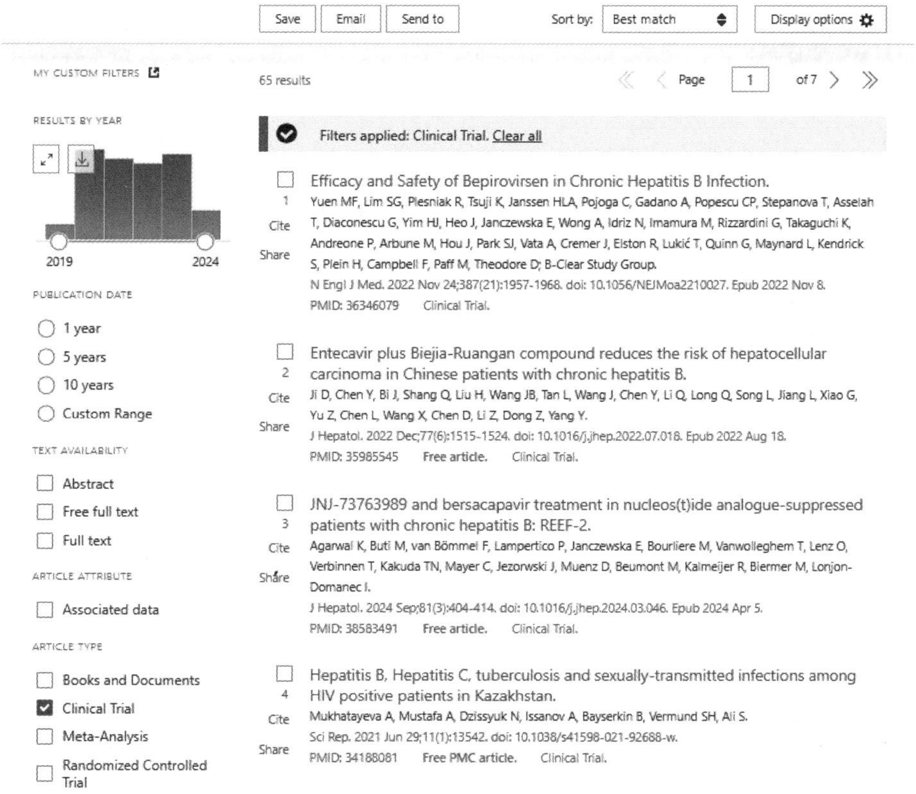

图 2 - 2 - 5　PubMed 检索结果页面

过滤条件设定后将会持续生效，因此为了不干扰后续检索结果，建议开启新一轮检索前务必点击"Clear applied filters"或"Reset all filters"按钮清除之前的限定。

（三）检索结果输出

PubMed 提供了多种方式保存及输出检索结果，点击检索结果页面中的"Save""Email"及"Send to"即可显示输出项目（图 2 - 2 - 6）。

Save 用于导出与显示栏目 Format 格式类似的 TXT 或 CSV 文档。Email 可将选定的检索结果以 Summary、Summary(text)、Abstract、Abstract(text)等格式发送到指定邮箱。

Send to 下拉菜单中包含了 Clipboard、My Bibliography、Collections 等输出保存功能。Clipboard 可将选中的检索结果暂存于剪贴板中，最多保存 500 条记录，保存时长为 8 小时；My Bibliography 和 Collections 功能可直接将检索结果发送至 My NCBI 个性化定制界面，通过 Citation manager 导出的检索结果文件则可直接导入 Note Express 等文献管理软件。

（四）My NCBI 的个性化服务与功能

My NCBI 提供个性化定制服务，内容包括检索策略保存、检索结果过滤、个性化页面定制及定期推送更新检索结果等。点击 PubMed 页面右上角的"Log in"，使用 My NCBI 账户登录后，点击"Dashboard"（仪表盘）便可进入 My NCBI 个性化管理页面（图 2 - 2 - 7）。页面显示栏目有：

（1）Search NCBI Databases：选择 NCBI 的数据库直接进行检索。

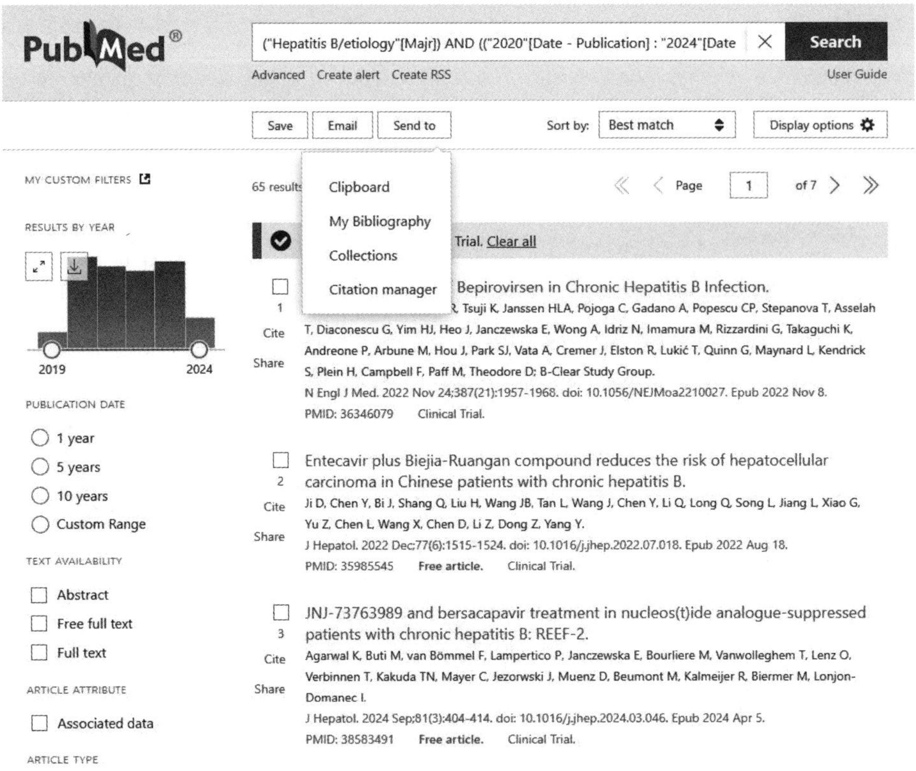

图 2-2-6 PubMed 检索结果保存与输出

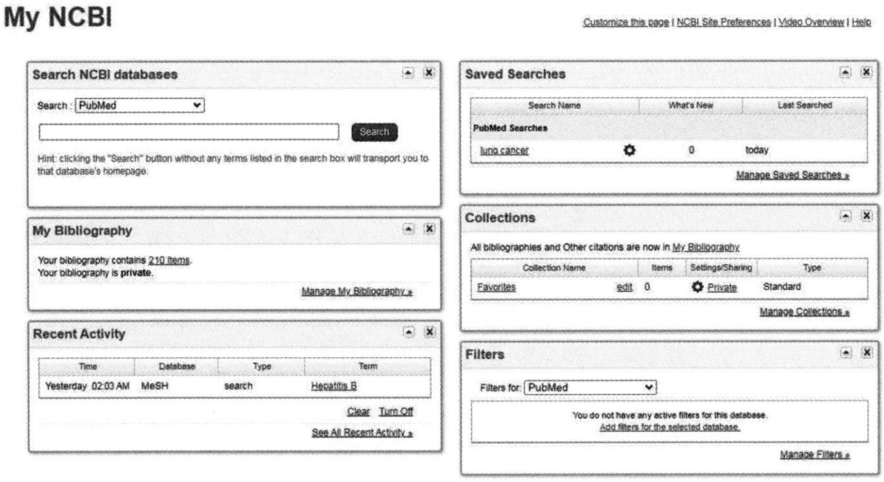

图 2-2-7 My NCBI 个性化定制页面

（2）My Bibliography：类似小型的个人文献管理器，除了可以直接导入来自 NCBI 数据库的记录也可以手动输入 PubMed 不收录的其他类型信息（如专利、会议摘要、演示报告等），并进行统一管理，如设置共享、检索、导出等。

（3）Recent Activity：显示最近 6 个月在 NCBI 数据库的操作记录。

（4）Saved Searches：显示保存在"My NCBI"的检索策略并进行管理。

（5）Collections：显示保存在"My NCBI"的所有检索结果，点击"Manage Collection"可以编辑、合并、共享、删除已保存的检索结果。

（6）Filters：显示在"My NCBI"中设置的 PubMed 过滤选项。

点击 My NCBI 页面上方的"NCBI Site Preference"，可以对"My NCBI"的多项参数进行个性化设置，如检索词高亮显示（highlighting）的颜色、PubMed 结果的显示格式等。

四、检索实例

检索实例：请利用 PubMed 数据库查找有关依那普利（enalapril）治疗心肌梗死（myocardial infarction）的临床试验类型的文献，希望有较高的查准率。

分析：本例涉及药物名称依那普利（enalapril）和可用该药进行药物治疗的疾病名称心肌梗死（myocardial infarction）。使用主题检索，主题词组配副主题词，并限定为主要主题词，可以提高查准率；最后，将检索结果中的文献类型勾选为临床试验（Clinical Trial）。

检索过程：①在 PubMed 主页进入"MeSH Database"（主题检索）页面，输入药物名称"enalapril"，点击"Search"，显示"enalapril"为主题词。点击该主题词，勾选"Restrict to MeSH Major Topic"，限定为主要主题词，点击"Add to search builder"。②继续在该页面的检索框中输入疾病名称"myocardial infarction"，点击"Search"，心肌梗死的主题词为"myocardial infarction"。点击该主题词，勾选副主题词"drug therapy"（药物治疗），再勾选"Restrict to MeSH Major Topic"，点击"Add to search builder"，运算符选"AND"。检索构建器显示检索式为（"Enalapril"［Majr]）AND "Myocardial Infarction/drug therapy"［Majr]。③点击"Search PubMed"，得到检索结果。④在检索结果显示页面左栏的 Article Type 中勾选"Clinical Trial"，即可检索到需要的文献。

参考文献

罗爱静，于以成.医学文献信息检索［M].4 版.北京：人民卫生出版社，2024.

（侯利娟）

第三节　Embase

一、简介

Embase 是生物医学和药理学领域最重要的文摘数据库之一，最早源自 1947 年荷兰 Elsevier（爱思唯尔）公司出版的印刷型检索工具 Excerpta Medica（EM），20 世纪 70 年代发展为 EM 文摘数据库。Embase 整合了 EM 文摘数据库与 MEDLINE 数据库的全部内容，并去除了重复记录。

Embase 收录了全世界范围内逾 95 个国家的 11 000 种生物医学和药学方面的同行评议

期刊,其中 2 900 种期刊在 MEDLINE 中无法检索到。数据每个工作日更新,每年新增文献记录 150 多万条,总文献记录超过 3 200 万条。Embase 还收录了 2009 年以来举办的 7 000 多场会议的 240 多万条会议摘要,以及全文索引的药物、疾病和医疗器械数据。Embase 在收录非英语文献及提供循证医学证据方面也富有特色。

二、数据库检索

(一) 检索规则

1. 布尔逻辑运算符

支持 AND、OR 和 NOT 三种布尔逻辑运算。

2. 邻近算符

支持"NEAR/n"和"NEXT/n"两种邻近算符,两者均表示连接的两个检索词之间相隔不能超过 n 个单词,但"NEAR/n"对两词的前后顺序没有要求,"NEXT/n"则要求两词的前后顺序不能改变。

3. 截词符

支持"*"和"?"两种截词符,其中"*"号表示零个或多个字符,"?"号表示 1 个字符,两种截词符均可置于单词词尾或词间。

4. 短语检索

将短语加上引号表示精确查找某一短语或词组,此时系统不再自动对词组进行拆分。含有连字符"-"的短语,系统也不进行拆分。短语检索不支持邻近算符和截词符。

5. 字段限定符

有":"和"/"两种。字段限定符":"可用于所有字段,并可同时限定多个字段,字段标识符之间用逗号分隔;字段限定符"/"仅用于对部分字段进行精确限定检索,即实现与检索词完全一致的检索。表 2-3-1 给出了字段限定检索的应用范例。

(二) 检索字段

Embase 允许搜索特定字段。Embase 中的每条记录都使用"文章标题"、"作者姓名"、"CAS 注册表号"和"摘要语言"等字段进行索引。如果想将搜索限制在一个特定的字段中——这意味着 Embase 只会检索你的搜索词或短语位于其中一个字段中的记录——只需要在单词或短语后添加字段代码。

每个代码前面都有一个冒号,由两个字母组成。在高级、药物、疾病和设备搜索表单中,可以通过单击搜索栏下方的"字段",然后单击感兴趣的字段来添加代码。还可以通过自己在搜索字段中键入字段代码来添加字段代码。Embase 数据库字段代码完整列表见表 2-3-1。

表 2-3-1 Embase 数据库字段代码完整列表

字段代码	字段名称	中文	示例(phrase)	示例(exact)
ab	Abstract	摘要	heart:ab	n/a
ac	Abstract or citation	摘要或引用	heart:ac	n/a
ad	Author address	作者地址	germany:ad	n/a
af	Author First Name	作者名(姓)	'mary jane':af	'mary jane'/af
aid	Associated PUI	相关出版物唯一标识符	l628724382:aid	n/a

（续表）

字段代码	字段名称	中文	示例（phrase）	示例（exact）
an	Accession number	收录编号/登记号	20160043966:an	n/a （author name mapping）
au	Author	作者	smith:au	smith/au
bp	Book publisher	图书出版商	elsevier:bp	n/a
ca	Country of author	作者所在国家/地区	germany:ca	n/a
cd	CODEN code	CODEN 编码	OPHTD:cd	n/a
cl	Embase lassification	Embase 分类代码	15:cl	n/a
cn	Clinical trial number	临床试验编号	'2006 - 005504 - 1':cn	n/a
ct	Citation	引用	15:ct	n/a
cy	Country of journal	期刊所在国家/地区	germany:cy	n/a
dc	Conference date	会议日期	'2019 09 19':dc	n/a
dd	Index term （Descriptor-drug terms）	索引词（描述符-药物术语）	n/a (masked with de)	'heparin'/dd
de	Index term （Descriptor-combined drug and medical）	索引词（描述符-药物与医学综合）	'aspirin':de	'aspirin'/de
df	Manufacturer('devices')	制造商（设备）	siemens:df	siemens/df
dm	Descriptor-medical terms	描述符-医学术语	n/a （masked with de）	'breast cancer'/dm
dn	Trade name('devices')	商品名（设备）	signa:dn	signa/dn
do	Doi	DOI（数字对象标识符）	'10.1080/09553006314 551561':do	n/a
dtype	dbcollection	数据库集合	'embase classic':dtype	n/a
dv	Descriptor-device terms	描述符-设备术语	n/a （masked with de）	'stent'/dv
ed	Editor	编辑	smith:ed	n/a
em	Author Email	作者电子邮件	'gmail':em	n/a
exp	Exploded Terms	扩展术语	'vioxx': exp （doesn't work）	'vioxx'/exp
ff	Affiliation	所属机构	university:ff	university/ff
ib	ISBN	国际标准书号	9780128165751:ib	n/a
id	Luwak unique id	Luwak 唯一标识符	L2002324214:id	n/a
ii	Publisher item identifier	出版商项目标识符	s1877117319301061:ii	n/a
ip	Issue	期号	1:ip	n/a
is	ISSN	国际标准连续出版物号	18771173:is	n/a
it	Publication type	出版类型	article:it	article/it
jt	Source title	来源标题	heart:jt	heart/jt
kw	Author keyword	作者关键词	aspirin:kw	aspirin/kw
la	Language of article	文章语言	german:la	n/a
lc	Conference location	会议地点	london:lc	n/a

（续表）

字段代码	字段名称	中文	示例（phrase）	示例（exact）
lnk	Link	链接	diagnos:lnk	diagnosis/lnk
ls	Language of summary	摘要语言	german:ls	n/a
mn	Manufacturer('drugs')	制造商（药物）	novart:mn	novartis/mn
ms	Molecular sequence number	分子序列号	J04595:ms	n/a
nc	Conference name	会议名称	heart:nc	n/a
oa	Original abstract	原始摘要	'le système de laçage nous a permis':oa	n/a
oc	ORCID-Author Unique Identifier	ORCID-作者唯一标识符	1111:oc	'0000 - 0003 - 2962 - 029X'/oc
ok	Original Author keyword	原始作者关键词	he:ok	n/a
pd	Publication date	出版日期	1964 - 01 - 01:pd	n/a
pg	Page range	页码范围	1:pg	n/a
pii	Publisher item identifier (use ii)	出版商标识符（使用 ii）	s1877117319301061:pii	n/a
pt	Source type	来源类型	journal:pt	n/a
py	Publication year	出版年份	2013:py	［2013 - 2015］/py
re	Report number	报告编号	doesn't work	doesn't work
rn	CAS registry number	CAS登记号	'437 38 7':rn	n/a
sd	Entry date (since date)	入库日期	n/a	［31 - 12 - 2014］/sd
sp	Start page	起始页	1:sp	n/a
ta	Abbreviated journal title	期刊简称	'am j clin h':ta	'am j clin hypn '/ta
ti	Title	标题	heart:ti	n/a
tn	Trade name('drug')	商品名（药物）	rital:tn	'ritalin'/tn
tt	Original non-English title	原始非英文标题	'éventrations':tt	n/a
ui	MEDLINE id	MEDLINE标识符	26715567:ui	n/a
vi	Volume	卷	1:vi	n/a

注：使用"："vs"/"的一般规则是，它们可以用于短语或作为精确匹配，但目前并非所有字段都支持这两种方式。当不支持精确匹配时，在下面的列表中显示为 n/a。

（三）检索方法

Embase 检索功能强大，提供的检索方式包括基本检索、主题词检索、期刊检索，基本检索方式包括快速检索、高级检索、药物检索、疾病检索、设备检索、医疗器械检索、文章检索和PICO 检索等多种检索途径。

1. Emtree（主题词检索）

Emtree 是 Embase 对生物医学和药学文献进行主题分析、标引和检索时使用的权威主题词表，被广泛应用于文献检索、专利分析和科学知识图谱构建等方面，是生命科学领域中重要的信息组织工具之一。Emtree 主题词表覆盖了多个生命科学领域,包括医学、生物学、药学、环境科学等。目前收录主题词超过 9 万个(其中药物和化学物质名词超过 3.3 万个),同义词超过 40 万个,不但涵盖了 MeSH 词表的所有主题词,其数量更是 MeSH 主题词的两倍多。Emtree 还收录了 5 000 多个医疗器械(设备)专有名词,数千个相关的医疗程序(medical procedures)术语(如 endoscopy 内窥镜检查术),66 个药物相关的副主题词(其中47 个为给药途径),4 个医疗设备副主题词,14 个疾病副主题词,50 个研究类型标记词(Check Tags)。Emtree 还与 2.5 万个 CAS 化学物质登记号建立了链接,每年更新 3 次,以保证及时纳入在 WHO 登记的最新国际非专利药物(International Non-Proprietary Names,INNs)以及美国 FDA 和欧洲药学会(European Medicine Agency)批准的所有新药物。此外,Emtree 也有类似 MeSH 主题词的树状结构表,所有主题词按学科领域共分为 14 个大类,从一般到专指,层层划分,形成树形结构的等级体系(Tree Hierarchy),可以很方便地扩大或缩小主题词检索的范围。

借助 Emtree 大容量的主题词表及强大的同义词库,Embase 对每条文献记录基于全文进行主题词的深度标引。因此,在主题词检索时,从药物、疾病、医疗设备及生物医学名词术语的任一相关同义词入手,都能自动匹配为相对应的主题词,大大提高了检索效率,保证了较好的查全率和查准率。

在 Embase 主页上方点击"Emtree",进入主题词检索页面(Browse Emtree)。系统提供查找(Search term in Emtree)和直接浏览(Browse)两种方式。

(1) 查找:在检索框内输入检索词或者词组,点击回车(Enter)键,系统按字顺轮排方式显示所有包含该词的同义词和主题词。同义词用"use:"指引到相应的主题词。点击主题词,显示该主题词在 Emtree 树状结构表中的位置以及该主题词的文献篇数。页面右方有该主题词的注释(Term Information),包括是否使用扩展(Explosion/exp)检索、同义词(Synonyms)和该词在《多兰医学词典》(Dorland's Dictionary)中的定义等信息(图 2 - 3 - 1)。

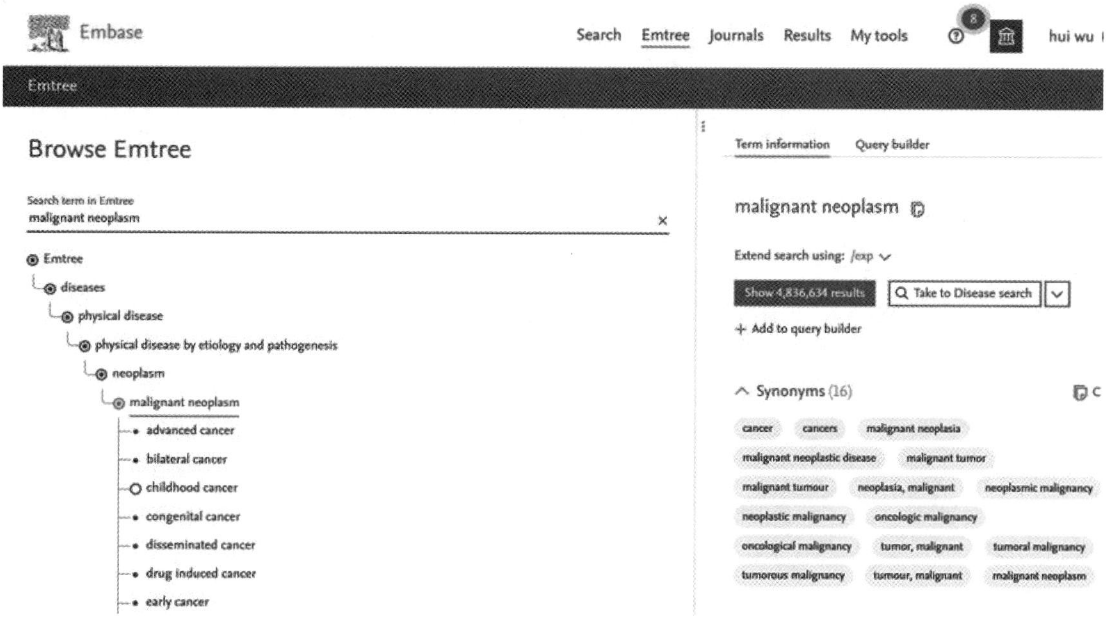

图 2 - 3 - 1　Emtree 主题词树状结构表

系统默认"Explosion/exp"选项,对下位词进行扩展检索(Extend search using:/exp)。若在下拉菜单中选择"Major focus/mj"选项,表示限定在主要主题词检索。点击"Add to Query Builder"以将选中的主题词送入检索构建器,即可显示检索文献数量,继续检索文献数量按钮则进入 Results 页面,可以浏览所有检索文献。也可以将主题词送入高级检索、药物检索、疾病检索或设备检索,进一步组配副主题词、进行各种检索限定等。对涉及多个主题词的课题,可重复以上步骤,在"Query Builder"中完成复杂的逻辑组配检索。

(2) 直接浏览:Embase 提供按等级分类浏览主题词。系统显示 Emtree 主题词表的 14 个大类,点击任意类名,显示该类的下位主题词,可层层点击逐级浏览,直到最底层的下位类。

2. Journals(期刊检索)

点击 Embase 主页上方的"Journals",进入期刊浏览页面。系统提供按刊名字顺浏览 Embase 收录的期刊(不包括 MEDLINE 独有的期刊),点击刊名下侧的"View volumes and issues"链接,显示期刊的基本信息,包括刊名全称、出版商、出版国以及出版频率。可选择具体卷期,浏览某一期的全部文献。

3. 基本检索

(1) Quick(快速检索):进入 Embase 主页,页面上方的工具条包括"Search""Emtree" "Journals""Results""My tools"五个部分,默认为快速检索页面(图 2-3-2)。

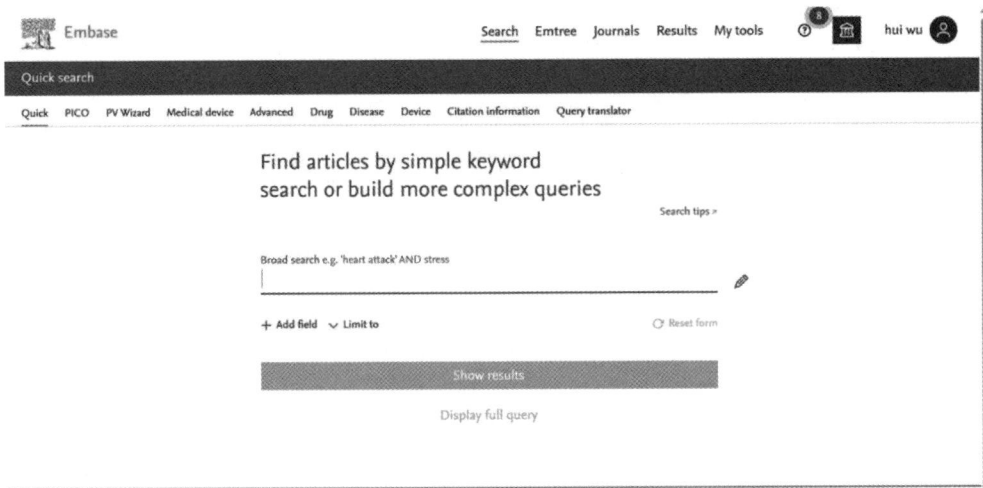

图 2-3-2 Embase 主页面(快速检索)

在检索框中直接输入单词、短语词组(用引号括起),系统默认的检索策略是"broad search"(广泛检索),即将输入的信息与 Emtree 主题词表匹配,同时将其作为自由文本在所有字段中进行检索。检索式可以点击下方"display full query"(显示完整查询)中查看。此外,通过点击检索框旁边的铅笔图标或下方的"Add field"(添加字段)选项可以进一步选择检索字段的范围(如标题、摘要或关键词等)。点击"Limit to"可以输入出版年份和入库年份。如果检索的是循证医学相关文献,还可以进一步选择"Cochrane Review"(Cochrane 来源综述)、"Systematic Review"(系统综述)、"Meta Analysis"(Meta 分析)、"Controlled Clinical Trial"(对照临床试验)、"Randomized Controlled Trial"(随机对照试验)。

（2）Advanced(高级检索)：高级搜索表单提供了更多选项来组织搜索，检索功能更加强大，可以实现精准检索以及对复杂课题的检索(图2-3-3)。可以使用以下检索工具来提高高级检索效果。①标记(Quotation Marks)使用单引号或双引号搜索短语；②布尔运算符和邻近运算符；③自动完成，在键入术语或短语时，自动补全功能会建议使用 Emtree 中的术语，Emtree 是一个生物医学同义词库，用于对 Embase 中的内容进行索引；④过滤器(Filters)，过滤器限定选项有：

Mapping(匹配)：使用 Embase 中的匹配选项来限制或扩大搜索范围。Embase 默认执行尽可能宽泛的检索，将检索词自动匹配为 Emtree 中相对应的主题词，并对主题词的下位词进行扩检，同时将检索词作为自由词在全字段检索。如果勾选"Limit to terms indexed in article as 'major focus'"选项，表示在主题词匹配检索时仅检索主要主题词。

Date(日期)：基于发布日期或文件添加到 Embase 的日期的特定时间段。

Sources(来源)：仅检索 Embase、MEDLINE、Preprints 和 PubMed-not-MEDLINE 的结果。

Fields(字段)：通过添加字段代码指定搜索词。Embase 列出了 45 个常用字段及代码(例如，文章标题：ti；出版日期：pd；药品商品名：tn)，可以将检索词限定在某些特定字段。

Quick Limits(快速限定)：列出了 11 种常用的快速限定选项，如英文文献(Only in English)、有摘要(With abstracts)、有分子序列号(With molecular sequence number)、有临床试验注册号(With clinical trial number)等。

EBM(循证医学)：列出了 5 种常用的循证医学文献类型。

Pub. types(出版类型)：列出了 13 种出版类型选项，如 Article in Press、Conference Paper、Review 等。

Age(年龄)：列出了 13 种年龄选项，如 Newborn(0-1 month)、Infant(1-12 months)、very eldly(80+years)等。

此外，高级检索还提供 Language(语种)、Gender(性别)等限定选项。

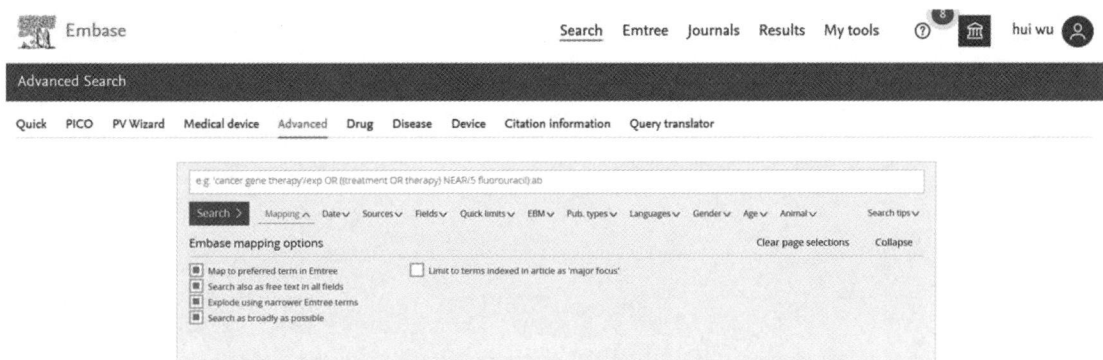

图 2-3-3　Embase 高级检索页面

（3）Drug(药物检索)：包含专为药物及其效应设计的高级搜索功能，包括安全性搜索和药物警戒工作。这些功能包括特定于药物行为和给药途径的子标题(过滤器)，这些在一般的高级搜索表单中不会出现。药物名称和制造商的字段代码也包括在内。可输入药物的通用名、商品名、实验室代码或化学名,系统自动将检索词转换为相匹配的 Emtree 药物主题词进行检索。

药物检索的限定选项与高级检索基本相同,并增设了药物副主题词(Drug Subheadings)、药物字段(Drug fields)和给药途径(Routes)三类限定,以增强检索深度,提高查准率。Embase 有药物副主题词有 19 个,给药途径有 47 种,药物字段专用于限定药物制造商或药物商品名。

(4) PV Wizard(药物警戒追踪检索):使用 PV Wizard 搜索表单,可以轻松快速地构建一个全面的药物警戒文献监测搜索查询。该搜索表单包括 5 个关键要素:药物名称、替代药物名称、药物不良反应、特殊条件和人体限制。

(5) Disease(疾病检索):包含专为疾病设计的高级搜索功能。这些功能包括特定于疾病的子标题(过滤器)。检索方法及限定选项与高级检索基本相同,并增设了 14 个疾病副主题词(Disease Subheadings)选项。

(6) Device(设备检索):检索方法及限定选项与高级检索类似,并增设了设备副主题词(Device subheadings)及设备字段(Device fields)两类限定。Embase 有设备副主题词 4 个,设备字段专用于限定设备制造商或设备商品名。

(7) Medical Device(医疗设备检索):包含专为医疗器械设计的搜索功能,包括搜索不良反应信息和其他制造商产品的信息。搜索可以限制在临床或临床前研究范围内。该医疗器械搜索表单是在与行业代表协商后开发和验证的。这确保了其功能与医疗器械相关文献监测的最佳实践相一致。

(8) Citation Information(引用信息):引用信息一般通过利用某些已知信息来准确查找、定位某篇或某类特定文献。引用信息提供标题、作者、期刊名称、刊名缩写、DOI 号等多个字段的组合检索,还可限定出版日期。

(9) PICO 检索:PICO 是经典的基于循证医学的问题构建框架,可通过 P、I、C、O、S 等 5 个要素及其组合来检索文献(图 2 - 3 - 4)。P(Population/Patient/Problem)表示研究

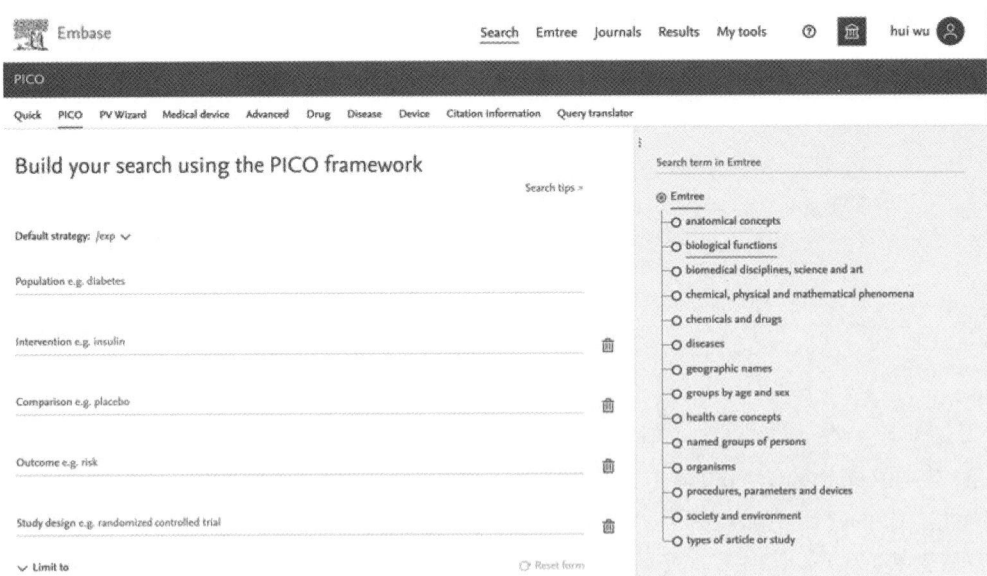

图 2 - 3 - 4 Embase PICO 检索页面

对象或需要解决的问题,I(Intervention)表示干预措施,C(Comparsion)表示比较对象,O(Outcome)表示结局,S(Study Design)表示研究设计类型。PICO 检索时,系统对检索词提供了多种选择,如是否选用主题词、是否用主题词加上同义词并限定检索字段(如 ti, ab)等,以达到满意的检索效果。Embase 纳入最新综合性循证内容与详细生物医学索引,确保搜索到的所有生物医学循证都是重要实时相关信息。

三、检索结果处理与个性化服务

Embase 检索结果页面可分为检索历史区和检索结果显示区两个部分(图 2-3-5)。

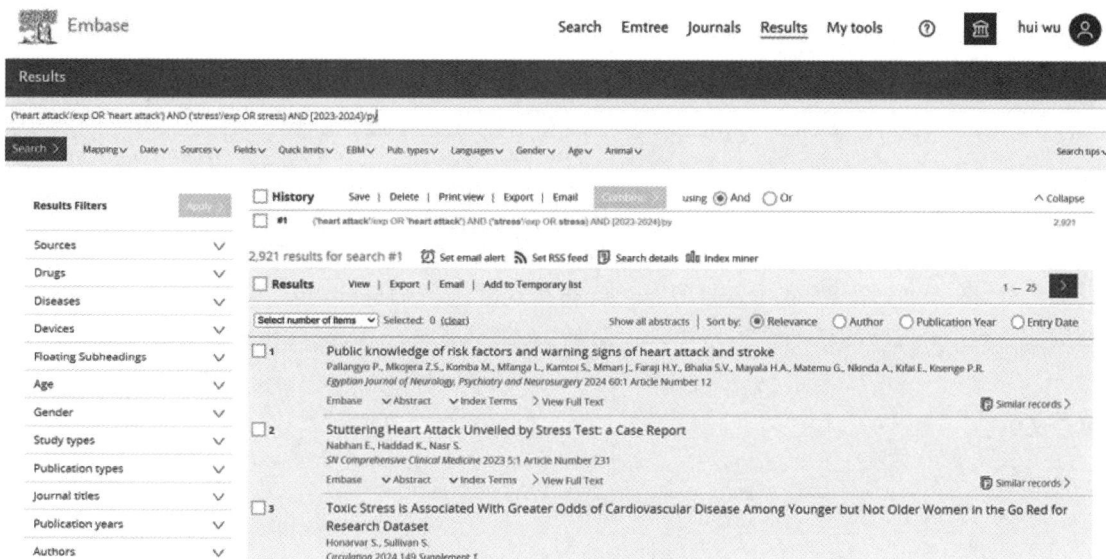

图 2-3-5　Embase 检索结果页面

检索历史区显示本次检索以来的所有检索式及检索结果。光标移至某一检索式即显示为高亮区,右下方出现"Edit""Email alert"及"RSS feed"选项:点击"Edit"可以编辑修改检索式;点击"Email alert",注册用户可以跟踪该检索式的检索结果,通过电子邮件定期向用户发送最新信息;点击"RSS feed"可以订阅该检索式的最新检索结果。对选中的检索式可执行保存、删除、预览、输出和发送电子邮件等操作;还可以通过"Combine"命令对选中的多个检索式进行逻辑运算。

检索结果显示区以引文格式显示命中文献,包括篇名、作者、出处、被引用次数及数据来源。点击"Abstract"显示该文献的摘要;点击"Index Terms"显示该文献标引的主题词;点击"View Full Text"链接到电子期刊出版商,订购了该电子期刊的机构用户可直接浏览下载全文。点击"similar records"链接到和该文献主题相关的其他文献。

点击文献篇名显示记录的详细信息(Record Details),包括所有作者地址、作者关键词,以及其他信息(如出版类型、DOI、刊名缩写等)。

检索结果显示区的左侧为检索结果过滤器(Results Filters),可对检索结果作进一步的精炼或筛选。过滤选项有来源、药物、疾病、浮动副主题词等 17 种。勾选感兴趣的过滤内容,点击"Apply",即可显示过滤后的检索结果。

Embase 提供浏览、打印、输出至参考文献管理软件、发送邮件、添加至剪贴板等多种方式输出检索结果。浏览选中的文献,点击"Add to Temporary list"可暂存在剪贴板中。点击主页右上方 My Tools 中的 Temporary list,可以将剪贴板中暂存的文献批量输出。

四、检索实例

检索实例:通过 Embase 数据库检索口服索马鲁肽(semaglutide)治疗糖尿病的不良反应的论文(articles)。

分析:本例涉及药物名称(索马鲁肽)、药物的给药途径(口服)和药物的不良反应 3 个药物相关检索要素。此外,还涉及疾病名称(糖尿病)、文献类型限定条件(articles),多个检索要素应充分体现在检索过程中。

检索过程:① 在 Embase 主页进入"Drug"(药物)检索页面,输入药物名称"semaglutide";② 在"Drug subheadings"中选择副主题词药物不良反应"Adverse drug reaction";③ 在"Routes"中选择给药途径口服"oral drug administration";④ 点击"Search"按钮;⑤ 在左侧过滤器中从"Disease"下拉菜单中选择"diabetes"(糖尿病),从"Publication types"选择"article",点击"Apply"按钮,即可检索到需要的文献。

此外,除了通过左侧的过滤器功能对疾病和年龄进行筛选外,也可以在"Disease"中检索糖尿病,然后和药物检索的结果以逻辑运算符"AND"进行合并,最终也能找到答案。

参考文献

Embase Support Center. https://www.elsevier.com/products/embase. 2024 - 10 - 26.

(吴　慧)

第四节　CINAHL

一、简介

护理及相关健康文献累积索引(Cumulative Index to Nursing and Allied Health Literature, CINAHL)是面向护理及相关专业人员的西文数据库。其出版来源覆盖了美国全国护理联盟(National League for Nursing)和美国护士协会(American Nurses' Association)的期刊和相关出版物,内容涵盖了护理、生物医学、医学图书情报、替代医学、消费者健康以及其他 17 个相关学科。CINAHL 数据库的全文资源包括期刊全文以及司法案例、临床创新、重要(临床)路径、药物记录、研究工具和临床试验。此外,CINAHL 数据库还提供护理学相关的图书(章节、单行本)、学位论文、会议论文、操作标准、教育软件和音像资料等。

CINAHL 数据库按收录的全文期刊种数不同而分为 CINAHL with Full Text、CINAHL Plus with Full Text、CINAHL Complete 和 CINAHL Ultimate 四个版本,不同

版本的 CINAHL 数据库均通过 EBSCO 网站平台提供检索服务，现以 EBSCO 平台 CINAHL Complete 版本检索为例进行介绍（如图 2-4-1）。

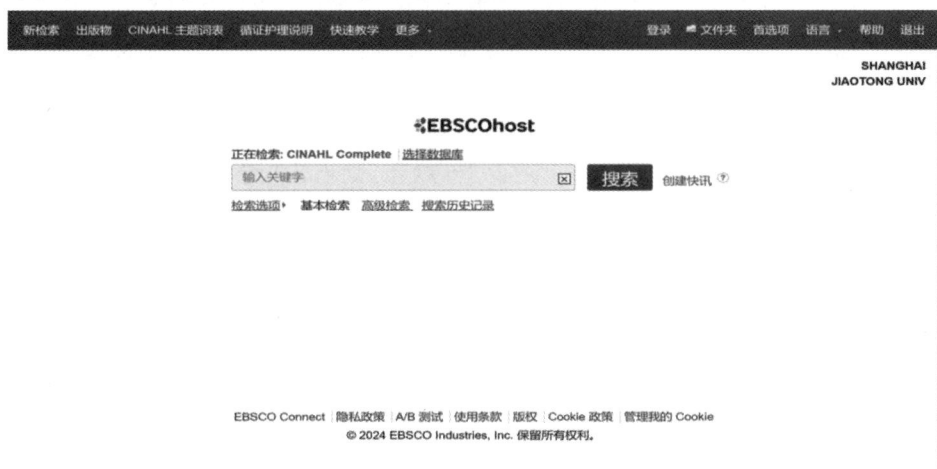

图 2-4-1　CINAHL 数据库主页

　　CINAHL Complete 版本是基于护理学权威索引摘要数据库 CINAHL 并将其全文化的护理学全文数据库，是护理以及相关医疗研究人员不可或缺的关键资源。其主题涵盖生物医学、医学图书馆研究与替代及补充医学，内容包括：50 种护理专业、病理学和营养学等。该库可提供近 6 000 种期刊的索摘，持续收录 1 300 多种期刊全文，最早可回溯至 1962 年。该库提供专业的护理学主题词表（CINAHL Subject Headings）并通过高品质的主题索引来提升检索精准度。另外该库还收录特色资源包括：护理研究问卷与量表，疾病与病症的简易快速课程，循证护理信息以及护理继续教育模块等。

二、数据库检索

　　1. 检索技巧

　　（1）布尔逻辑运算：包括 AND（逻辑与）、OR（逻辑或）、NOT（逻辑非），三者大小写均可输入。同时使用多个逻辑运算符的复合逻辑检索式的运算，优先级别从高至低依次是 NOT、AND、OR，可以使用括号"（）"改变运算次序，将优先检索的内容置于"（）"内。

　　（2）通配符（?）与截词符（*）：通配符"?"可代表单个任意字母，如键入"ne?t"可检索到"neat"、"nest"、"next"，但不能检索到"net"。截词符"*"可代表零到多个字符，如键入"nurs*"可检索到"nurse"、"nurses"、"nursing"。值得注意的是，"?"与"*"均不可用于词首。

　　（3）位置算符（N）与（W）：表示检索词之间位置关系，由"N"、"W"与数字 n 组成。"Nn"表示算符两侧检索词间最多可相隔 n 个单词，且检索词词序可变；"Wn"则表示算符两侧检索词间最多可相隔 n 个单词，但检索词词序不可变。如键入"kidney N5 failure"，检索结果包括"kidney failure"和"failure of the kidneys"；但键入"kidney W8 failure"，检索结果包括"kidney failure"，而不包括"failure of the kidneys"。

　　（4）精确短语检索（" "）：用于检索固定短语，如"global warming"可以检索到固定格式的词组,单词位置顺序保持不变。

(5)命令行检索:在基本检索和高级检索界面均可执行命令行检索,手动输入布尔逻辑运算式和限定字段,检索结果与使用下拉菜单相同。如键入"AU Sullivan and JN Health Bulletin",可检索到作者(AU)Sullivan发表于期刊(JN)Health Bulletin上的文献。

2. 基本检索

CINAHL的入口界面可打开基本检索界面,在搜索框内输入检索的单词、词组或检索表达式,点击"搜索"进行检索,若需要删除搜索框内容,则点击"清除"。布尔逻辑运算、限定字段缩写、通配符(?)、截词符(＊)以及检索精确短语的双引号("")均可组配使用(如图2-4-2)。

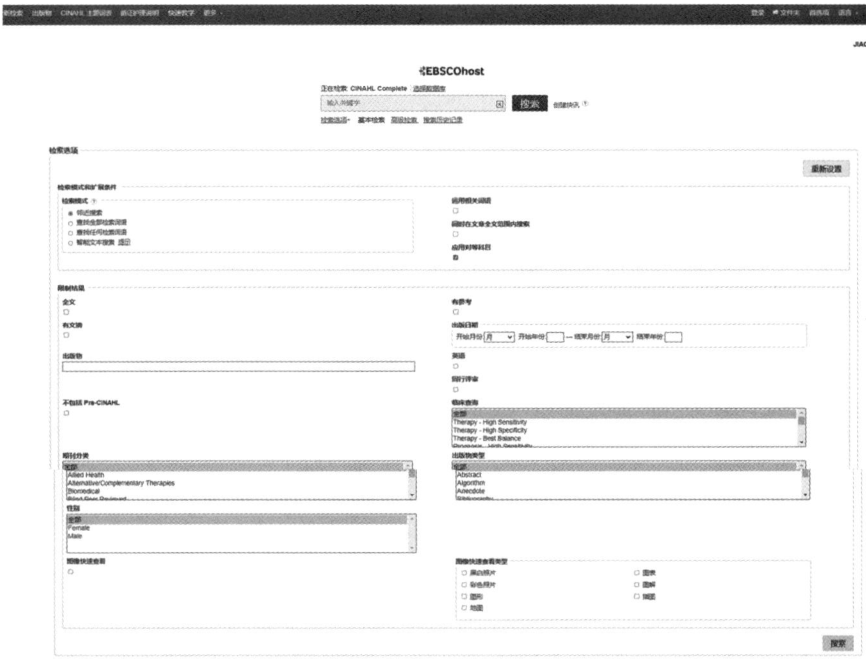

图2-4-2 CINAHL基本检索

点击搜索框下方的"检索选项",可进一步精炼检索结果:

(1)检索模式:CINAHL共提供以下四种检索模式。

"布尔运算符/词组"支持布尔逻辑运算和精确短语检索,即置于AND、OR、NOT之间字词系统自动视为"片语",如使用["heart attack" AND treatment]检索结果与[heart attack AND treatment]相同;

"查找全部检索词语"可自动在所有检索词间加入AND的逻辑运算,片语需要加上双引号来区分,如使用["heart attack" AND treatment]检索结果少于[heart attack AND treatment];

"查找任何检索词语"可自动在所有检索词间加入OR的逻辑运算,只要任一关键词相符,即显示于检索结果中;

"智能文本检索"可根据用户剪贴的文本片段(5 000字符以下)以自然语言检索相关文献,即"以文找文",检索结果多于其他模式,以相关性排列。

（2）扩展选项："应用相关字词"指同时检索输入词的同义词和复数形式；"也可以在文章的全文范围内搜索"指检索范围包括文献的全文内容。

（3）限制结果：限定检索结果的条件包括：有全文或文摘、有参考（文献）、英语、出版物、出版物类型、出版日期、期刊分类、同行评议、临床查询、不包括 pre-CINAHL、图像快速查看类型、性别等。

3. 高级检索

点击搜索框下方的"高级检索"进入高级检索界面，系统默认显示三个字段检索的逻辑组配。在"选择一个字段（可选）"下拉菜单中选定检索字段，搜索框中输入检索内容，多个检索条件可通过布尔逻辑运算下拉菜单实现"AND"、"OR"、"NOT"的组配，在"检索选项"表单中选定检索模式（同基本检索）、扩展选项（同基本检索）和限制条件，最后点击"搜索"进行检索。

（1）选择字段：CINAHL 共有 40 余个检索字段，若不选定具体字段，系统则默认在标题、文摘和主题词中进行搜索。常用字段如下表（表 2-4-1）。

表 2-4-1　CINAHL 检索字段表

字段缩写	字段名称	中文注释
AB	Abstract	文摘
AF	Author Affiliation	作者单位
AG	Age Group	（研究对象）年龄
AN	Accession Number	索取号
AU	Author	作者
CA	Corporate Author	机构作者
CH	Cochrane AN	Cochrane 索取号
CT	Gender	（研究对象）性别
DN	Dissertation Number	学位论文号
DT	Publication Date	出版日期
EM	Entry Date	录入日期
IB	ISBN	国际标准书号
IS	ISSN	国际标准期刊号
JT	Journal Title Abbreviation	刊名缩写
LA	Language	语种
MW	Word in subject heading	部分主题词
MH	Exact subject heading	精确主题词
MJ	Word in Major subject heading	部分主要主题词
MM	Exact Major subject heading	精确主要主题词
PB	Publisher	出版商
PG	Numbers of Pages	页码
PM	Medline PMID	PMID 号
PY	Year of Publication	出版年
SO	Journal Title	刊名
TC	Table of Content	目录
TI	Title	标题
TX	All Text	全文
VL	Volume	卷

（2）增删检索行：点击"添加行"、"删除行"可增删逻辑检索行，最多可同时检索 12 行。

（3）限制条件：高级检索在基本检索选项表单的基础上新增了作者、研究论文、仅搜索 Pre-CINAHL、排除 MEDLINE 记录、CE 模块（即有外链 Nursing Reference Center 继续教育的学习模块）、循证实践、随机对照试验（"Randomized Controlled Trials"）、第一作者是护士、任一作者是护士、人类、怀孕、住院病人、门诊病人、年龄组、特殊兴趣、页数、PDF 全文等选项（图 2 - 4 - 3）。

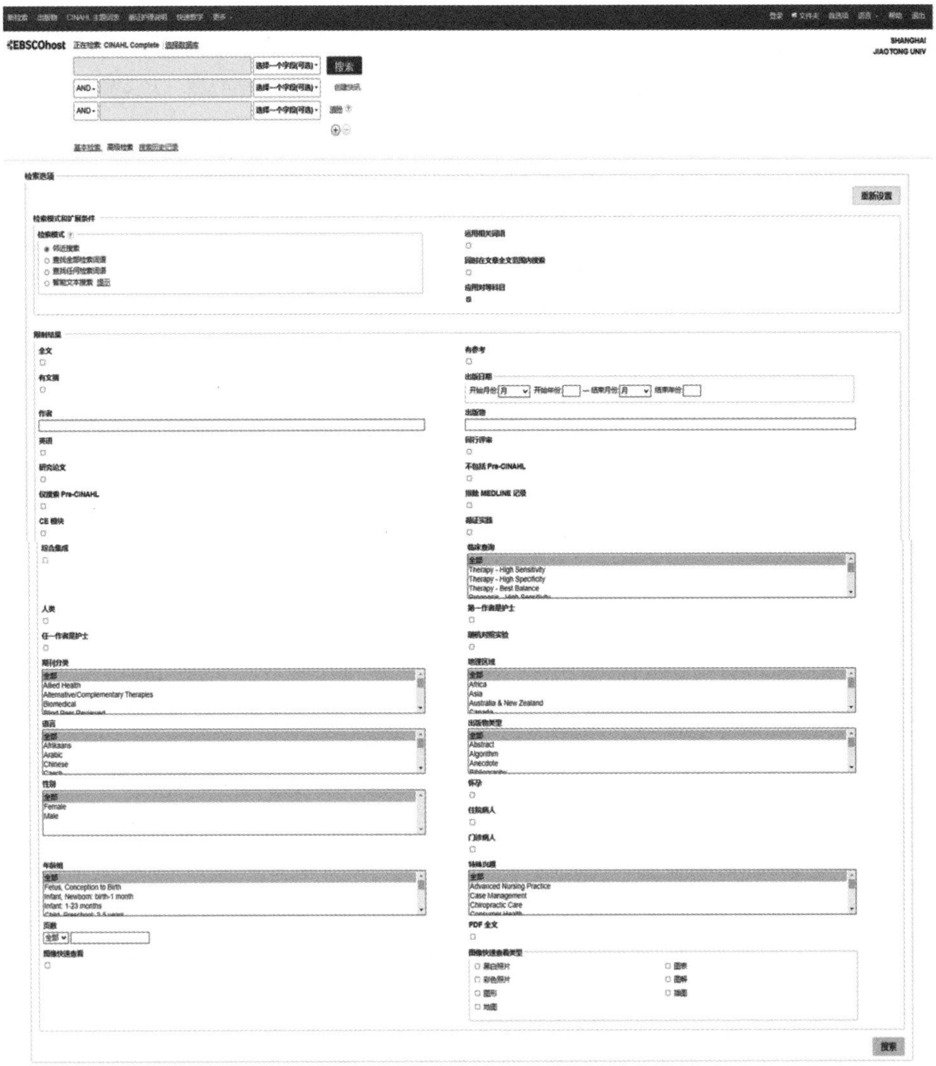

图 2 - 4 - 3　CINAHL 高级检索

4. 主题检索

点击 CINAHL 数据库最上方工具栏中的"CINAHL 主题检索"即可进入主题检索界面。

CINAHL 共有 14 000 余个主题词（CINAHL Subject Headings），主要从 PubMed 的医学主题词（MeSH）中抽取，尤其偏重疾病、药物、解剖、生理等方面，另外还新增了大量护理及相关学科的专业词汇,以树状结构图排列组织。每条 CINAHL 索引记录都包含了主要主题词(Major Subjects)和次要主题词(Minor Subjects)两个字段。同样的,CINAHL 的 77 个副主题词(Subheadings)很大部分也与 PubMed 的副主题词相同,用户可根据需要组配主题词与副主题词。

　　检索举例:利用 CINAHL 主题检索查找乳腺癌健康教育、护理和预防控制方面的文献。在主题检索界面的搜索框里输入"breast cancer",并从"词语的开始字母"、"词语包含"和"相关性排序"中选定匹配模式,点击"浏览"。

　　从列表中点选系统匹配的"Breast Neoplasms"进入主题词页面,查看树状结构图、领域(即主题词注释),勾选左侧方框查看副主题词并选定"Education/ED"、"Nursing/NU"、"Prevention And Control/PC",并根据需要勾选"展开"(即除了检索选中的"Breast Neoplasms",还要检索其下位词"Breast Neoplasms, Male"、"Carcinoma, Ductal, Breast",可提高查全率)或/和"主要概念"(即"Breast Neoplasms"是主要主题词,可提高查准率),最后在页面右侧生成的检索框上方点击"搜索数据库"完成检索(图 2-4-4)。

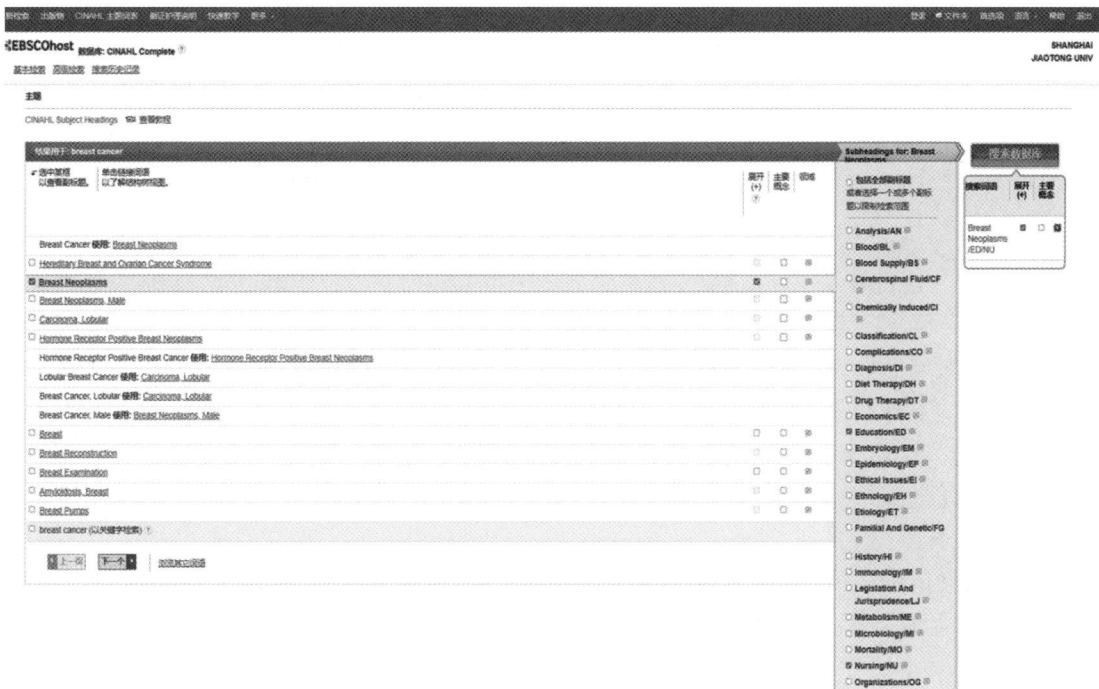

图 2-4-4　CINAHL 主题检索

5. 出版物检索

　　点击数据库最上方工具栏中的"出版物"即可进入检索界面。在搜索框内输入关键词,选择"按字母顺序"、"按主题和说明"或"相关性顺序"排序,点击"浏览",在浏览页面勾选期刊并单击"添加",查看出版物详细资料。所有期刊都提供了 ISSN 号、出版者信息、收录索引起止时间、所属科目、同行评审与否等信息,并在页面右侧按发行年提供具体卷、期的链接。

6. 循证护理说明

　　循证护理说明总结了不少护理实践中的重要议题如具体疾病等,将议题相关的最新循证证据、统计数据、研究和参考文献整理成两页文档,分为我们了解什么("What we know")和我们可以怎么做("What we can do")两部分。参考文献按证据等级(Coding Matrix)排列(表2-4-2),方便用户评估应用。

表 2-4-2 证 据 等 级

缩写	全称	中文注释
M	Published meta-analysis	已发表的荟萃分析
SR	Published systematic or integrative literature review	已发表的系统性综述
RCT	Published research (randomized controlled trial)	已发表的研究(随机对照试验)
R	Published research (not randomized controlled trial)	已发表的研究(非随机对照试验)
G	Published guidelines	已发表的指南
RV	Published review of the literature	已发表的综述
RU	Published research utilization report	已发表的研究利用报告
QI	Published quality improvement report	已发表的品质改善报告
L	Legislation	立法
PGR	Published government report	已发表的政府报告
PFR	Published funded report	已发表的调查报告(基金赞助)
PP	Policies, procedures, protocols	政策,程序,协议
X	Practice exemplars, stories, opinions	实践范例,故事,意见
GI	General or background information/texts/reports	一般资讯及报告
U	Unpublished research, reviews, poster presentations or other such material	未发表的研究,文献,壁报等
CP	Conference proceedings, abstracts, presentations	会议论文,文摘,简报

点击数据库最上方工具栏中的"循证护理说明"即可进入检索界面。在搜索框内输入关键词,选择"按字母顺序"或"相关性顺序"排序,点击"浏览",在浏览页面勾选一项或多项循证护理议题并单击"Search"按钮。所有循证护理说明均提供包括作者、编辑、来源、主题、语种等信息的详细记录和 PDF 全文。

7. 快速教学

快速教学依据护理工作流程组织相关信息,如疾病的病因、症状体征、诊断评估、(护理干预涉及的)治疗目标、患者及家属宣教等,总结临床护理的概况,提供用户自学或健康教育的参考。

点击数据库最上方工具栏中的"更多"下拉菜单,点选"快速教学"即可进入检索界面。检索操作与循证护理说明基本一致。所有快速教学亦提供详细记录和 PDF 全文,且其中大部分可外链继续教育的 CE 模块。

三、检索结果处理与个性化服务

标准检索结果页面分左右两栏,左侧为结果筛选区域,右侧为结果显示区域。

1. 结果筛选区域

最上方显示结果记录数。可通过勾选精选搜索结果(全文、有参考、有文摘)、出版日期、来源类型(source type)、主题(major headings)、出版物、年龄、性别来进一步筛选结果。

2. 结果显示区域

包含三组下拉菜单。

（1）排序：可按相关性、日期升序、日期降序、来源或作者对检索结果进行排序。

（2）页面选项：提供结果模式、图像快速查看、每页结果数、页面布局的选项。其中结果模式分四种：默认为标准格式，显示标题、作者、出处、部分摘要、科目（subjects）、数据库来源等信息；仅限于标题格式显示标题、数据库来源；简介格式显示标题、作者、出处、数据库来源等信息；详细格式以标准格式为基础，可显示全部摘要。以上四种格式均提供图像、参考文献、全文链接。

（3）快讯/保存/共享："添加至文件夹"可将检索结果、检索式保存至个人文件夹；"创建快讯"可设置以电子邮件或 RSS 形式定时推送检索结果；"使用永久链接"提供当前检索结果页面的永久链接，点击其下方书签图标可在多个网站上分享这一链接，点击右下方"更多"进入"书签与分享"菜单，除了提供更多可分享书签的网站外，还有将链接或检索结果打印、发送至电子邮箱和收藏夹的选项（图 2-4-5）。

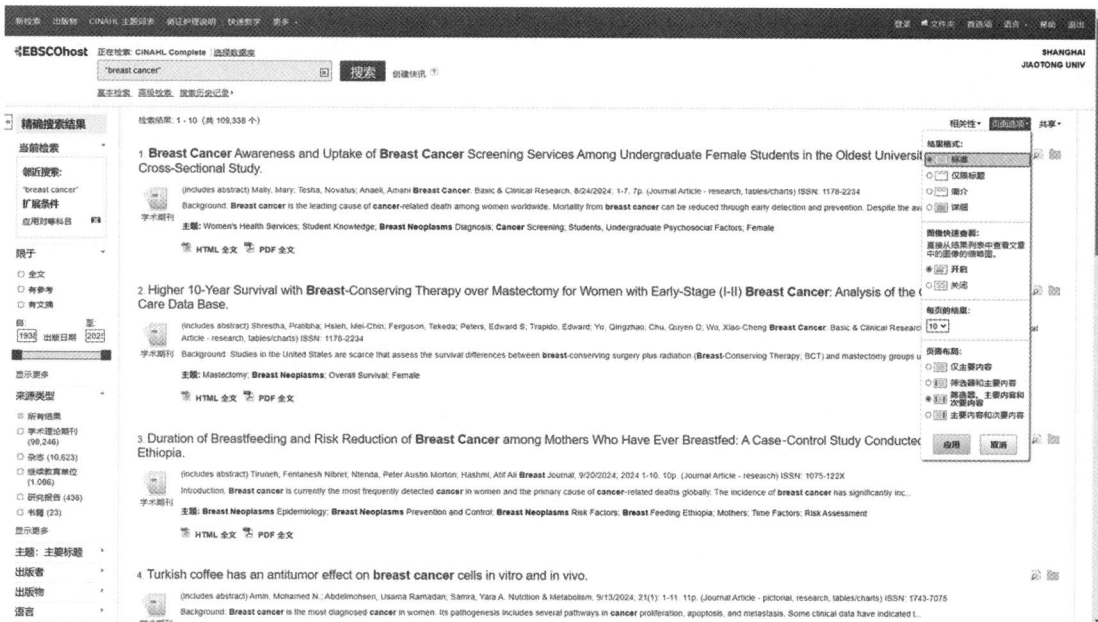

图 2-4-5 CINAHL 检索结果

（寇建德）

第五节 PsycINFO 和 PsycARTICLES

一、简介

PsycINFO 数据库和 PsycARTICLES 数据库分别是美国心理学会（American Psychological Association，APA)的文摘数据库和全文数据库,是心理学领域的重要资源。

1. PsycINFO 数据库

PsycINFO 是由美国心理学会出版的文摘索引数据库,是心理学学科的国际性权威数据库。涵盖心理学相关学科文献,包括:精神病学、医学、神经病学、教育、法律、药理、犯罪学、社会科学、商业、组织行为、语言学等领域的期刊、书籍和论文摘要等资源。

PsycINFO 收录的文献数量庞大,且回溯久远,目前已有超过 540 多万笔记录,最早可回溯至 17 世纪。它包括了来自 50 多个国家的 2 400 多种多语种期刊的国际文献,同时还有近 5 500 万笔参考文献。

PsycINFO 中的文献 99％均为同行评审,确保了文献的质量和学术价值。使用由心理学专家执笔的精确索引和专业的文摘,每周更新 2 次,以保持信息的时效性和准确性。此外,PsycINFO 还提供了多种检索工具和功能,如高级查询、分析和排序等,便于用户快速检索到所需的文献。PsycINFO 数据库通常在学校或机构的 IP 范围内访问。

2. PsycARTICLES 数据库

PsycARTICLES 是访问 APA 完整期刊集的唯一电子渠道,它提供了心理学领域的期刊研究文献的全文访问。

PsycARTICLES 收录了美国心理学会、加拿大心理学会等出版的心理学核心期刊,以及 Hogrefe 出版集团等出版的英文期刊。涵盖了心理学所有学科领域,包括基础/实验心理学、临床心理学、发育心理学、教育心理学、健康心理学、工业/组织心理学、社会心理学与社会过程等。收录的期刊数量众多,且绝大多数 APA 期刊都可以获取创刊号以来的内容。最早的期刊是从 1894 年起收录的《心理学评论》(Psychological Review)。该数据库还包含已不再出版的期刊。

PsycARTICLES 中的文献均为同行评审的全文期刊文章,提供了便捷的全文检索功能。全文为 PDF 或 HTML 格式,便于导航和下载。PsycARTICLES 数据库同样通常在学校或机构的 IP 范围内访问。

二、数据库检索

(一) PsycINFO 数据库

1. 基本检索

可以在"Basic Search"检索框中输入关键词、作者名、期刊名等进行检索(图 2 - 5 - 1)。适用于检索目的明确或已知条件较少的情况。单击下方的"Search Options"链接,可以使用任何可选的限制符(Limiters)或扩展符(Expanders),便于对检索模式或检索范围进行进一步限制。单击"Search"按钮,将显示结果列表(Result List)。基本检索允许创建带有限制器、扩展器和布尔运算符的搜索。

检索结果可以是引文、全文文章、文献摘要,并且可以包含指向全文的链接。检索字段显示在"Result List"的上方。检索词、限制符和扩展符将被保留。要精炼搜索结果,可以在左侧的"Limit To"下应用限制器,或单击"Show More"链接以查看所有可用的限制器。检索结果可以按照相关性、发表日期、作者和来源进行排序(图 2 - 5 - 2)。

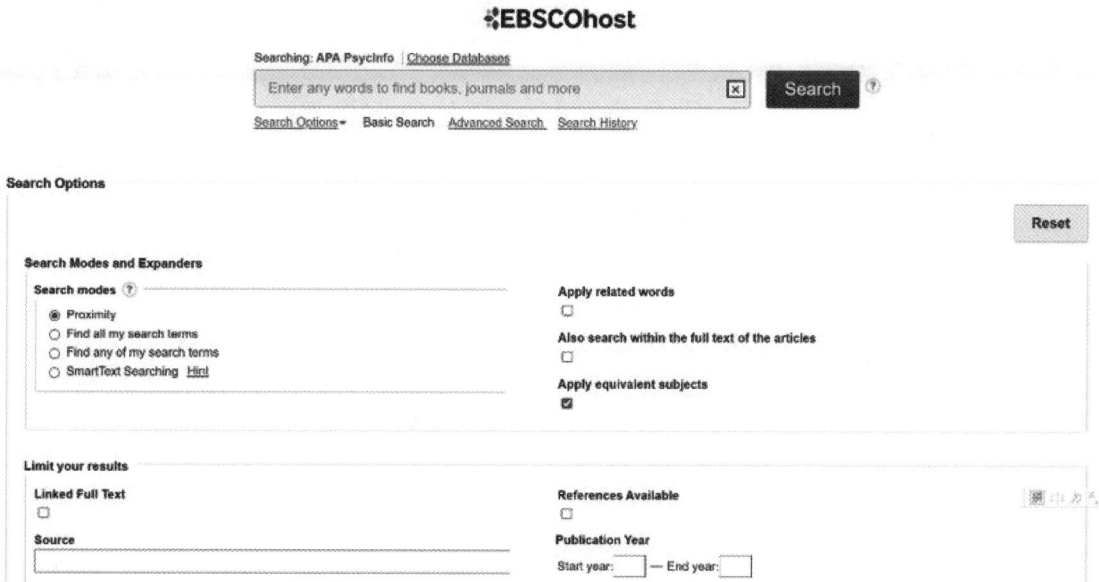

图 2-5-1　PsycINFO 基本检索界面

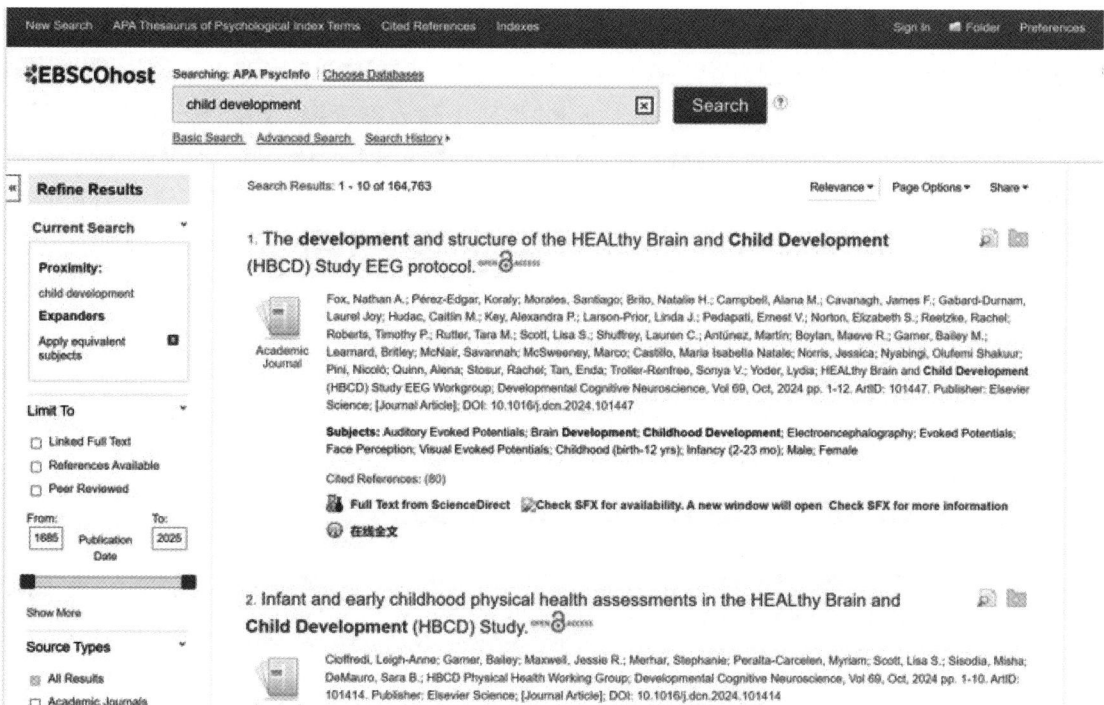

图 2-5-2　PsycINFO 检索结果界面

2. 高级检索

高级检索提供更灵活的检索词组合和更多的检索条件选择，如主题词、作者、出版年份、文献类型等。适用于检索需求较复杂的情况。单击检索框下方的"Advanced Search"链接，即可进入高级检索界面。高级检索界面允许用户使用引导式查找字段进行高级搜索。引导式查找字段可帮助您创建更具针对性的搜索。

例如,检索王韬发表的标题中含有抑郁的 article(论文)。从"Select a Field"下拉列表中分别选择引文检索字段"TI""AU"和"PT",并在前面相应的检索框中输入检索词"depressed""wang tao"和"articles",选择布尔运算符 AND 以组合三个 Find 字段条目(图 2-5-3)。如需使用扩展搜索或者进一步限定发表年度、全文等,可以选择"Search Options"里的"Expanders"或"Limiters"使用特定的搜索模式或限制结果。最后,单击"Search"按钮,此时将显示结果列表。

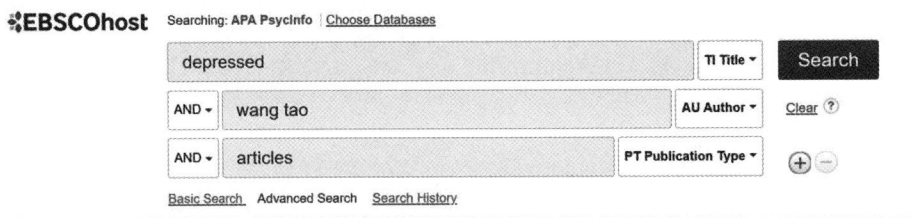

图 2-5-3 PsycINFO 高级检索界面

3. 主题词检索

PsycINFO 建议主题词(Thesaurus of Psychological Index Terms)功能通过利用 EBSCO 的受控词汇表并返回分配了这些主题词的文章,帮助用户获得更多相关的结果。

在 Basic 或 Advanced Search 页面上,Find 字段中输入搜索词,单击"Search"。此时将显示 Subject Terms(主题术语)浏览屏幕,其中包含可用的建议术语。选中要搜索的一个或多个主题术语的框,从下拉列表中选择一个布尔运算符,然后单击"Add"将术语添加到 Find 字段。在 Find 字段中输入要搜索的任何其他关键字,然后单击 Search。此时将显示结果列表。例如,查找关于"焦虑"的研究文献,可以输入"anxiety"检索词,点击"Browse",系统会出现所有可用的建议主题词,选择相应主题即可(图 2-5-4)。

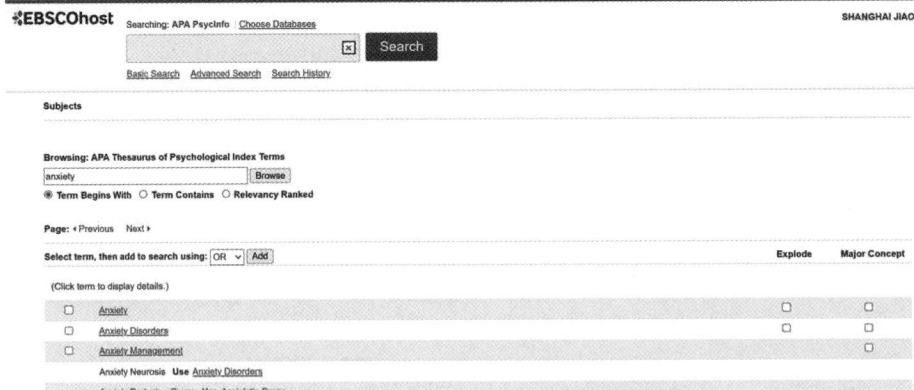

图 2-5-4 PsycINFO 主题词检索界面

4. 引文检索

通过文献的引文信息进行检索,可以追踪文献被其他研究者引用的情况(图 2-5-5)。

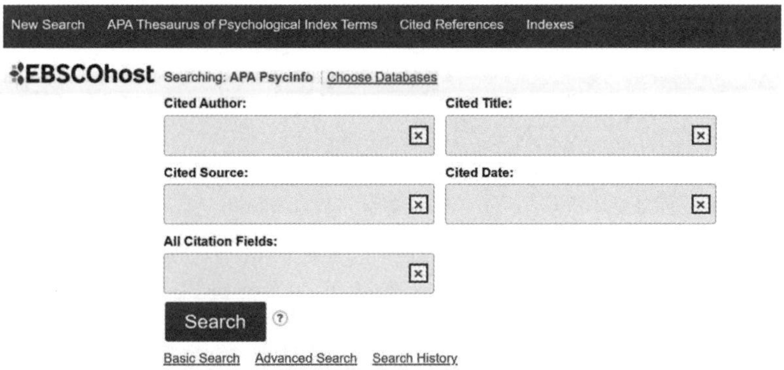

图 2 - 5 - 5　PsycINFO 引文检索界面

(二) PsycARTICLES 数据库

PsycARTICLES 已接入 EBSCOhost® 和 EBSCO Discovery Service™ 平台,实现与其他数据库的联动搜索。

PsycARTICLES 的检索途径和与 PsycINFO 类似,包括基本检索、高级检索和主题词检索,并可显示检索历史。PsycARTICLES 的高级检索还提供了适用于心理学学科文献特有的限定条件,如"年龄段""人口""方法学""测试预测量""PsycINFO 分类"等。

PsycARTICLES 数据库还提供了期刊检索,点击 Find 上方的 Publications 链接,用户可以直接浏览 PsycARTICLES 收录的期刊列表,选择感兴趣的期刊进行检索。

对于检索到的文献,PsycARTICLES 提供全文下载功能,用户可以直接下载并阅读全文。

三、检索结果处理与个性化服务

PsycINFO 和 PsycARTICLES 数据库在检索结果处理与个性化管理方面提供了丰富的功能和工具。用户可以注册个人账号,登录后可以使用收藏夹功能。将感兴趣的文献添加到收藏夹中,方便日后查看和管理。

数据库会记录用户的检索历史,包括检索词、检索条件等。在检索期间对检索历史/警报(Advanced Search/Alerts)执行的所有搜索都可以从 Search History 中获得。单击"Search History"链接。Search History/Alerts 窗口显示在"Result List"上方。要关闭 Search History,请再次单击"Search History"链接。

如需查看检索历史一行的结果,单击链接的"View Results"。此时将显示 Result List。如要查看详细信息,单击"View Details"链接可查看检索历史中该行的 Interface(界面)、Search Screen(检索页面)和 Database(数据库)。

如需编辑搜索,单击"Edit Search"链接,在 Find 字段中修改搜索词,并对限制器/扩展器进行任何所需的更改。单击"Save"(保存)。将显示更新的结果列表。

使用 Share(共享)菜单,可添加到文件夹、创建警报、使用永久链接。添加到文件夹功能可将所有显示的文章添加到文件夹,或将搜索作为搜索的永久链接添加到文件夹。创建警报功能可以直接从结果列表创建搜索警报电子邮件或 RSS 源,即使没有登录 My EBSCO 主机。使用永久链接功能,突出显示链接文本并使用浏览器的复制功能进行复制,用户可以立即将链接粘贴到网站、文档或电子邮件中。如果您的管理员启用了导出结果功能,单击此键可以通过电子邮件发送链接以下载导出的结果。

参考文献

APA PsycINFO 用户指南［EB/OL］. https://connect. ebsco. com/s/article/PsycINFO-User-Guide?
language＝en_US. 2020 - 01 - 22.

（吴　慧）

第六节　BIOSIS Previews

一、简介

（一）概述和收录情况

BIOSIS Previews(中文惯用名:生命科学文摘索引数据库,简称 BP)是世界上最大的综合性的生命科学与生物医学文摘数据库之一,由美国生物科学信息服务社(Biosciences Information Service of Biological Abstracts,BIOSIS)出版。

BP 由生物学文摘（Biological Abstracts，BA）和生物学文摘/综述、报告、会议（Biological Abstracts/Reports, Reviews, Meetings, BA/RRM)两部分内容整合而成。其中,BA 摘自学术期刊,BA/RRM 摘自非期刊的文献报道。期刊数据最早可回溯到 1926 年,非期刊数据最早可回溯到 1969 年,记录总数超过 2 790 万条。数据还包括来自美国专利商标局的 21 000 条专利信息;这些专利的年代为 1986—1989 年和 1995 年至今。数据每周更新,每年新增数据量超过 50 万条。

收录了来自 100 多个国家和地区的 6 000 多种生物学和生命科学的期刊,以及相关的国际会议、综述、书籍和专利信息。内容覆盖生命科学的所有相关领域,包括生物学、生物化学、生物技术、植物学、医学、药理学、动物学、农业、兽医学等领域,但不包括针对临床医生的出版物。BP 目前主要整合在 Web of Science(WOS)和 Ovid 检索平台上。

（二）检索字段

BP 采用系统独有的关联性索引(Relational Indexing)对文献进行标引,能深入揭示每一个检索字段与索引词表的关联性,使用户能从多个字段迅速准确地找到相关文献。此外,外部词汇 MeSH 疾病标题的使用,使搜索更加有效,并允许用户获得完整的结果。在药物警戒方面,BIOSIS 支持对所有生命科学主题进行全面搜索。专利可以作为一种文档类型在 BP 中进行搜索,允许用户搜索某一学科或主题领域的专利。这有助于缩小搜索范围,并提供比标准专利数据库更先进的搜索功能。

BP 的每条文献记录除了标题、来源出版物、摘要等基本信息外,还有很多特色字段。这些字段主要有以下几类:

1. 作者信息(Author Information)

指作者地址、电子邮箱、作者标识符(Web of Science Researcher ID 和 ORCID ID)、团体作者等字段。

2. 类别/分类(Categories/Classification)信息

包括研究方向、主要概念与概念代码、分类数据、疾病数据、化学数据等多个字段。

(1) 研究方向(Research Area):文献所涉及的学科领域。

(2) 主要概念(Major Concepts):与概念代码(Concept Code) 主要概念是文献所涉及的较大范围的学科领域;概念代码是用一个五位数字的代码反映文献的学科主题,相当于主要概念之下的次级概念。

(3) 分类数据(Taxonomic Data):BP采用自然分类系统反映每种生物体的生物分类信息,包括界、门、纲、目、科等,均采用拉丁学名。分类数据包括:①Super Taxa 是生物分类中较高级别的生物分类拉丁学名,一般按照从低级分类到高级分类显示;②Taxa Notes(分类注释)为上位生物分类的俗名;③Organism Classifier(生物分类[生物物种分类代码])是上位生物分类之下更具体的生物分类拉丁学名及相应的生物物种分类代码;④Organism Name 为生物名称;⑤Variant 是生物物种名称的不同形式、其他常见名称或物种名称;⑥Details 为生物体的其他更为详细的信息,如生物的性别、发育阶段和作用。

(4) 疾病数据(Disease Data):包括疾病名词、MeSH 主题词、疾病类型(Disease Affilication,疾病的上位词)、疾病详细信息(一般为副主题词)。

(5) 化学数据(Chemical Data):文献涉及的化学和生化物质(包括药物)信息,包括化学名称、化学名称的不同形式、化学物质 CAS 登记号(CAS Registry Number®)、药品限定词(Drug Modifier,用于定义文献中所涉及的化学物质的治疗作用,一般是比较宽泛的概念)、酶学委员会(化学物质的酶学委员会编号)、化学详细信息等。一篇文献最多标引20种化学和生化物质。

(6) 基因名称数据(Gene Name Data):文献涉及的基因信息,包括基因名称、不同形式、详细信息等。

(7) 综合叙词(Miscellaneous Descriptors):不能纳入上述字段的其他主题词自动分配到综合叙词字段。

3. 文献信息(Document Information)

主要包括出版类型、媒介、文献类型、入藏号(Accession Number,BP 中每条记录的唯一索取号)、PubMed ID 等信息。

4. 其他信息(Other Information)

主要包括文献所涉及的方法和设备数据(Methods and Equipment Data)、器官/系统/细胞器数据(Parts and Structures Data)以及地理数据(Geographic Data)。

5. 会议(Conference)信息

包括会议名称、会议地点、会议日期及会议主办者等信息。

此外,BP 收录美国专利文献,提供发明人(Inventor(s))、专利号(Patent Number)、专利授权日期(Patent Date Granted)、专利国/地区(Patent Country)、专利权人(Patent Assignee)、专利分类号(Patent Class)等信息。

二、数据库检索

(一) Web of Science(WOS)平台

整合在 WOS 平台的 BP 采用与 WOS 平台数据库相同的检索规则。检索模式包括基本检索和高级检索。

1. 基本检索

基本检索是自然语言检索,使用单个术语、短语或问题格式进行检索,默认在主题字段检索,主题字段是个复合字段,包括标题、摘要、主要概念、概念代码、分类数据、疾病数据、化学数据、基因名称数据表、序列数据表、地理数据表、地质时间数据表、方法和设备数据表、零件和结构数据表、杂项描述符字段等。

打开 Web of Science 平台,选择数据库中的 BIOSIS Previews,进入 BP 主页面(图 2 - 6 - 1),默认为基本检索,可直接在检索框中输入检索词或检索式,也可以在下拉框中选择其他检索字段(图 2 - 6 - 1)。点击"添加行",选择逻辑运算符(AND,OR,NOT),可进行多个字段的复合检索。检索区下方的时间跨度选项可提供检索年限限定。

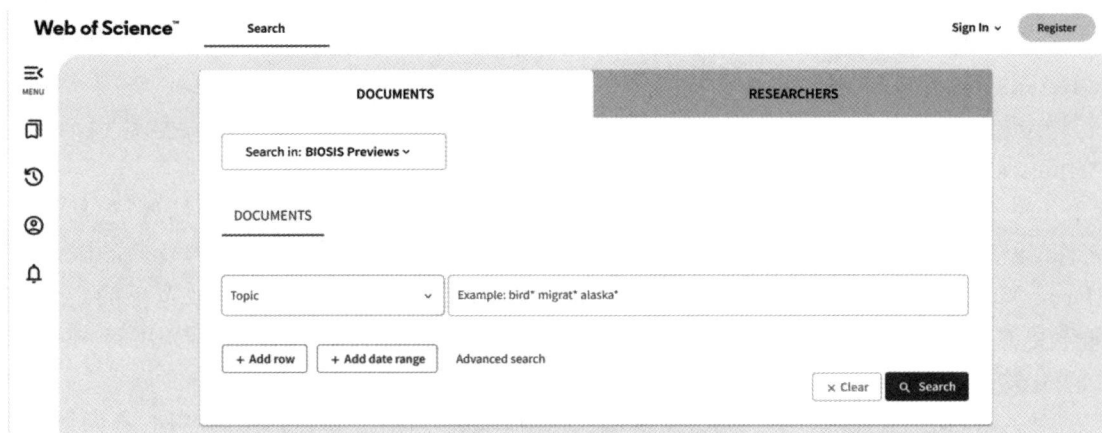

图 2 - 6 - 1　WOS 平台 BP 数据库检索主页面

2. 高级检索

选择相应的检索字段(标题、主题、作者、出版物名称等),后面相应的检索框中输入检索词,点击添加到检索式,检索式预览框中出现两个大写字母表示的字段标识符(Field Tags)的检索式;同样方法继续输入检索式,并在后面选择逻辑运算符,即可出现带有逻辑运算符的检索式,以完成复杂课题的检索。

高级检索页面右侧给出了所有可检索字段的标识符,也支持直接输入检索式的序号进行逻辑组配,还可以对检索年限、语种、出版类型、文献类型、生物分类注释等进行限定(图 2 - 6 - 2)。

(二) OVID 平台

Ovid 平台上的 BP 提供了多种检索方式,包括基本检索、常用字段检索、检索工具、字段检索、高级检索和多个字段检索,用户可以根据自己的需求选择合适的检索方式进行文献查找。数据库还支持组合检索、限制检索等高级检索功能,帮助用户更精确地定位到所需文献。

1. 基本检索(Basic Search)

使用单个术语、短语或问题格式进行搜索。基本检索输入检索词汇的方式有如下三种:①检索词汇组群化:将检索词汇组合在一起变成可以简洁表达概念的检索主题;②完整句子

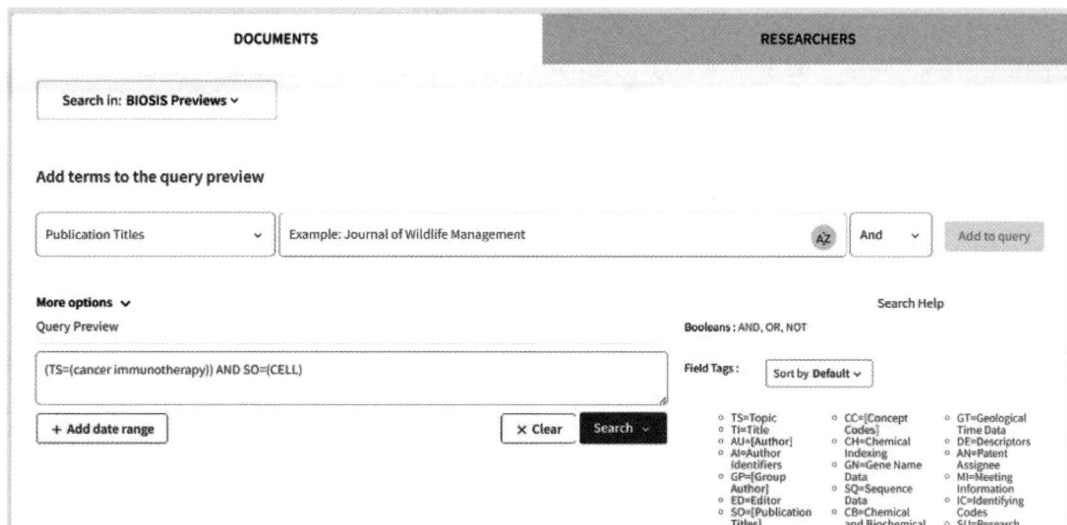

图 2-6-2　WOS 平台 BP 数据库高级检索页面

检索：以一般日常英文输入一个完整的检索主题或问题；③复制并贴上文章题名：混合运用上述一种或两种检索方式。打开 Ovid 平台，选择数据库中的 BIOSIS Previews，即可进入 Ovid 系统的 BP 主页面，主界面默认基本检索方式（图 2-6-3）。

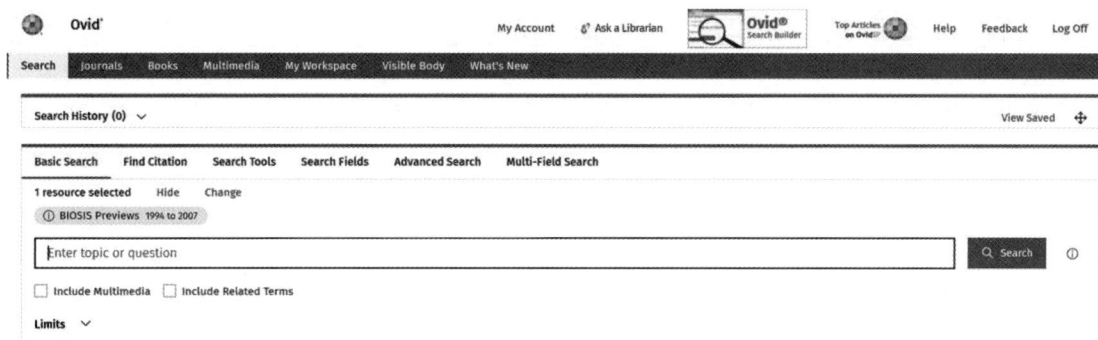

图 2-6-3　Ovid 平台 BP 数据库主页面

2. 常用字段检索（Find Citation）

通过少量信息找到某篇或某几篇特定文献。用于已知文献的某项特征（篇名、著者姓名、刊名、出版年卷期页、期刊名、DOI），检索特定文献的详细信息。刊名必须输入全称，如拼写不全可输入刊名起首部分，选择截词"＊"。著者输入必须姓全称在前，名首字母在后，也可选择截词"＊"。

3. 检索工具（Search Tools）

选择数据库工具进行快速高级检索。检索工具包括主题匹配（Map Term）、树形图（Tree）、轮排索引（Permuterm Index）、主题词说明（Scope Notes）和扩展检索（Explode）。①主题匹配将术语与数据库主题词汇相匹配，输入单词或词组，Ovid 直接匹配对应的主题词；可使用截词符。②树形图显示主题词库中词语或短语的上下级结构，揭示该主题词在主题词表中所在的等级位置。③轮排索引是指与输入检索词完全匹配的主题词、同义词、相似词、相关词,并显示其对应的上下等级层次结构;轮排索引不进行主题词匹配,仅检索主题词表中包含所输入检索词的主题词。④主题词说明显示主题词的内容信息和概念范围。⑤扩展检索执行扩展检索下位主题词的检索。

4. 字段检索(Search fields)

字段检索可输入单词和短语,并可检索或浏览数据库中的一个或多个(或全部)字段,这是最大范围的检索。该检索方法可用于查找新的或罕见的主题,或者查找作者、主题、题目等常用字段以外的其他位置。

5. 高级检索(Advanced Search)

使用受控语言和/或自由文本术语进行检索,包括关键词检索、作者检索、篇名检索和期刊名检索。检索框下方的条件限制区可以对文献类型、发表年份等进行限制。另外,主题词自动匹配可以启用规范主题词表匹配检索。

6. 多个字段检索(Multi-Field Search)

使用字段和布尔逻辑运算符的组合进行搜索。提供50多个字段检索,可以根据需要自由选择,同时可以勾选布尔逻辑运算符并结合限制条件进行检索。

三、检索结果处理与个性化服务

(一) WOS 平台

1. 结果显示

BP 的检索结果有简要格式和全记录格式两种显示方式。简要格式包括篇名、著者、来源出版物、出版时间、摘要、被引频次、参考文献等基本信息(图 2-6-4),如果所在机构订购了来源出版物的电子版全文,则显示"出版商处的全文"链接图标,点击可直接下载全文。检索结果默认按照相关性排序,点击排序方式可以选择按被引频次、相关性、日期、最近添加、会议标题、出版物标题、第一作者姓名、使用次数等排序。

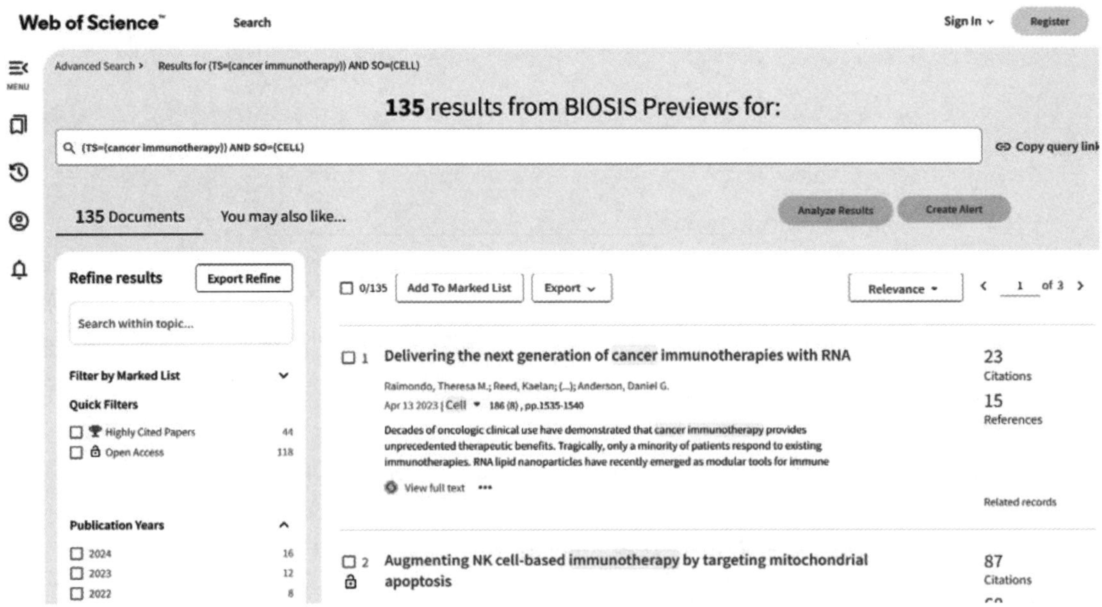

图 2-6-4　WOS 平台 BP 检索结果页面

点击文献篇名进入全记录格式,包括摘要信息、作者信息、研究方向、主要概念、概念代码、分类数据、疾病数据、化学数据、基因名称数据、文献信息、参考文献篇数、引证关系图、创建引文跟踪、相关记录链接等。页面右侧的"引文网络"详细显示该文献的被引用信息。

2. 检索结果精炼与分析

以简要格式显示检索结果时,页面左侧提供多种"精炼检索结果"选项。可以直接输入检索词进行二次检索,也可以按照出版年、文献类型、主要概念、作者、出版物标题、专利权人、开放获取、团体作者、编者、国家/地区、概念代码、Super Taxa、文献类型、语种、研究方向等15个不同字段或属性对检索结果进行提炼,使结果更精简。点击检索结果显示页面右上方的"分析检索结果"按钮,可以按上述15个字段对检索结果进行排序,深入分析、揭示相关信息。

3. 检索结果输出

检索结果输出的步骤:①选择输出的记录;②选择输出的字段:默认为作者、题名、来源出版物,也可以选择全记录格式;③选择输出方式,包括 EndNote Online、EndNote Desktop、纯文本文件、制表符分隔文件等多种。

4. 检索策略保存与跟踪

点击检索结果页面上方工具栏的"历史"链接,显示检索历史。点击检索式后面的"创建检索跟踪"按钮,可以创建检索跟踪(需要先进行个人账户注册),通过电子邮件定期接收最新文献信息。保存的检索策略可以供下次检索调用,在"跟踪服务"页面点击"检索跟踪"按钮即可调用。

BP 可利用 Web of Science 平台提供的个性化服务功能。用户注册后,可保存感兴趣的检索策略,并通过电子邮件定期(每周或每月)接收最新文献信息,还可以使用 RSS feed 跟踪最新报道。对来自 Web of Science 核心合集的文献,注册用户可以建立引文跟踪,随时了解感兴趣文献的被引用情况。

(二) OVID 平台

提交检索式后,在检索结果栏将会出现所提交检索式的检索结果数目以及显示链接,点击"Display"则可以浏览检索结果的标题显示格式。选择文献上方的"Print"、"Email"、"Export"操作,可以进行检索结果的打印、邮件以及输出。

Ovid 用户可以个性化设置其导出选项,并将这些设置保存到个人账户中作为可重复使用的模板。用户可以选择 Microsoft Word(. doc)、PDF、txt 等作为输出格式,并指定书目元数据的引用样式(例如 MLA、APA)。导出时也可以选择包含哪些字段,这些导出自定义设置也可以保存下来供将来使用。

参考文献

[1] BIOSIS. https://webofscience. zendesk. com/hc/en-us/articles/23796774599697-BIOSIS. 2024 - 10 - 22.

[2] Ovid Support. https://tools.ovid. com/ovidtools/support. html♯phone. 2024 - 10 - 20.

（吴　慧）

第七节 CAS SciFinder

一、简介

CAS SciFinder 由美国化学会(American Chemical Society，ACS)旗下的美国化学文摘社(Chemical Abstracts Service，CAS)编辑出版，是美国《化学文摘》(Chemical Abstracts，CA)的网络版。CAS SciFinder 是权威、全面、可靠的化学及相关学科的学术信息数据库，提供化学及相关学科的文献、物质、反应和生物序列等检索内容。

CAS SciFinder 整合了 CA 1907 年至今的所有内容、Medline 数据库以及全球 109 家专利机构公布的专利信息，涵盖了化学、生物、医药、材料、食品、应用化学、化学工程、农学、高分子、物理等多学科、跨学科的科技信息。文献类型包括期刊论文、专利、会议论文、学位论文、图书、技术报告、评论、预印本和网络资源等。

CAS SciFinder 收录的内容包括以下 7 个部分：

(1) CAS References：收录化学及相关学科的期刊论文、专利、会议论文、学位论文、图书、技术报告、预印本等文献记录 6 100 万条，可回溯至 19 世纪早期；收录全球科技期刊 5 万余种。

(2) CAS Registry：化学名称、结构和 CAS 登记号的权威来源，收录自 19 世纪初以来公开披露的超过 2.79 亿个有机物质和无机物质(包括合金、配合物、矿物、混合物、聚合物和盐)、约 7 500 万条生物序列、约 80 亿条物质属性值和光谱、150 个化学管制品目录、15 个国际和国家目录等。

(3) CAS Reactions：收录 1840 年至今源自专利和非专利文献的 1.5 亿多条单步和多步反应。CAS 的科学家在标引化学反应过程中提供了独特的增值信息，包括：实验安全信息、反应类型、反应条件及详细的实验操作步骤等。

(4) CAS Markush：从 57 万多项专利中提取超过 139 万个可检索及浏览的马库什结构，数据可回溯至 1961 年。

(5) CAS Commercial Sources：用于查询全球化学品供应商及化学品信息，涉及数百万商用化学品和数百万独特的物质。

(6) CAS Sequences：提供超过 14 亿条生物序列，涵盖专利、非专利文献披露的序列、专有的 CAS 人工标引的化学修饰序列，以及来自美国国家生物技术信息中心(NCBI)的序列等。

(7) MEDLINE：是由美国国立医学图书馆(NLM)编制的国际上权威的生物医学文摘数据库，收录 1946 年至今来自世界上 5 400 多种期刊的 3 500 万多篇生物学、生物医学文献。

用户使用 CAS SciFinder 前需进行注册，注册时需提供有机构后缀名的邮箱。注册完成后，用户即可登录 CAS SciFinder 个人账户访问数据库。

二、数据库检索

(一) 检索规则

1. 布尔逻辑运算符

支持布尔逻辑运算符 AND、OR、NOT，运算符不区分大小写，按 OR＞AND＞NOT 的运算顺序运行。可使用圆括号(优先运算符)改变运算符的运行顺序。

2. 通配符

支持通配符"＊"(代表0或多个字符)和"?"(代表0或1个字符)。通配符可用于检索词的词中或词尾,但不可用于词首,用于词首的通配符将被忽略。

3. 精确检索

将检索词加上双引号,表示检索词是一个精确限定的短语。检索结果不允许词形变化,但可匹配检索词的复数拼写(不包括英美不同拼写及其同义词)。

(二) 检索方法

进入 CAS SciFinder 主页面(图2-7-1),可见数据库的检索方式包括 All(一站式检索)、Substances(物质检索)、Reactions(反应检索)、References(文献检索)、Suppliers(供应商检索)、Retrosynthetic Analysis(逆合成路线设计)、CAS Lexicon(CAS 词库)和 CAS Sequences(CAS 序列检索)。

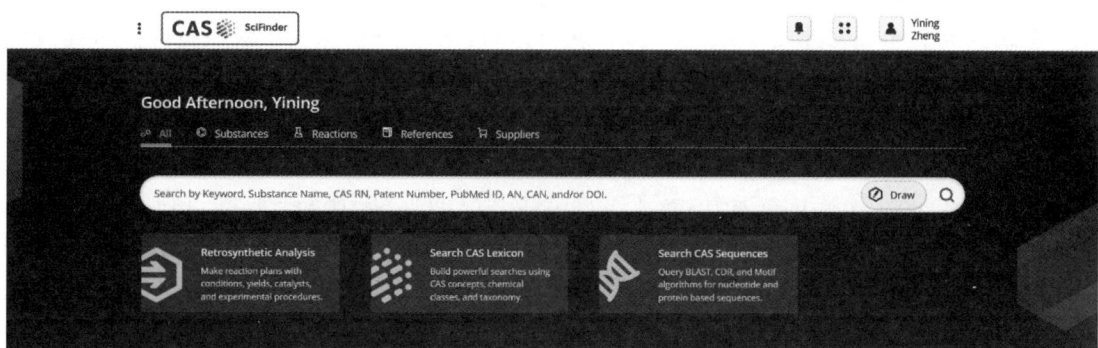

图2-7-1 CAS SciFinder 主页面

1. References(文献检索)

在 CAS SciFinder 主页顶部选择"References",进入文献检索页面。可采用文本检索方式、化学结构检索方式,或者两者联用来查找与检索请求相匹配的文献。

(1) 文本检索:

① 基本检索(Search field):可在基本检索框中输入关键词、物质名称、CAS 登记号、专利号、PubMed ID、Caplus 收录号、DOI 等。例如,要检索关于 Acetaminophen(对乙酰氨基酚)的文献,可在基本检索框中输入"Acetaminophen",点击放大镜图标执行检索(图2-7-2)。

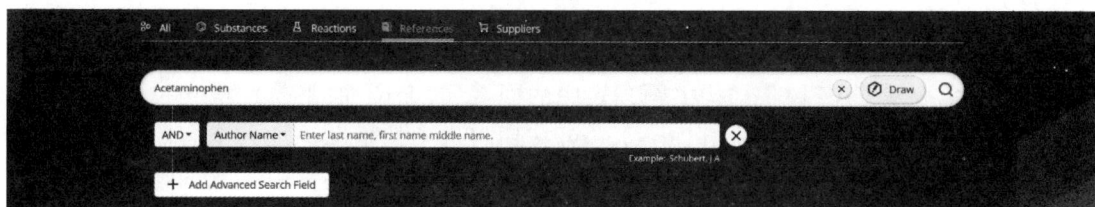

图2-7-2 CAS SciFinder 文献检索页面

可使用布尔逻辑运算符和通配符进行检索,多个检索词之间若不使用运算符(用空格隔开),默认的逻辑运算关系为 OR,可得到包含一个或多个检索词及其复数和同义词的检索结果。检索框中最多可输入 2 000 个字符。

② 高级检索(Advanced Search Fields):可利用高级检索选项细化检索分区,实现自定义组合检索。可通过下拉菜单来限定检索词出现的字段,可选择的字段包括作者、期刊名称、组织/机构名称、标题、摘要/关键词、概念词、物质、生命科学数据、出版年份、文献识别符、专利标识符、出版商等。多个检索词之间可选择布尔逻辑运算符进行组配,逻辑运算顺序按 OR>AND>NOT 执行。

基本检索和高级检索可单独或组合使用。需要注意的是,高级检索中第一个选项的逻辑运算符决定了基本检索与所有高级检索选项之间的逻辑运算关系。

③ CAS Lexicon(CAS 词库):通过 CAS Lexicon 可浏览 CAS 树状结构主题词表,主题词表中包含 CAS 科学家标引的概念词(Concepts)和重要的物质(Substances)。可从词表中选择所需主题词,进行精准文献检索。

点击主页上的 Search CAS Lexicon 按钮,即可进入 CAS Lexicon 检索页面。可在页面上方的检索框中输入感兴趣的词语,例如 Lung cancer(肺癌),页面上会呈现提示词条。当有多个提示词条时,词条将按与检索词/词组相近的程度进行排列。从中选择一个适合的词条,例如 Lung neoplasm,即可展示该主题词的树状结构表(图 2 - 7 - 3)。表内包括 Preferred Concept(优选词)、Broader Concepts(上位词)、Narrower Concepts(下位词)和 Related Concepts(相关词)。在 Preferred Concept 下方呈现其同义词,点击"View more synonyms",即可查看其所有同义词。

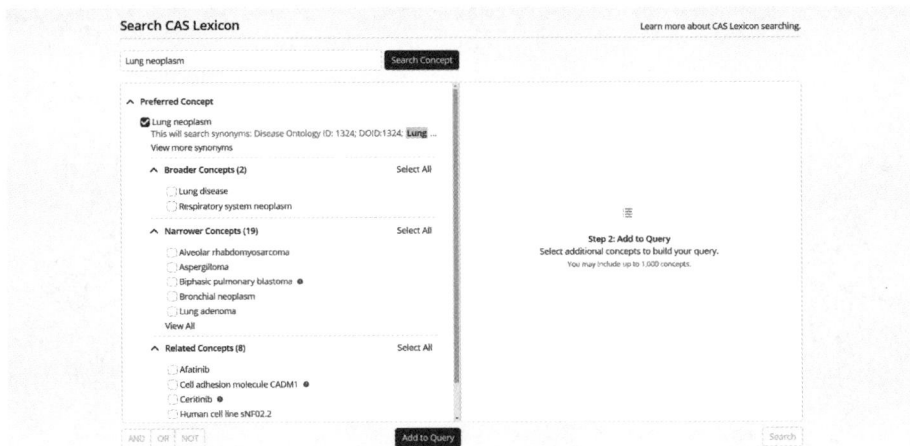

图 2 - 7 - 3   CAS Lexicon 检索页面

可根据需要从 CAS 树状结构主题词表中的同义词、上位词、下位词或相关词中选择适合的主题词,点击页面下方的"Add to Query"按钮将选中的主题词加入至右侧的检索式构建栏中,最后点击页面右下角的"Search"按钮执行检索。如需将多个主题词组配在一起进行组合检索,可在页面左下角选择布尔逻辑运算符构建检索式。

(2)化学结构检索:用于查找具有某一化学结构的相关文献,可通过绘制化学结构或者选择现有本地文件导入化学结构的方式进行检索。

点击基本检索框右侧的"Draw"按钮，打开结构绘制面板。可在绘图面板左上角的菜单栏，根据个人使用习惯选择一个化学结构编辑器：CAS Draw 或 ChemDoodle。通过使用这两种工具，可以绘制带有重复基团、R－基团和连接位点可变的结构。或者也可将".cxf"或".mol"格式的化学结构文件导入 CAS Draw 或 ChemDoodle 进行检索（图 2－7－4）。

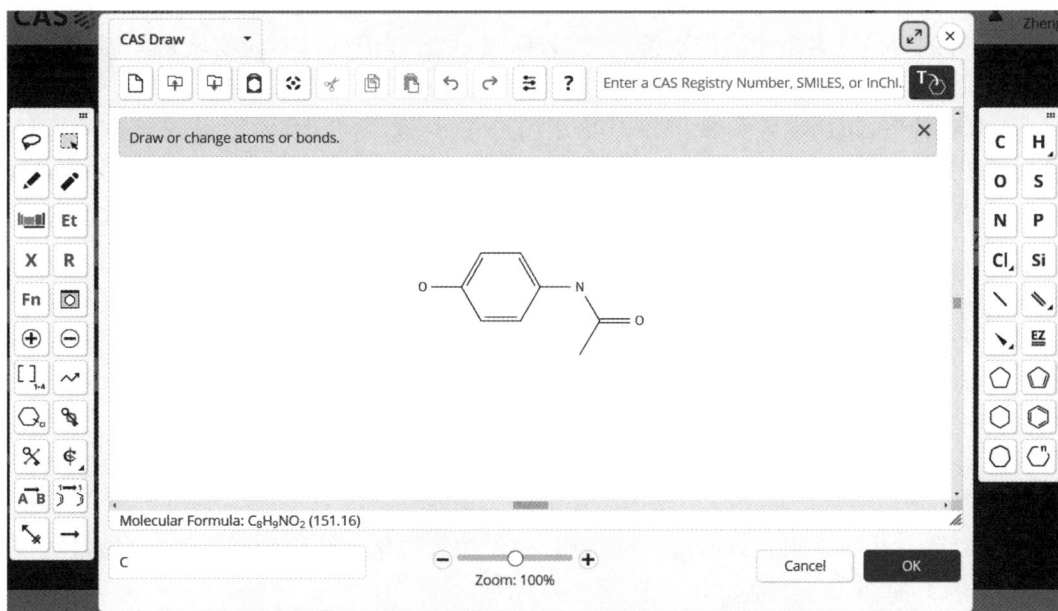

图 2－7－4　CAS SciFinder 结构绘制面板

命中文献完全匹配或部分包含所绘制的化学结构。可通过调整所绘制的化学结构的基团数量，来扩大或缩小命中文献的范围。

（3）文本与结构联合检索：文献检索支持文本与化学结构的联合检索，命中文献既匹配输入的文本，也同时匹配绘制或导入的化学结构。例如，要查找作者"Dill，David"发表的专利号为 US20180264013，且与 ibuprofen（布洛芬）相关，以及同时涉及某一化学结构（solifenacin，索利那新）的文献。第一步在基本检索框中输入"ibuprofen"；第二步添加两个高级检索选项"AND Author Name：Dill，David"和"AND Patent Number：US20180264013"；第三步打开结构绘制面板，绘制化学结构（solifenacin）；最后点击放大镜图标执行检索（图 2－7－5）。

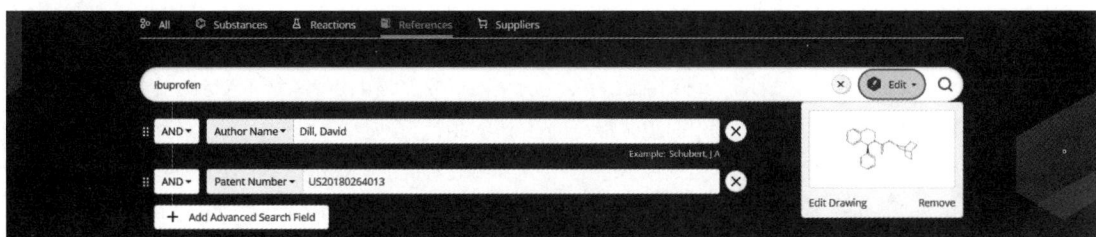

图 2－7－5　CAS SciFinder 文献检索页面（文本与结构联合检索）

2. Substances(物质检索)

在 CAS SciFinder 主页顶部选择"Substances",进入物质检索页面。物质检索用于查找与检索请求相匹配的物质,检索方法包括文本检索、化学结构检索,以及两者联用。

(1)文本检索:

① 基本检索:可在页面上方的基本检索框中输入物质名称、官能团、CAS 登记号、专利号、PubMed ID、文献 DOI 号等。在物质名称的词中或词尾支持使用通配符"*"。在基本检索框中允许同时输入多个物质识别符(物质名称或 CAS 登记号),不同物质之间需使用空格隔开(<2 000 个字符)。

② 高级检索:运用高级检索可以对物质的分子式、物性参数、实验谱图等方面进行限定,从而获取更精准的检索结果。高级检索的字段包括 Molecular Formula(分子式)、CAS Registry Number(CAS 登记号)、Chemical Identifier(化学标识符)、Document Identifier(文献标识符)、Patent Identifier(专利标识符)、Experimental Spectra(实验谱图)、Life Science Data(生命科学数据)、Biological(生物学数据)、Chemical Properties(化学性质)、Density(密度)、Electrical(电学)、Lipinski、Magnetic(磁)、Mechanical(机械属性)、Optical and Scattering(光学与散射)、Structure Related(结构相关数据)、Thermal(热学)等。基本检索和高级检索可以单独使用,也可两者联用。

(2)化学结构检索:在进行物质检索时,可以点击基本检索框右侧的 Draw 按钮,打开结构绘制面板,通过绘制或导入化学结构来检索相关物质。

(3)文本与化学结构联合检索:物质检索支持文本与化学结构的联合检索,检索结果既匹配输入的文本,也匹配绘制或导入的化学结构。

3. Reactions(反应检索)

在 CAS SciFinder 主页顶部选择"Reactions",进入反应检索页面。反应检索用于查找与检索请求相匹配的反应,检索方法包括文本检索和化学结构检索。

(1)文本检索:可使用 CAS 反应号、物质名称、CAS 登记号、专利号、文献标识符或基于自然语言来获取相关反应。通配符"*"仅适用于单个检索词或只含有一个单词的物质名称(例如 benoxa*)。

(2)化学结构检索:可点击检索框右侧的"Draw"按钮,打开结构绘制面板,绘制或导入化学结构,点击放大镜图标执行检索。检索得到的反应中的底物、试剂或产物与所绘制的化学结构一致或是其亚结构。

在进行反应检索时,若采用文本和化学结构的联合检索,得到的检索结果将仅与化学结构相匹配(忽略文本检索)。

4. Suppliers(供应商检索)

在 CAS SciFinder 主页顶端选择"Suppliers",进入供应商检索页面。供应商检索用于查找与检索请求相匹配的产品供应商,检索方法包括文本检索和化学结构检索。

(1)文本检索:可在页面上方的检索框中输入物质名称或 CAS 登记号,且输入的内容必须与该物质的标识符完全一致。若输入的是不完整的物质名称或 CAS 登记号,系统将不会对其进行结果匹配。在检索框中允许同时输入多个 CAS 登记号,不同物质之间需使用空格隔开(<2 000 个字符)。

(2)化学结构检索:可点击检索框右侧的"Draw"按钮,打开结构绘制面板,绘制或导入化学结构,点击放大镜图标执行检索。

在进行供应商检索时,若采用文本和化学结构的联合检索,得到的检索结果将仅与化学结构相匹配(忽略文本检索)。

5. All(一站式检索)

在 CAS SciFinder 主页顶端选择"All",进入一站式检索页面。一站式检索用于查找符合检索要求的物质、反应、文献或供应商。可在检索框内输入文本检索式(例如关键词、研究主题、物质名称、CAS 登记号、专利号、文献标识符等)或者绘制/导入化学结构进行检索。若同时输入文本和化学结构时,物质和文献的检索结果将同时匹配文本检索式和化学结构式,反应和供应商的检索结果将仅仅匹配化学结构式(文本检索被忽略)。

6. Retrosynthetic Analysis(逆合成路线设计)

利用 AI 技术和 CAS 科学家标引的反应数据进行逆合成路线分析。逆合成路线可通过以下两种方式进行创建:

(1)对于已知或未知化合物,可绘制或导入结构。在 CAS SciFinder 主页上方点击"Retrosynthetic Analysis",进入逆合成路线设计页面,绘制或导入目标化合物结构,点击页面右下角的"Start Retrosynthetic Analysis"按钮,即可生成逆合成反应路线。

(2)对于已知化合物,可由物质获得。点击 CAS SciFinder 中该物质的结构,打开物质窗口,点击物质窗口左侧菜单栏的"Start Retrosynthetic Analysis"即可。

7. CAS Sequences(CAS 序列检索)

在 CAS SciFinder 主页上方选择"CAS Sequences",进入生物序列检索页面。生物序列检索包括三种检索方式:BLAST、CDR 和 Motif。

(1)BLAST:用于检索相似的核苷酸或氨基酸序列。有四种检索选择:Protein-Protein,Protein-Nucleotides,Nucleotide-Nucleotides,Nucleotide-Proteins。同时还可限定在检索结果中是否包含 NCBI 数据库中的序列。

(2)CDR:用于检索抗体或 T 细胞受体。可输入、复制粘贴或上传最多三个 CDR 区。

(3)Motif:用于检索氨基酸或核苷酸位点可变的序列。可输入或复制粘贴蛋白质/核苷酸序列。

三、检索结果处理与个性化服务

CAS SciFinder 的检索方式包括 All、Substances、Reactions、References、Suppliers、Retrosynthetic Analysis、CAS Lexicon 和 CAS Sequences,此处以 References 检索方式为例,为大家介绍检索结果的处理方法。

(一)检索结果显示

References 的检索结果具有两种显示方式:概要页面和详情页面。

1. 检索结果的概要页面

展现文献的篇名、作者、来源出版物、出版时间、语种、来源数据库、摘要、物质、反应、被引频次等信息(图 2-7-6)。点击"Sort",可按相关性、被引频次、收录号或出版日期对检索结果进行排序。点击"View"可转换检索结果视图方式,选择展示无摘要、部分摘要或完整摘要。

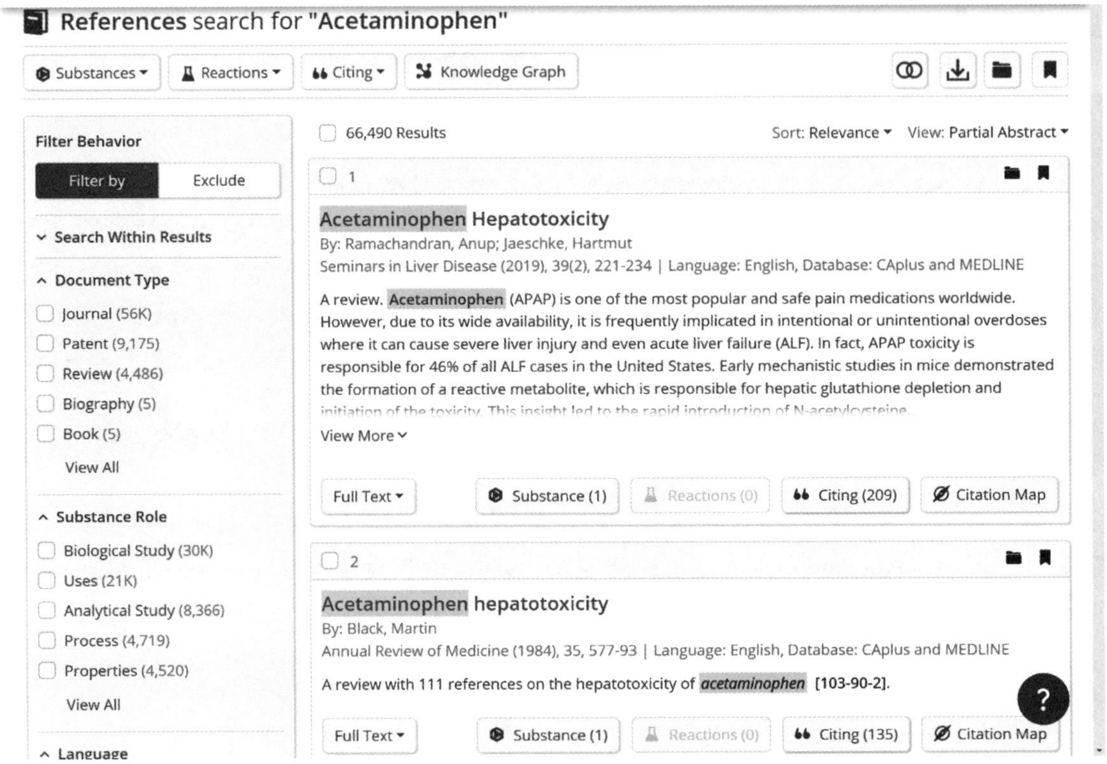

图 2-7-6　CAS SciFinder 文献检索结果概要页面

　　检索结果概要页面中还包括以下一些功能按钮：①Full Text：若用户所在机构已订购相关期刊的电子版全文，则可点击该按钮获取全文。②Substances：可浏览与该文献关联的物质信息。③Reactions：可浏览该文献中涉及的反应。④Citing：可浏览引用本文的文献。⑤Citation Map：引文地图，可获取前向引文（本文的参考文献）和后向引文（引用本文的文献），并可通过聚类选项筛选引文。⑥Knowledge Graph：知识图谱，可浏览前 150 个命中文献的标引信息及数据关联的可视化图谱。

　　2. 检索结果的详情页面

　　点击文献篇名，可进入文献的详情页面，显示文献详细信息，包括关键词（Keywords）、来源期刊信息（Source）、数据库信息（Database Information）、作者所属机构（Company/Organization）、出版商（Publisher）、语种（Language）、相似文献（Similar References）、CAS概念词（CAS Concepts）、MeSH 主题词（MEDLINE® Medical Subject Headings）、文献中报道的物质及其在文献中的研究角色（Substances）、文献中的分析方法链接（Analytical Methods）、文献中的制剂配方信息（Formulations）、文献的参考文献（Cited Documents）等。

　　（二）检索结果聚类筛选

　　检索结果概要页面的左侧为聚类筛选功能栏。可选择以下字段或属性对检索结果进行精炼或排除：文献类型（Document Type）、文献中报道的物质在文献中的研究角色（Substance Role）、语种（Language）、出版年（Publication Year）、作者（Author）、机构（Organization）、出版物名称（Publication Name）、概念词（Concept）、CA 标引的学科研究方向（CA Section）、CAS 内容（CAS Content）、生命科学数据（Life Science Data）、制剂配方用途(Formulation Purpose)、数据库(Database)等。每个选项右侧的数字表示原始检索式中包含该项目的文献数量。除了可以对检索结果按字段或属性进行聚类筛选外，还可在"Search Within Results"的文本框中输入至多3个检索词，对检索结果进行二次检索。通过对检索结果进行多维度的聚类筛选，可以缩小检索范围，高效定位所需信息。

(三) 检索结果输出

可通过点击检索结果页面右上方的"Download Results"图标，打开"Download Reference Results"对话框(图 2-7-7)，下载文献记录至本地计算机。下载步骤包括：选择需要输出的记录数量，全部或自定义；选择文件输出格式，包括 Citation (.ris)、Excel (.xlsx)、PDF、Quoted (.txt)、Rich Text (.rtf)、Tagged (.txt)等格式；选择文献显示形式，可选择文献概要或文献详情；选择记录内容，选项包括 Task History、Abstract、Concepts、Substances、Reactions、Formulations、Analytical Methods、Citations 等。

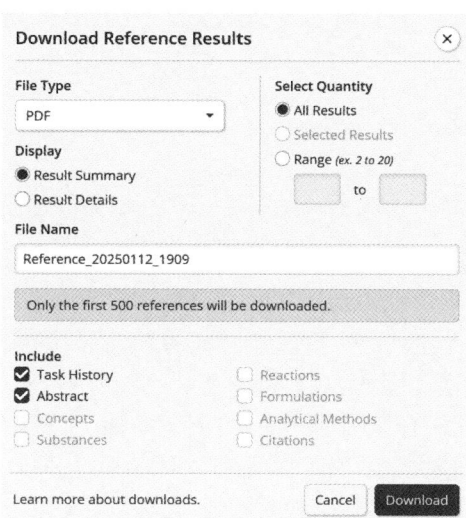

图 2-7-7 CAS SciFinder 文献检索结果下载页面

(四) 个性化功能与服务

CAS SciFinder 为用户提供个性化服务功能。用户可通过邮件的方式分享检索结果；可将重要或感兴趣的检索策略保存在数据库的服务器上，以便在下次检索时直接调用；也可为感兴趣的课题创建检索跟踪服务，服务器将自动检索数据库的最新更新，并以电子邮件的形式定期向用户发送，使用户对课题的最新进展和动向保持持续关注，检索跟踪频率可设置为每周或每月。

(郑一宁)

第三章 医学全文数据库检索

第一节 中国知网

一、简介

中国知网于1995年始创于清华大学。1999年,中国知网为了全面打通知识生产、传播、扩散与利用各环节信息通道,打造支持全国各行业知识创新、学习和应用的交流合作平台为总目标,建设了中国知识基础设施工程(China National Knowledge Infrastructure,CNKI)。CNKI的主要文献资源体系包括学术型研究成果(期刊、博硕论文、会议论文、报纸)、事实型资料(年鉴信息、统计资料、概念图表)、技术性成果(标准、科技成果、专利)、国际文献信息(外文文献)。其中主要数据库有学术期刊库(中国学术期刊(网络版)、国际期刊题录)、学位论文库(中国博士学位论文全文数据库、中国优秀硕士学位论文全文数据库)、会议论文库(中国重要会议论文全文数据库、国际会议论文全文数据库)、专利库[中国专利全文数据库(知网版)、海外专利摘要数据库(知网版)]、中国重要报纸全文数据库、中国年鉴网络出版总库、中国引文库、标准数据总库、中国科技项目创新成果鉴定意见库(知网版)等、中国图书全文数据库。

《中国学术期刊(网络版)》(China Academic Journal Network Publishing Database,CAJD)是以全文数据库形式大规模集成出版学术期刊文献的电子期刊。该库实现了中外文期刊整合检索,包含国内外正式出版的学术期刊8 500余种,内容覆盖自然科学、工程技术、农业、图情信息、医学、哲学、人文社会科学等各个领域,收录了基础科学、工程科技、农业科技、医药卫生科技、哲学与人文科学、社会科学、信息科技、经济与管理科学等十大专辑共168个专题,数据每日更新,支持跨库检索。

二、数据库检索

(一)一框式检索

CNKI主页默认一框式跨库检索,默认包含学术期刊库、学位论文库、会议论文库、报纸库、成果库、学术辑刊、图书库等。用户可以通过勾选想要检索的数据库实现跨库或单库检索(图3-1-1)。在框中输入检索词或检索式进行检索,CNKI提供主题、篇关摘、关键词、篇名、全文、作者、第一作者、通信作者、作者单位、基金、摘要、小标题、参考文献、分类号、文献来源、DOI 等字段进项限定。

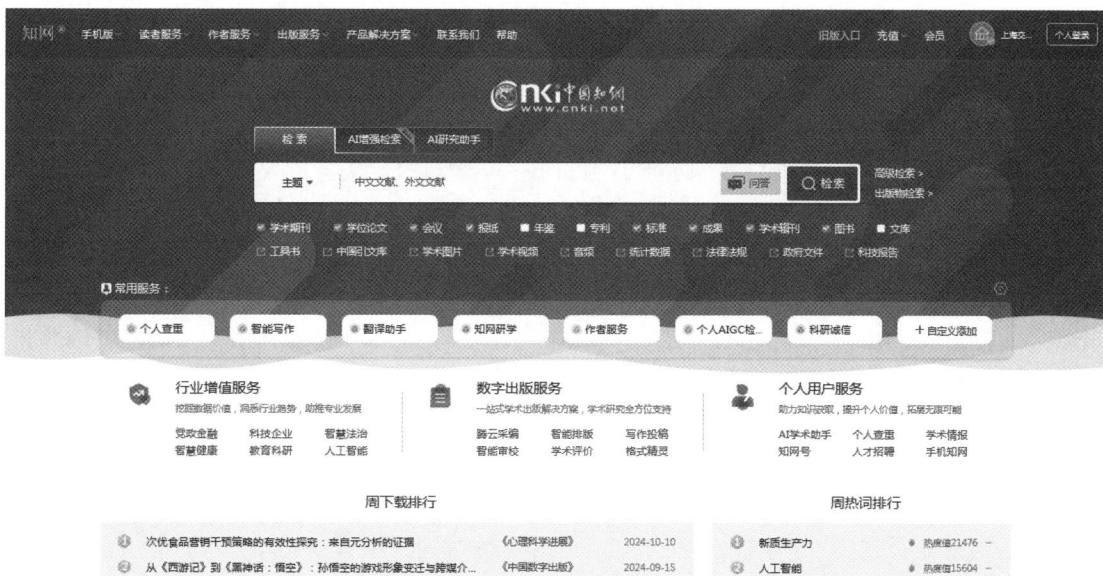

图 3-1-1 CNK 主 页

（二）高级检索

如果有多项检索限定要求时，可在主页点击"高级检索"（图 3-1-2）。高级检索提供多字段检索组合，并使用逻辑运算符"AND、OR、NOT"表达"并且、或者、非"，以实现将多字段进行逻辑运算。提供"精确"或"模糊"匹配方式完成较复杂的检索（除了主题限定以外）。在高级检索可选择标签换以下检索方式：高级检索、专业检索、作者发文检索、句子检索。左侧文献分类区可点击打开用来限定学科范围。中间部分为检索区，默认三个检索框，分别用主题、作者、文献来源三个字段检索项限定，用户可选择下拉键自由切换字段限定。如果需要增加或删除检索项可选择检索框右侧"＋""－"进行调整，最多支持 10 个检索项的组合检索。

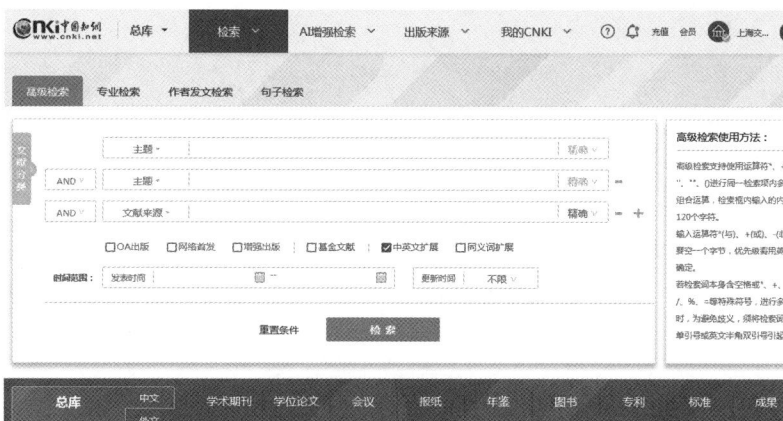

图 3-1-2 高 级 检 索

高级检索的每个检索框与一框式检索相同,可以进行主题、篇关摘、关键词、篇名、全文、作者、第一作者、通信作者、作者单位、基金、摘要、小标题、参考文献、分类号、文献来源、DOI等字段限定。在检索框下方检索控制区可进行出版模式(OA出版、网络首发、增强出版)、基金文献、检索扩展(中英文扩展、同义词扩展)、时间范围等选项对检索结果进行限定。检索时默认中英文扩展,如果不需要可以手动取消勾选。高级检索还提供文献分类导航。在检索框左侧,点击"文献分类",可勾选所需文献类别。可选的文献类别有:基础科学、工程科技Ⅰ辑、工程科技Ⅱ辑、农业科技、医药卫生科技、哲学科技、哲学与人文科学、社会科学Ⅰ辑、社会科学Ⅱ辑、信息科技、经济与管理科学。高级检索还提供辅助检索功能:检索词推荐、作者引导。检索词推荐功能在主题、篇名、关键词、摘要、全文等字段限定的检索项中输入检索词,检索框下方会显示检索词的同义词、上下位词或相关词,可勾选后进行检索。作者引导功能能帮助用户精准定位所要查找的作者。在作者字段输入作者名检索,在检索框下方会提供相应作者的单位信息进行引导,用以区别同名同姓作者,进行精确检索。类似作者引导功能的还有基金引导和文献来源引导。高级检索界面下方提供可切换子数据库,点击数据库名称可完成切换。

(三) 专业检索

在高级检索页选择"专业检索"标签进入专业检索界面(图3-1-3)。专业检索界面和高级检索类似,但只提供一个检索框。用户可以在检索框内输入检索词、字段、运算符等构建检索表达式。可检索字段 SU=主题,TKA=篇关摘,KY=关键词,TI=篇名,FT=全文,AU=作者,FI=第一作者,RP=通信作者,AF=作者单位,FU=基金,AB=摘要,CO=小标题,RF=参考文献,CLC=分类号,LY=文献来源,DOI=DOI,CF=被引频次。逻辑运算符可以使用"AND"、"OR"、"NOT"或者" * "、" + "、" - "表达,但要注意前后要空一个字节。还有匹配运算符以及比较运算符使用规则见表3-1-1。要注意的是所有符号和英文字母,都必须使用英文半角字符。专业检索比较适合有一定图书情报专业人员进行较为复杂的检索。

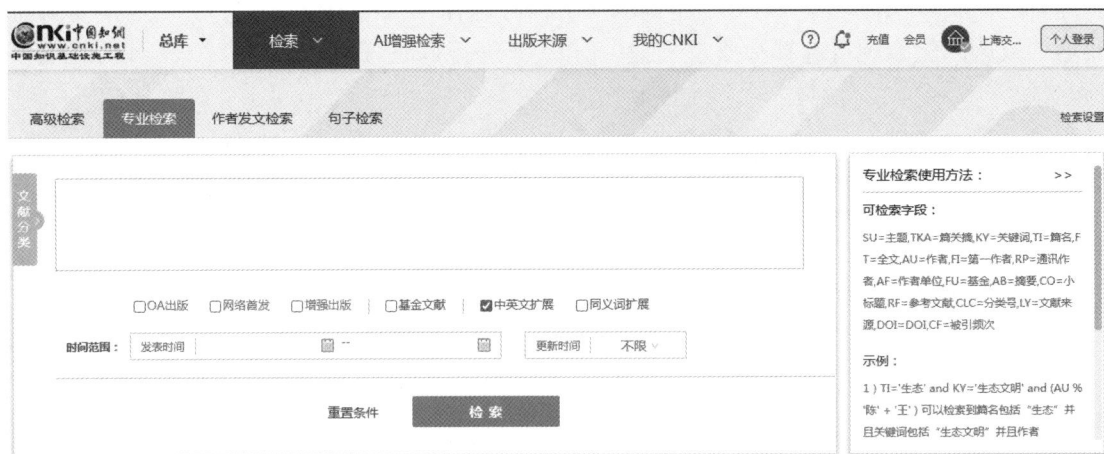

图3-1-3 专 业 检 索

表 3-1-1 运 算 符 列 表

运算符类型	运算符符号	功能	适应字段
匹配运算符	=	='str'表示检索与 str 相等的记录	KY、AU、FI、RP、JN、AF、FU、CLC、SN、CN、IB、CF
		='str'表示包含完整 str 的记录	TI、AB、FT、RF
	%	%'str'表示包含完整 str 的记录	KY、AU、FI、RP、JN、FU
		%'str'表示包含 str 及 str 分词的记录	TI、AB、FT、RF
		%'str'表示一致匹配或与前面部分串匹配的记录	CLC
	%=	%='str'表示相关匹配 str 的记录	SU
		%='sstr'表示包含完整 str 的记录	CLC、ISSN、CN、IB
比较运算符	BETWEEN	BETWEEN ('str1','str2')表示匹配 str1 与 str2 之间的值	YE
	>	大于	
	<	小于	YE
	>=	大于等于	CF
	<=	小于等于	

(四) 作者发文检索

在高级检索页选择"作者发文检索"标签进入界面。通过作者、第一作者、通信作者、作者单位字段,检索某作者发表的文献,最多支持 5 个检索项的组合检索。其中作者字段也具备作者引导功能。

(五) 句子检索

在高级检索页选择"句子检索"标签进入界面。通过对同一句话、同一字段中包含的多个关键词进行检索。

(六) 期刊导航

利用期刊导航可以快速了解某个学科领域的学术期刊。在 CNKI 主页点击"出版物检索"可进入出版来源导航页面,在出版来源导航的下拉菜单中,可选择期刊导航、学术辑刊导航、会议导航、报纸导航、年鉴导航、工具书导航、图书导航等不同性质出版物的导航方式。其中期刊导航可使用刊名(曾用刊名)、主办单位、ISSN、CN 等字段进行检索。

(七) AI 增强检索

在主页点击"AI 增强检索",进入检索界面(图 3-1-4)。AI 增强检索是在覆盖传统检索服务能力的基础上,将大模型的自然语言处理和语义理解能力融合于信息检索中。支持自然语言输入和语音输入,智能识别检索意图,无须专门提炼检索关键词或编写检索表达式;大模型生成延伸检索,拓展和调整用户输入表达;根据系统规范数据,智能提示检索词,引导规范检索;保留高级检索功能,支持自主选择检索字段,开展专项或组合检索。AI 增强检索界面提供快速检索、高级检索、段落检索三种方式。

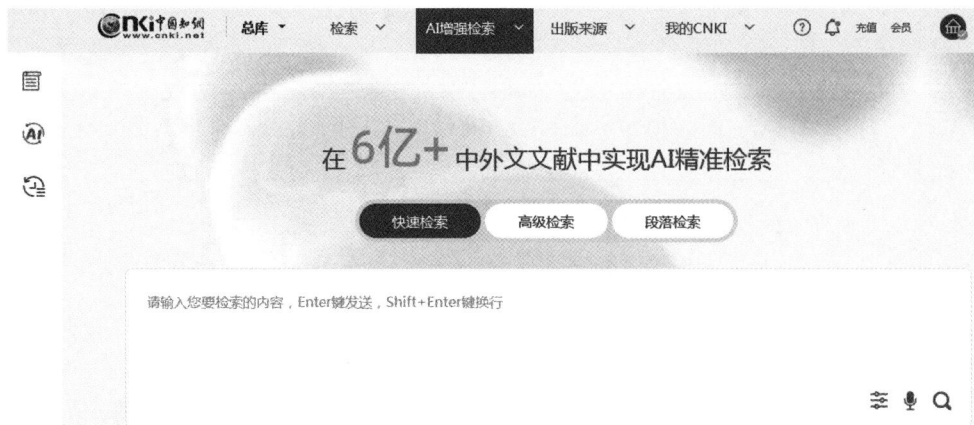

图 3-1-4 AI 增强检索

1. 快速检索

可在检索框中输入文字描述或多个关键词,支持检索式检索,可以进行跨语种检索。

2. 高级检索

保留传统高级检索优势,支持多个检索项之间 AND(与)、OR(或)、NOT(非)的逻辑组合,构建复杂的检索表达式。作者、作者单位、基金、参考文献、文献来源、分类号、DOI 等检索项,支持选择精确或模糊匹配,并支持使用逻辑运算进行同一检索项内多个检索词的组合运算。主题、篇名、关键词、摘要、小标题检索项,可输入技术名词、应用领域,也可描述研究方法、研究目标等,更充分地表达检索需求。

3. 段落检索

可以对文献段落包含的内容进行检索,提供段落主题、篇名 & 小标题、小标题三个限定项,可在检索框中输入文字描述或多个关键词,也可以直接进行问题查询。

三、检索结果处理与个性化服务

(一) 检索结果显示及筛选

以学术期刊检索为例,检索结果显示出篇名、作者、刊名、发表时间、被引等文献相关信息(图 3-1-5)。并提供相关度、发表时间、被引(次数)、下载(次数)的降序或升序排列文献。在页面左侧提供主题、学科、年度、研究层次、期刊、来源类别、作者、机构、基金等项目,可进行分组跨项筛选。在每个筛选维度下可点击展开按钮查看更多子项,进行进一步限制。以主题字段检索阿尔茨海默病为例,查看检索结果界面。

(二) 检索结果导出

选择需要的文献,在"导出与分析"中选择"导出文献"。用户可以根据需要选择输出方式,有批量下载、导出、复制到剪贴板、打印、doc 等。CNKI 提供多种导出格式,有 GB/T 7714-2015 格式引文、CAJ-CD 格式引文、MLA 格式引文、APA 格式引文、查新(引文格式)自定义格式等。

(三) 检索结果分析

可在"导出与分析"选择"可视化分析",对已选文献或者全部文献进行分析。以图表形式分别对年度发文量趋势、主要主题或次要主题文献数量分布、期刊来源类别分布、学科分布、研究层次分布、文献类别分布、文献来源分布、作者分布、机构分布、基金分布等方面进行分析(图 3-1-6)。

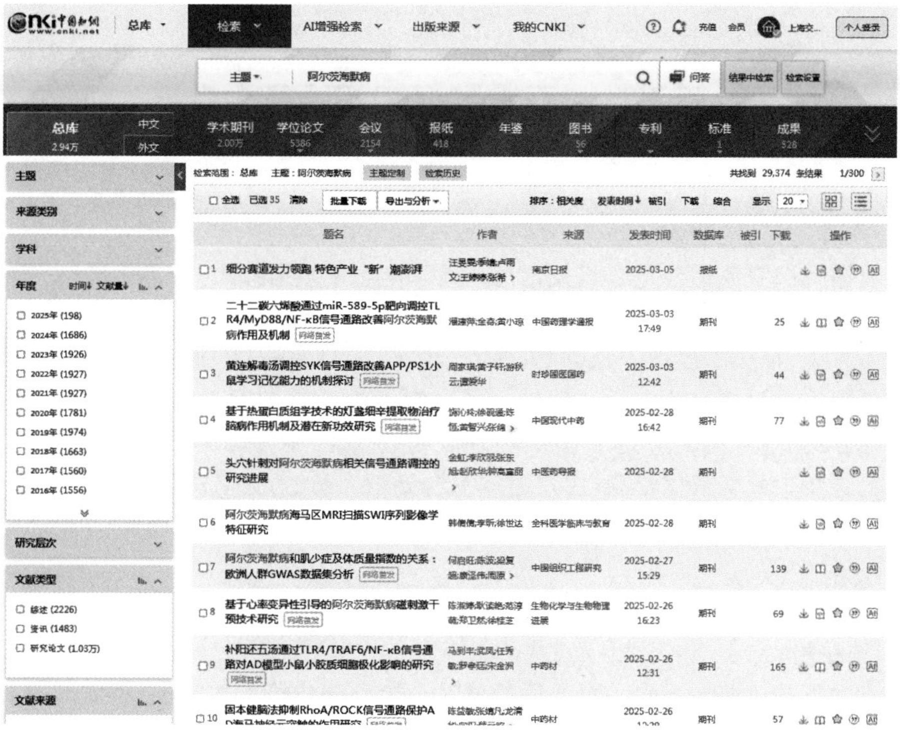

图 3-1-5 检索结果显示及筛选

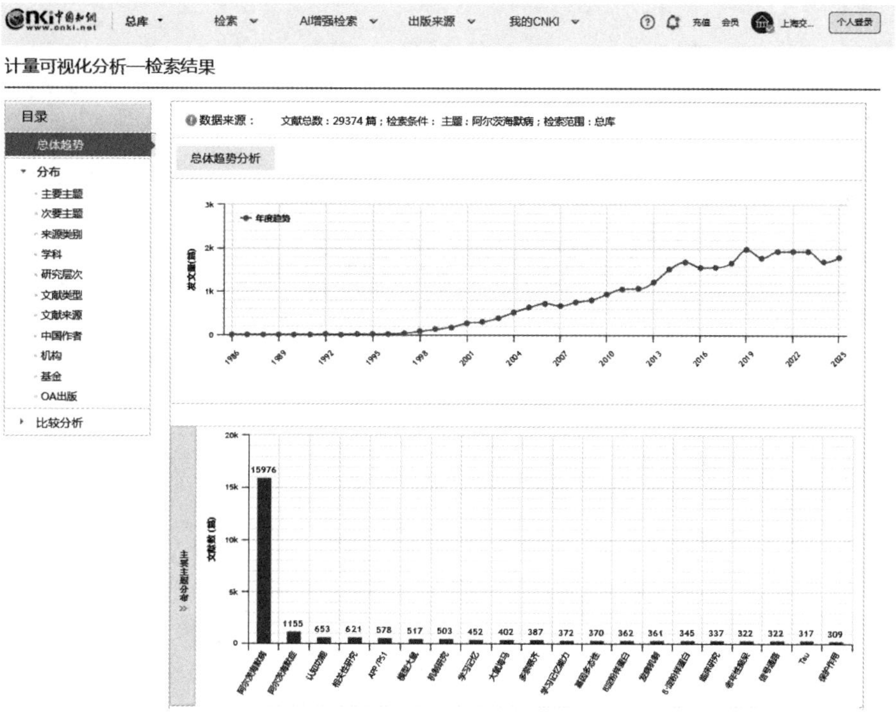

图 3-1-6 检索结果分析

（陆曦凡）

第二节 万方数据知识服务平台

一、简介

万方数据知识服务平台是以科技信息为主,集经济、金融、社会、文化、教育等信息于一体的知识出版和增值服务平台。平台集成期刊、学位、会议、科技报告、专利、标准、科技成果、法规、地方志、视频等多种资源类型,覆盖自然科学、工程技术、医药卫生、农业科学、哲学政法、社会科学、科教文艺等全学科领域。平台旗下收录有中国学术期刊数据库、中国学位论文数据库、中国学术会议论文数据库、中外专利数据库、中外标准数据库等各类数据库,整合了超过数亿条中外文数据资源,用户通过平台检索入口"万方智搜",可执行多维度组合检索,实现海量学术文献统一发现及分析。

二、数据库检索

(一)统一检索

在万方数据知识服务平台主页的检索框输入检索词或检索式,点击右侧的"检索"按钮,即可执行统一检索,实现多种资源类型、多种来源的一站式检索和发现,如图3-2-1所示。

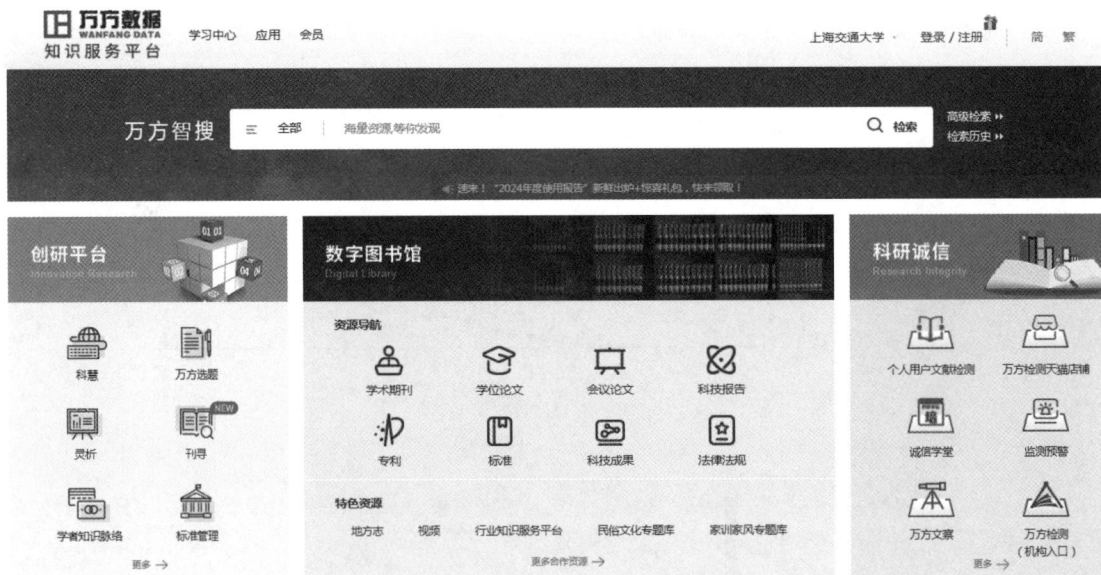

图3-2-1 万方数据知识服务平台主页

点击检索框左侧"全部",会自动弹出检索资源类型的下拉菜单,用户可将检索结果限定为期刊、学位论文、会议、专利、科技报告、成果、标准、法规、地方志和视频。点击检索框可以选择检索字段:题名、作者、作者单位关键词和摘要,或者直接输入检索式。

万方智搜默认用户直接输入的检索词为模糊检索,用户可以通过给检索词添加半角双引号("")来执行精确检索。另外系统也支持在检索框内使用 AND、OR、NOT 对检索词进行逻辑组配,其中 AND 可以用空格代替,逻辑关系优先级为 NOT>AND>OR,可用"()"提高优先级。

(二) 资源导航与分类检索

万方数据知识服务平台主页"资源导航"栏提供平台旗下多种数据资源的浏览,包括学术期刊、学位论文、会议论文、科技报告等。点击具体资源类型,即可进入相关导航页面,页面上方检索框可选择不同资源类型进行分类检索。

以期刊为例,用户点击资源导航栏中的"学术期刊",即可进入中国学术期刊数据库页面,如图 3-2-2 所示。上方期刊检索框可以实现期刊论文检索和期刊检索:输入检索词或限定字段后输入检索词,点击"搜论文"按钮,实现对期刊论文的检索;输入刊名、刊号,点击"搜期刊",实现对期刊的检索。

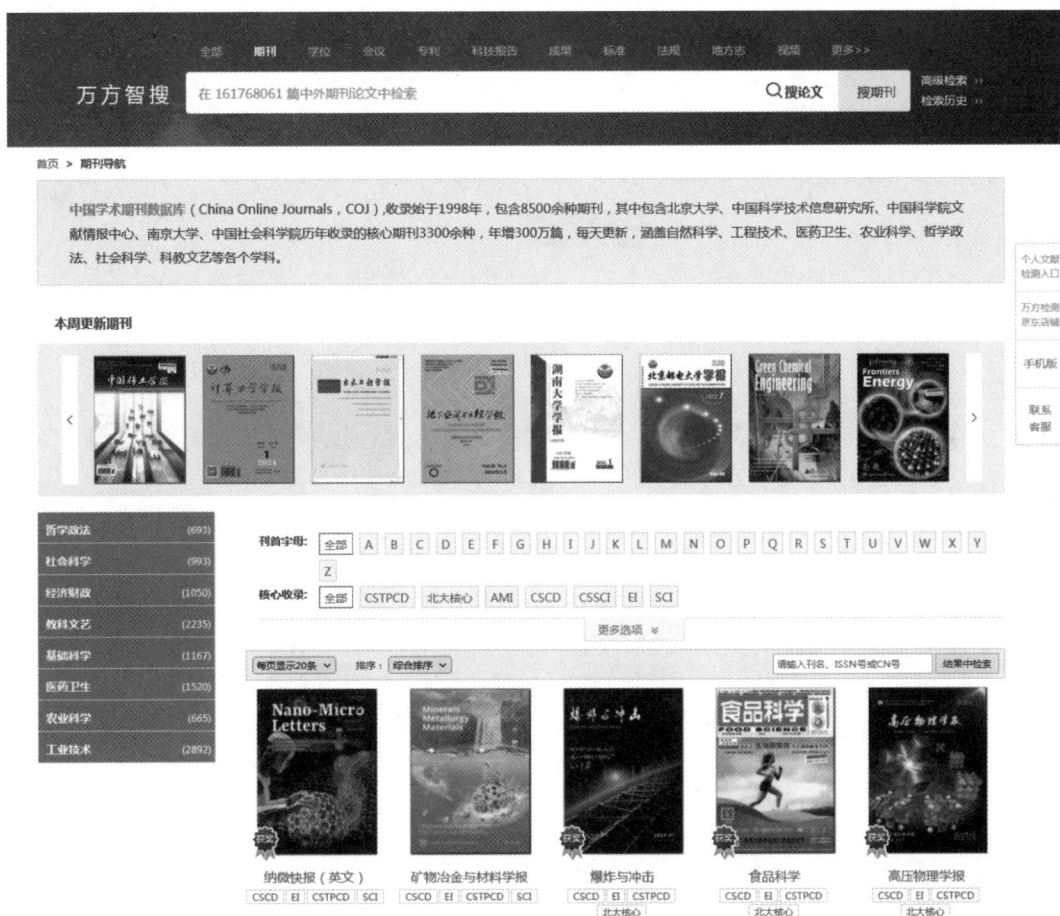

图 3-2-2　中国学术期刊数据库页面

页面下方是导航区,可按学科分类、刊首字母、核心收录、收录地区、出版周期等选项浏览期刊。点击期刊进入期刊详情页,可查看相关期刊的主办单位、国际刊号、国内刊号、出版周期等信息。用户可按期浏览期刊上的论文,也可在刊内进行关键词检索。

（三）高级检索

高级检索支持多个检索类型、多个检索字段和条件之间的逻辑组配检索，方便用户构建复杂检索表达式。点击主页检索框的右侧"高级检索"，即可进入高级检索界面。

在高级检索界面，用户可以对文献类型、发表时间、智能检索条件进行限定。在检索信息栏通过"＋""－"按钮添加或减少检索条件，通过"与"、"或"和"非"对多个检索条件进行逻辑组配，通过下拉菜单选择限定的检索字段，如主题（包含题名，关键词，摘要）、题名或关键词、作者、会议名称等，每个检索字段可选择精确检索或模糊检索。如图3-2-3所示。

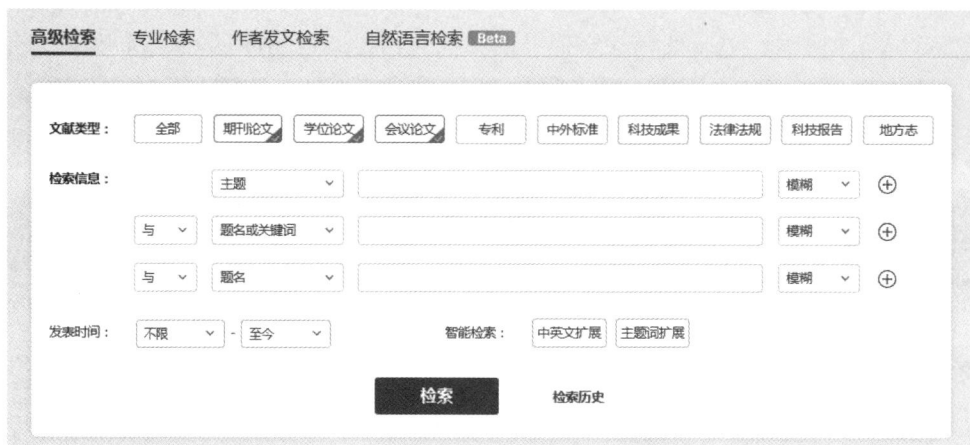

图3-2-3　万方数据知识服务平台高级检索页面

（四）专业检索

专业检索需要用户根据系统的检索语法编制检索式进行检索。点击主页检索框的右侧"高级检索"，再点击"专业检索"，即可进入专业检索界面。

在专业检索界面，用户可以在检索框手动输入检索表达式，也可从可检索字段栏中选择相应字段和逻辑运算符，构建检索表达式。如果对检索词不确定，用户可以单击页面右上方"推荐检索词"，输入需检索主题的内容文本，点击"提取关键词"，即可得到系统推荐的检索词。专业检索界面也提供对文献类型、发表时间、智能检索条件的限定，如图3-2-4所示。

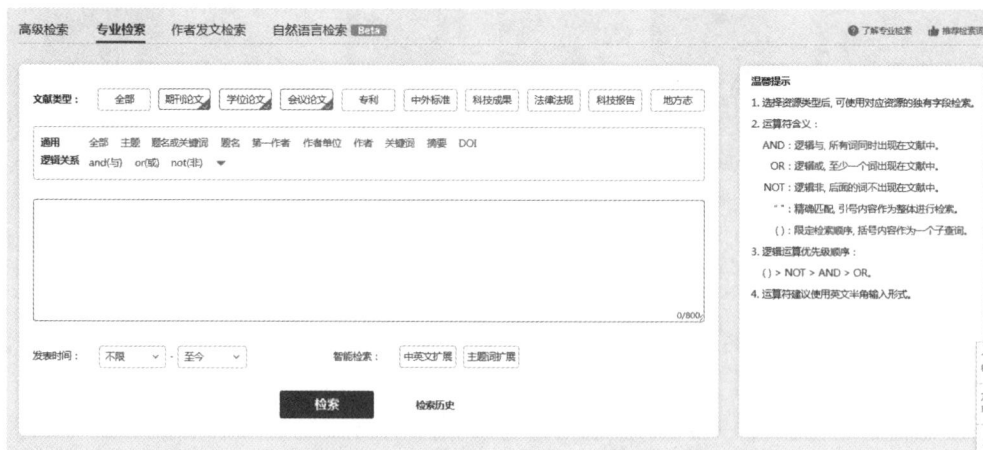

图3-2-4　万方数据知识服务平台专业检索页面

（五）作者发文检索

作者发文检索可通过输入作者姓名和作者单位等字段来精确查找相关作者的学术成果。点击主页检索框的右侧"高级检索"，再点击"作者发文检索"，即可进入检索界面。用户在检索信息栏通过"＋""－"按钮添加或减少检索条件，通过"与"、"或"和"非"对多个检索条件进行逻辑组配，通过下拉菜单选择限定的检索字段，如第一作者、作者单位等，每个检索字段可选择精确检索或模糊检索，界面也提供文献类型、发表时间的限定。

三、检索结果处理与个性化服务

（一）检索结果的显示

检索结果页面如图 3-2-5 所示。左侧筛选栏可以对检索结果的获取范围、资源类型、年份、语种、来源数据库、作者、机构等进一步限定。用户还可以通过上方的检索框对检索结果进行二次检索，二次检索的检索字段根据不同的资源会有所不同，主要包括标题、作者、关键词、起始年、结束年。

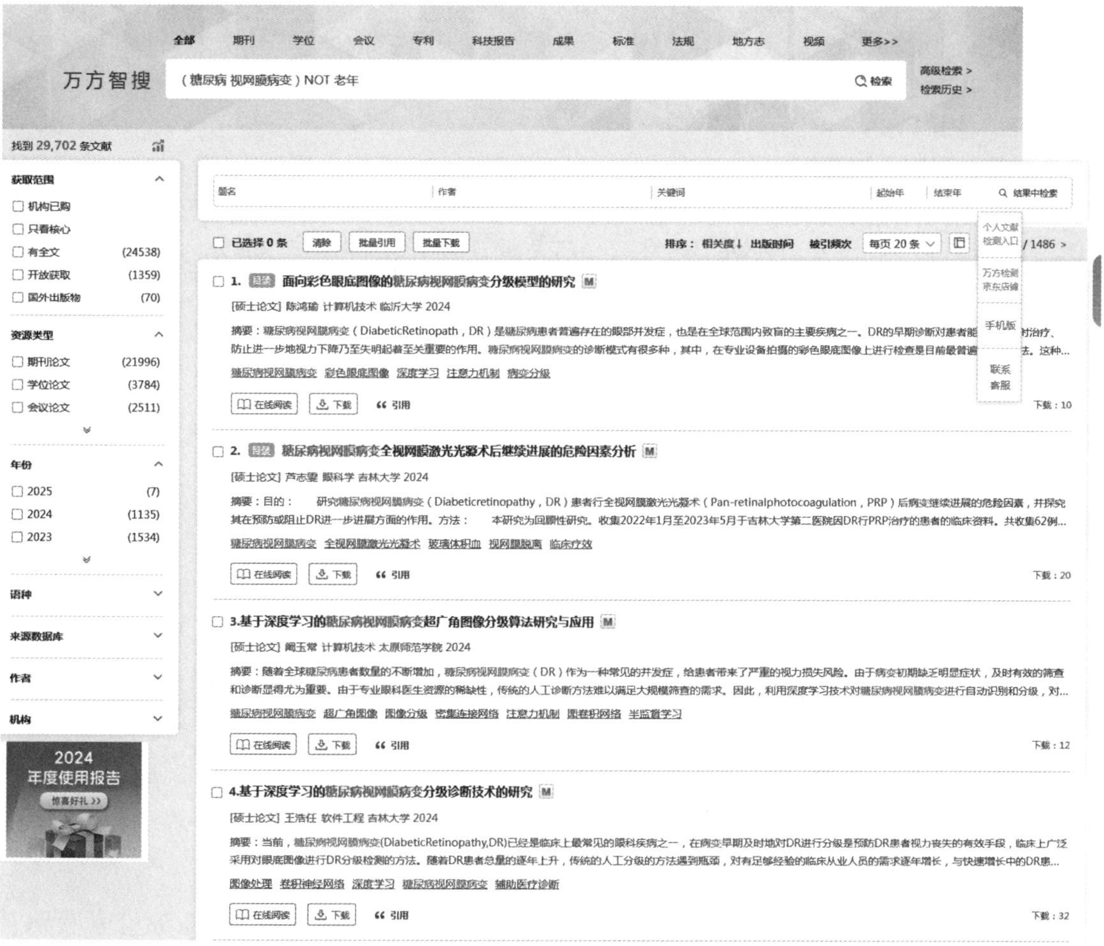

图 3-2-5　万方数据知识服务平台检索结果页面

检索结果有两种显示方式：详情式显示文献类型、题名、摘要、作者、关键词、来源、年/卷

（期）等信息，列表式只显示标题、作者、来源、时间等简要信息。用户还可按相关度、出版时间、被引频次对检索结果进行排序。

在检索结果页面点击文献标题，可显示文献的详细信息。以期刊文献为例，页面展示了文献的中英文标题、作者、作者单位、摘要、关键词、分类号、在线出版日期、页数等文献信息，提供在线阅读、下载、引用、收藏、分享、打印等操作。详情页右侧显示文献所在期刊的具体卷期，点击期刊封面可进入期刊详情页。此外详情页还显示了引文网络和参考文献，并提供相关文献、相关主题、相关学者和相关机构推荐。

（二）检索结果的下载与导出

在检索结果列表中，每篇文献题录下方有"引用"选项，点击即可在新界面中生成导出文献列表。题录的导出格式包括：参考文献格式（GB/T 7714 - 2015）、查新格式、NoteExpress、RefWorks、NoteFirst、EndNote、Bibtex、自定义格式。每篇结果文献题录下方还有"在线阅读"和"下载"按钮，用户点击后可浏览和下载 PDF 格式全文。如需批量下载全文或导出题录，可勾选相关结果条目，点击上方"批量下载"、"批量引用"进行操作，目前万方系统仅支持期刊文献的批量下载，一次最多下载 10 篇。

在结果详情页，用户点击"在线阅读"、"下载"、"引用"和"收藏"、"分享"、"打印"等标签，可对文章内容进行进一步处理。

（三）检索历史

点击主页检索框右侧的"检索历史"入口，即可进入检索历史界面。用户在该界面可以查看和导出检索历史，包括检索式、检索结果数量、检索时间等。未登录状态下，系统最多保存 50 条检索记录；个人用户登录状态下，系统默认保存用户最近 30 天内的 500 条检索记录。

（樊　嵘）

第三节　中华医学期刊全文数据库

一、简介

中华医学期刊全文数据库是中华医学会主办、中华医学杂志社出版发行的期刊全文数据库，主要收录中华医学会主办的各类期刊，目前共收录期刊 276 种，分为中华医学会系列期刊 202 种（包含中华系列、中国系列、国际系列等），以及出版平台合作期刊 74 种。该库首页如图 3 - 3 - 1 所示。

二、数据库检索

中华医学期刊全文数据库首页主要提供三种检索方式：简单搜索、高级检索和期刊检索。

（一）简单搜索

数据库首页默认进行简单搜索。检索栏上方的标签为检索范围，选项包括全库、期刊、

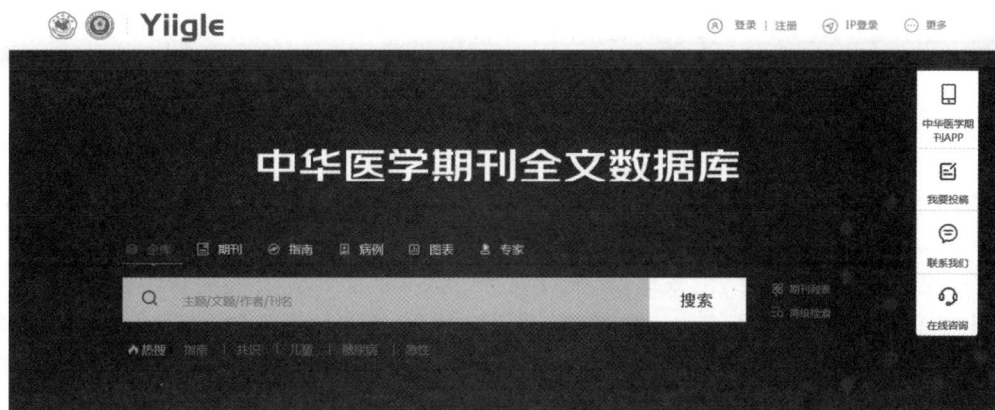

图 3-3-1　中华医学期刊全文数据库首页

指南、病例、图表和专家，默认选择为全库。在检索栏输入检索词，将在主题、文献标题、作者、刊名等多个字段执行检索。

（二）高级检索

点击数据库首页检索栏右侧"高级检索"链接，即可进入高级检索界面，如图 3-3-2 所示。

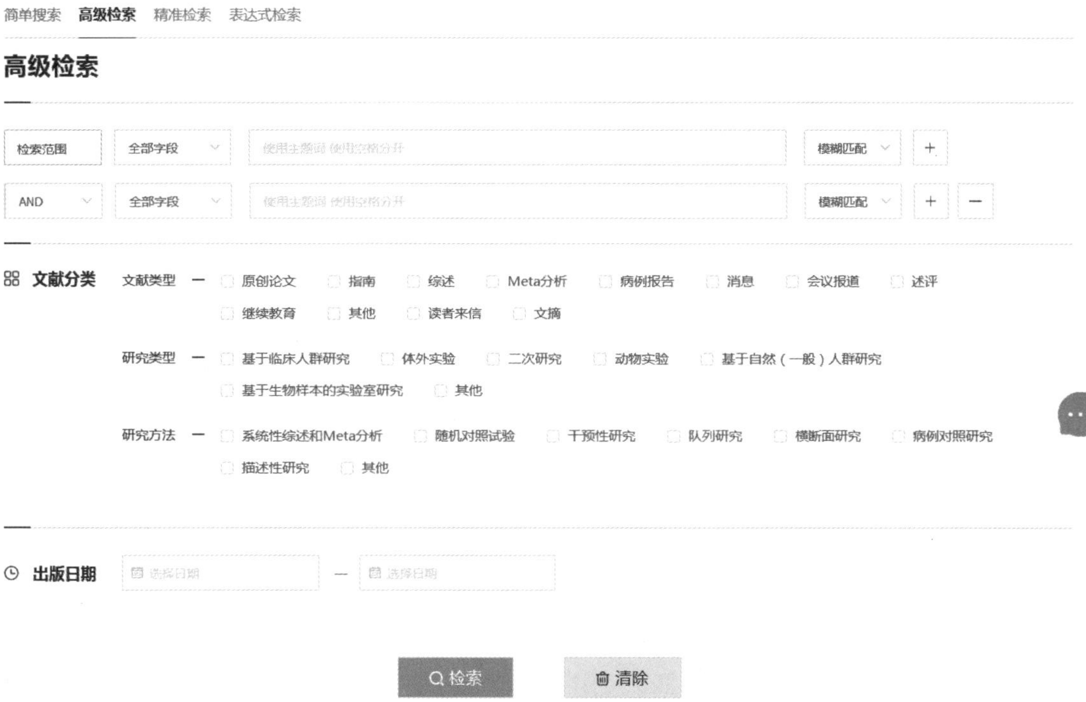

图 3-3-2　中华医学期刊全文数据库高级检索页面

高级检索支持多检索行的多字段逻辑组配检索。点击右侧"＋""－"可新增或删除检索行，每个检索行默认进行全部字段检索，用户也可以从下拉表单中选择限定的字段，如主题、标题、关键词、第一作者、通信作者、第一/通信作者、所有作者、作者单位、刊名、基金、摘要等。同一个检索行检索多个检索词需使用空格间隔,检索词之间的关系为逻辑与,检索行右侧下拉表单可选择限定条件"模糊匹配"、"精准匹配",后者不对检索内容进行切分。各检索行用逻辑算符"AND"、"OR"、"NOT"进行衔接,逻辑算符的顺序是按照从左到右的顺序执行。

检索栏下方是文献分类的限定条件,可进一步限定检索结果的文献类型、研究类型、研究方法以及出版日期范围。文献类型的选项包括:原创论文、指南、综述、Meta 分析、病例报告、消息、会议报道、述评、继续教育、其他、读者来信、文摘。研究类型的选项包括:基于临床人群研究、体外实验、二次研究、动物实验、基于自然(一般)人群研究、基于生物样本的实验室研究、其他。研究方法的选项包括:系统性综述和 Meta 分析、随机对照试验、干预性研究、队列研究、横断面研究、病例对照研究、描述性研究、其他。

(三)期刊检索

点击数据库首页检索栏右侧"期刊列表"链接,即可进入期刊检索界面。页面上方为检索栏,在检索栏输入中英文期刊名称,点击右侧"搜索"按钮,即可查找期刊,点击结果期刊封面,即进入期刊主页。点击检索栏右方"下载期刊列表"按钮,可获得 276 种期刊的刊名、出版周期、ISSN 刊号、CN 刊号、是否 OA 以及官网网址的表格信息。检索栏下方为期刊系列分类、学科分类和数据库收录分类,点击分类标签可在页面下方浏览相关期刊。

以查找《中华儿科杂志》为例,点击期刊封面,进入期刊主页,如图 3-3-3 所示。页面上方为期刊信息介绍,页面左下为期刊卷期汇总和最新一期的内容,可点选具体年份和卷期后浏览某一期的内容。在期内检索框内输入关键词,可在同一期内进行检索,点击"本期封面下载"和"本期目录下载"可下载当期封面和目录。页面右下则依次为期刊出版社的联系方式、刊内检索框和引证指标、相关期刊。

除了以上 3 种检索方式,网站还提供精准检索和表达式检索。点击网页右上方"更多",在下拉菜单里选择检索中心,点击"精准检索"、"表达式检索"的标签,即可进入相关页面。

(四)精准检索

在检索框内输入文献 DOI 号,点击下方"检索"按钮,即可查找相关文献。

(五)表达式检索

在检索栏中构建检索表达式,点击下方"检索"按钮,即可查找相关文献。

三、检索结果处理与个性化服务

(一)检索结果显示

以检索"单克隆抗体在特应性皮炎治疗中的应用"为例,检索结果页面如图 3-3-4 所示。页面左侧可对学科分类、发表年度、文献类型、数据库收录、期刊类型、研究类型、研究方法、关键词、标签、来源期刊、作者、机构、基金等字段进行聚类,用户点击对应条目即可精炼检索结果。页面中间显示了检索式和检索结果,并提供结果排序和显示设置。如选择"简约版"显示,页面右侧仅显示检索结果的年度分布;如选择"专业版"显示,页面右侧则提供检索表达式编辑、检索结果的年度分布、相关图表、机构分布、作者分布等信息。

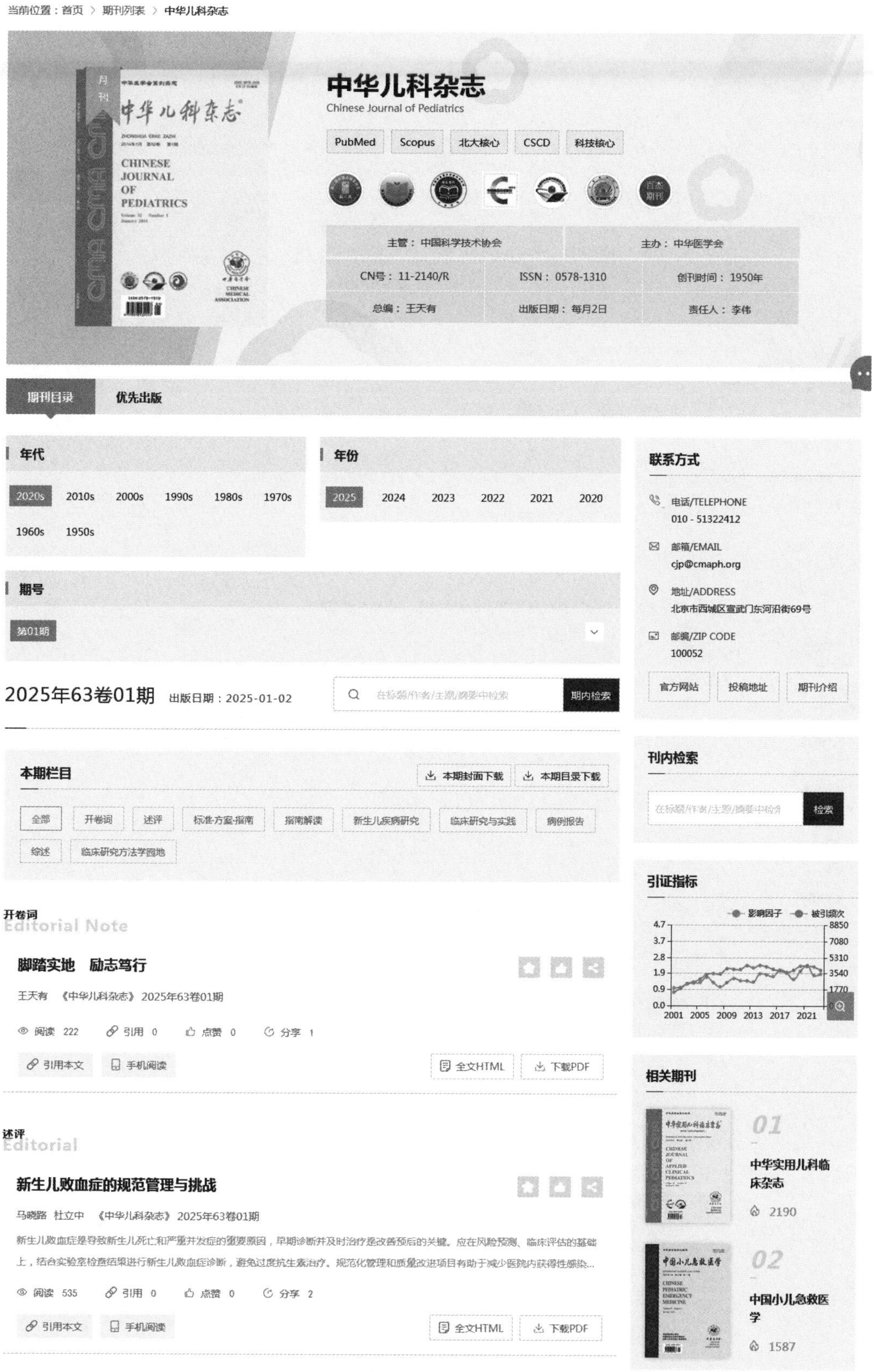

当前位置：首页 > 期刊列表 > 中华儿科杂志

中华儿科杂志
Chinese Journal of Pediatrics

| PubMed | Scopus | 北大核心 | CSCD | 科技核心 |

主管：中国科学技术协会		主办：中华医学会
CN号：11-2140/R	ISSN：0578-1310	创刊时间：1950年
总编：王天有	出版日期：每月2日	责任人：李伟

期刊目录　优先出版

年代

| 2020s | 2010s | 2000s | 1990s | 1980s | 1970s |
| 1960s | 1950s |

年份

| 2025 | 2024 | 2023 | 2022 | 2021 | 2020 |

期号

第01期

2025年63卷01期　出版日期：2025-01-02

在标题/作者/主题/摘要中检索　　期内检索

本期栏目

本期封面下载　本期目录下载

| 全部 | 开卷词 | 述评 | 标准·方案·指南 | 指南解读 | 新生儿疾病研究 | 临床研究与实践 | 病例报告 |
| 综述 | 临床研究方法学园地 |

开卷词
Editorial Note

脚踏实地　励志笃行

王天有　《中华儿科杂志》2025年63卷01期

⊙阅读 222　⊘引用 0　♡点赞 0　⟳分享 1

引用本文　手机阅读　　全文HTML　下载PDF

述评
Editorial

新生儿败血症的规范管理与挑战

马晓路 杜立中　《中华儿科杂志》2025年63卷01期

新生儿败血症是导致新生儿死亡和严重并发症的重要原因，早期诊断并及时治疗是改善预后的关键。应在风险预测、临床评估的基础上，结合实验室检查结果进行新生儿败血症诊断，避免过度抗生素治疗。规范化管理和质量改进项目有助于减少医院内获得性感染...

⊙阅读 535　⊘引用 0　♡点赞 0　⟳分享 2

引用本文　手机阅读　　全文HTML　下载PDF

联系方式

☎ 电话/TELEPHONE
010 - 51322412

✉ 邮箱/EMAIL
cjp@cmaph.org

◎ 地址/ADDRESS
北京市西城区宣武门东河沿街69号

▢ 邮编/ZIP CODE
100052

官方网站　投稿地址　期刊介绍

刊内检索

在标题/年测/主题/摘要中检索　　检索

引证指标

相关期刊

01
中华实用儿科临床杂志
⊿ 2190

02
中国小儿急救医学
⊿ 1587

图3-3-3　中华医学期刊全文数据库《中华儿科杂志》页面

当前位置：首页 > 全库 >

学科分类

皮肤病学   4
传染病学   1
医学微生物学(包..   1
呼吸病学   1
实验诊断学   1
+

发表年度

年 - 年 确认

2024   1
2023   1
2022   2
2021   2
2017   1

文献类型

综述   5
其他   1
述评   1

数据库收录

Embase/E..   2
Scopus   2
中国科学引文数据..   2
中国科技论文与引l..   1
北大中文核心期刊   1
+

期刊类型

中华系列   3
中国系列   1
国际系列   3

研究类型

其它   6

研究方法

其他   6

关键词

标签

来源期刊

作者

机构

基金

全库 ∨ | 主题/关键词/作者/刊名   **搜索**   高级检索   历史检索

找到 **7** 条文献 | 检索式：(主题=单克隆抗体*) AND 主题=特应性皮炎*   在结果中检索

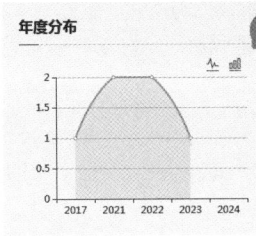

□ 全选   引用   简约版 专业版   相关性   10条

□ **生物制剂与新型冠状病毒：机制与应对**

孙英 《中华医学信息导报》 2022年37卷16期

阅读 200   引用 0   点赞 0   分享 0   ★ 👍 <

引用本文   批量引用   手机阅读   全文HTML   下载PDF

□ [综述] **常见2型炎症性疾病的生物制剂治疗现状**

普丹迪 路颖云 崔殉苓 等 《国际耳鼻咽喉头颈外科杂志》 2024年48卷02期

由2型炎症因子所致的疾病被称为2型炎症性疾病，疾病涉及多个系统，且有着复杂的发病机制，可多种疾病共存，降低患者生活质量，造成沉重的生活负担。随着对2型炎症因子致病机制的深入研究及精准...

阅读 319   引用 0   点赞 0   分享 1   ★ 👍 <

引用本文   批量引用   手机阅读   全文HTML   下载PDF

□ [综述] **度普利尤单抗治疗特应性皮炎患者过程中眼表不良事件研究现状**

陈玮 马黎 林伟青 《中华实验眼科杂志》 2022年40卷03期

特应性皮炎是一种慢性复发性炎症性皮肤病，度普利尤单抗是一种单克隆抗体，其与细胞表面白细胞介素(IL)-4α受体结合阻断IL-4及IL-13的信号通路，治疗中可阻遏特应性反应。结膜炎及睑缘炎的发病率...

阅读 1041   引用 3   点赞 0   分享 0   ★ 👍 <

引用本文   批量引用   手机阅读   全文HTML   下载PDF

□ [述评] **特应性皮炎的治疗进展：新药物、新手段、新模式**

宋志强 欢欢 《中华皮肤科杂志》 2021年54卷02期

特应性皮炎是一种反复发作的炎症性皮肤病，现有的治疗方法虽能缓解症状，但仍存在一定的局限性及不良反应。近年来，随着特应性皮炎关键炎症分子的发现和靶向治疗药物的开发，给临床带来一些新...

阅读 2998   引用 22   点赞 0   分享 2   ★ 👍 <

引用本文   批量引用   手机阅读   全文HTML   下载PDF

□ [综述] **特应性皮炎的靶向治疗新进展**

房祥芳 黄钰洁 李若峰 等 《国际医药卫生导报》 2023年29卷24期

特应性皮炎（AD）是一种常见的慢性、复发性、炎症性皮肤病，严重影响患儿的成长发育和成人的生活质量。传统的治疗药物通常存在许多局限性，且往往对中重度AD患者的疗效欠佳。近年来，生物制剂...

阅读 735   引用 0   点赞 0   分享 1   ★ 👍 <

引用本文   批量引用   手机阅读   全文HTML   下载PDF

□ [综述] **变应原特异性免疫治疗特应性皮炎的进展**

龙玲珑 姚煦 杨雪源 《国际皮肤性病学杂志》 2017年43卷02期

特应性皮炎作为一种过敏性皮肤病，变应原在其致病过程中起重要作用，变应原特异性免疫治疗通过多次、小剂量接触变应原，诱导机体产生免疫耐受，针对病因治疗是改变过敏性疾病进程唯一一有效的方...

阅读 665   引用 0   点赞 0   分享 0   ★ 👍 <

引用本文   批量引用   手机阅读   全文HTML   下载PDF

检索表达式 🔒

(主题=单克隆抗体*) AND 主题=特应性皮炎*

检索   清除

年度分布

2017 2021 2022 2023 2024

相关图表 更多 →

机构分布

中国医学科学院北京协和医院   1
中国医学科学院皮肤病医院（..   1
成都中医药大学附属医院   1
滨州医学院附属医院   1
西南医院   1

作者分布

姚煦   1
孙英   1
宋志强   1
崔殉苓   1
房祥芳   1

图 3 - 3 - 4 中华医学期刊全文数据库检索结果页面

点击检索结果页面上方"在结果中检索"标签,可在下拉检索框中输入标题、主题、关键词、作者、作者单位、刊名,实现二次检索。

(二) 检索结果的下载和导出

用户可通过点击结果条目下方的"全文 HTML"和"下载 PDF"进行全文浏览和下载。如用户手机安装了中华医学期刊 app,点击"手机阅读"可在 app 上进行全文浏览。点击"引用本文"可直接复制记录的参考文献格式或将记录导出至文档管理软件,目前数据库支持接入 NoteExpress、EndNote、RefWorks、NoteFirst 和医学文献网。如需导出多篇文献,可点击所需结果上方的"批量引用",逐条添加记录,再点击右侧的蓝色圆形图标,即可实现多条记录参考文献格式的复制和导出。

(三) 检索历史

点击检索结果页面右上方的"历史检索"按钮,即可进入检索历史页面。目前系统提供用户最近 24 小时内的检索历史,包括检索策略、检索结果、检索时间,用户还可以点击"组合"下拉按钮,对多条检索策略进行 AND、OR 和 NOT 运算。点击单条记录右侧的垃圾桶图标可以清除相关检索历史。

（樊　嵘）

第四节　维普中文期刊服务平台

一、简介

维普中文期刊服务平台是由原中国科学技术情报研究所重庆分所,现维普资讯有限公司推出的中文学术期刊大数据服务平台。平台自 1989 年至今累计收录中文期刊 15 000 余种,收录现刊 9 000 余种,文献总量 7 700 余万篇。收录行业内各种标准的核心期刊。中文期刊服务平台以《中国图书馆分类法》(第五版)为标准进行数据标引,建立了医药卫生、农业科学、机械工程、自动化与计算机技术、化学工程、经济管理、政治法律、哲学宗教、文学艺术等 35 个一级学科、457 个二级学科的分类体系,文献覆盖全学科领域。

二、数据库检索

(一) 一框式检索

平台主页默认一框式跨库检索(图 3-4-1)。在框中输入检索词或检索式进行检索,平台提供题名或关键词、题名、关键词、摘要、作者、第一作者、机构、刊名、分类号、基金、参考文献、栏目信息等检索字段。

(二) 高级检索

点击主页"高级检索"进入高级检索界面。高级检索提供两种模式:高级检索和检索式检索。用户可以运用布尔逻辑运算,进行多条件组配检索,一步获取最优检索结果。

1. 高级检索

检索界面由多个检索框组成(图 3-4-2),每个检索框可以选择题名或关键词、题名、关

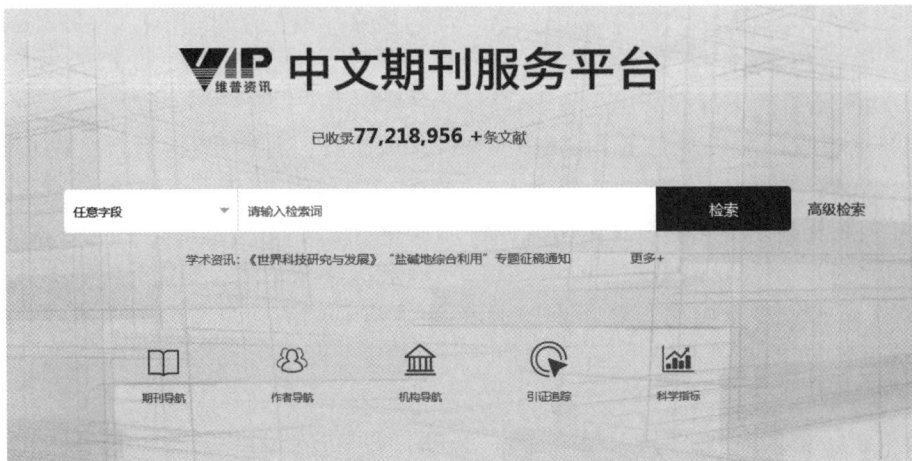

图 3-4-1 维 普 主 页

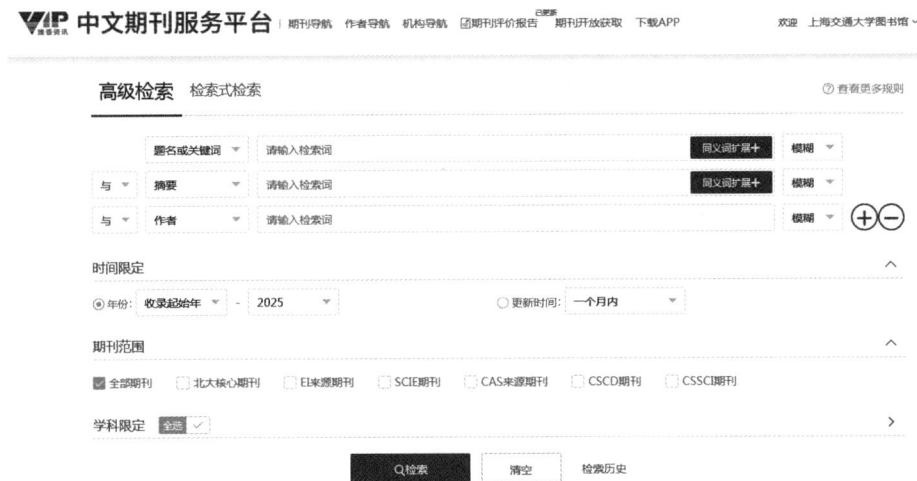

图 3-4-2 高 级 检 索

键词、摘要、作者、第一作者、机构、刊名、分类号、参考文献、基金资助、作者简介、栏目信息等字段进行限定,用户可以运用"AND/and/*、OR/or/+、NOT/not/-"来分别表达"与、或、非"的布尔逻辑关系将多个检索词进行组配检索。并且通过时间范围限定、期刊范围限定、学科范围限定来调整检索范围。时间限定从 1989 年到今年已发表的文献,还可以限定近期内更新的文献,比如一个月内、三个月内、半年内、一年内、当年等。期刊范围提供全部期刊、北大核心期刊、EI 来源期刊、SCI 来源期刊、CAS 来源期刊、CSCD 来源期刊、CSSCI 来源期刊 7 个选项。学科限定提供 35 种学科供选择。还可以选择"精确"和"模糊"两种匹配方式,以及选择是否进行"中英文扩展"和"同义词扩展"进行文献的限定和筛选。

2. 检索式检索

在主页点"高级检索",选择"检索式检索"(图 3-4-3)。界面和高级检索类似,但只提供一个检索框。用户可以在检索框内输入检索词、字段标识符、运算符等内容自行构建检索表达式。字段标识符 U=任意字段、M=题名或关键词、K=关键词、A=作者、C=分类号、

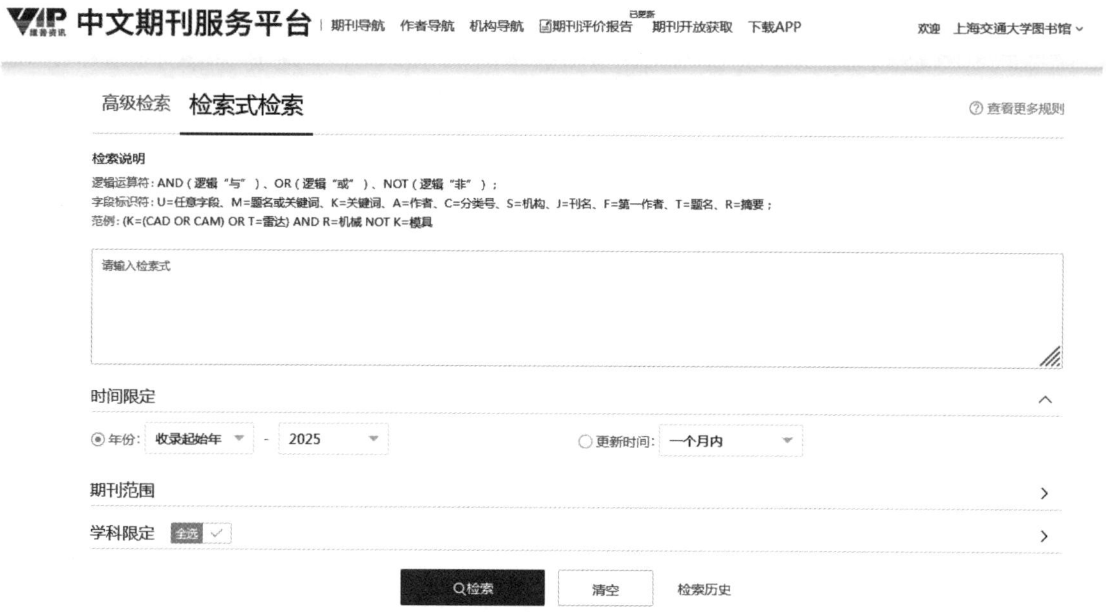

图 3-4-3 检 索 式 检 索

S＝机构、J＝刊名、F＝第一作者、T＝题名、R＝摘要。逻辑运算符可以使用"AND/and/*、OR/or/＋、NOT/not/－"来分别表达"并且、或者、非"三种逻辑运算。AND、OR、NOT前后须空一格，逻辑运算符优先级为：NOT＞AND＞OR，且可通过英文半角括号"（）"进一步提高优先级。也可使用界面下方的时间限定、期刊范围、学科限定等检索条件对检索范围进行限定或筛选。

（三）期刊导航

点击主页"期刊导航"进入期刊导航页面（图 3-4-4），可以选择按期刊学科分类导航、核心期刊导航、国外数据库收录进行期刊检索。选择学科分类导航中任一学科类别点击进入，就可以查看到该学科所涵盖的相关期刊。也可以使用期刊检索框，通过刊名、ISSN 号、CN 号、主办单位、主编、邮发代号等字段进行限定检索。

（四）作者导航

点击主页"作者导航"进入作者导航页面。可通过作者、机构、主题、期刊、学科、地区、任意字段 7 个检索字段进行作者检索，也可以按学科分类浏览作者信息。

三、检索结果处理与个性化服务

（一）检索结果显示及筛选

检索结果（图 3-4-5）的界面左侧可以进行二次检索，即在已有检索结果的基础上可以对题名、关键词、摘要、作者、第一作者、机构、刊名、分类号、参考文献、作者简介、基金资助、栏目信息等字段进行再次检索限定，缩小检索范围，进一步精炼检索结果。也可以根据年份、学科、期刊收录、主题、期刊、作者、机构等限定条件进行限定、筛选。检索结果的界面，点击右上角"检索历史"，可以看到检索历史由编号、检索结果、检索表达式构成。点击检索结果列的数字，可以显示该表达式所有检索到的文献。检索结果排序平台提供相关度排序、被

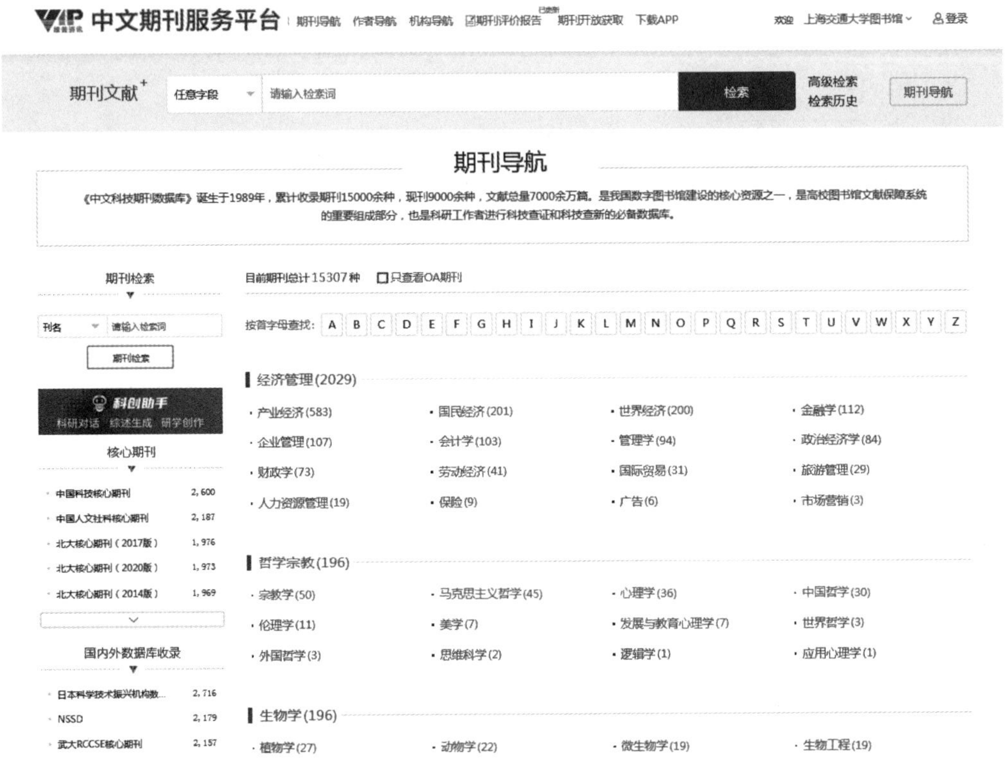

图 3-4-4　期 刊 导 航

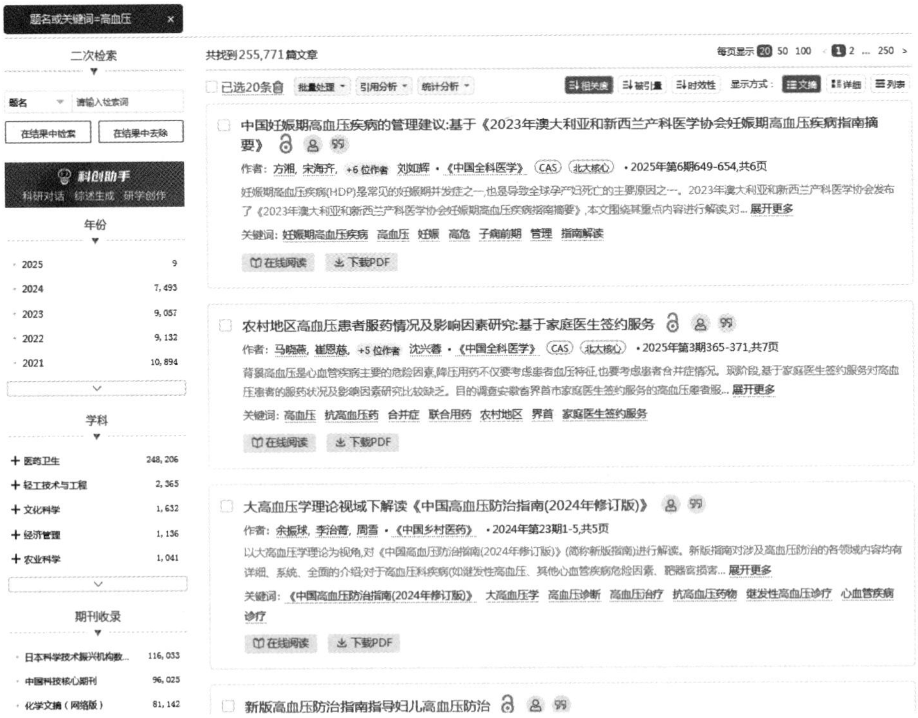

图 3-4-5　检 索 结 果

引量排序和时效性排序三种排序方式,用户可以从不同维度对检索结果进行梳理。

(二)检索结果下载和分析

在检索结果界面,分别有"批量处理"、"引用分析"、"统计分析"选项对选中文献进行结果处理。勾选需要查看的文献,点击"批量处理",可以导出选中文献的题录或者下载全文。文献题录导出平台支持文献题录信息的导出功能,支持的导出格式为文本、查新格式、参考文献、XML、NoteExpress、Refworks、EndNote、Note First、自定义导出、Excel 导出。用户可以勾选目标文献,点击"导出"按钮后选择适当的导出格式实现此功能。点击"引用分析",可分别对选中文献所引用参考文献或被引用情况进行检索汇总;点击"统计分析",可以对文献进行概述(检索条件及检索结果)、学术成果产出分析(发文量与被引量及趋势图)、主要发文人物分析、主要发文机构统计分析、文章涉及主要学科统计、主要期刊统计分析等。维普收录了数百种开放获取期刊,用户只需注册登录即可免费获取。

(三)特色功能介绍

维普提供职称评审材料打包下载服务,点击文献细览页的"职称评审材料打包下载"功能,下载职称评定的相关资料,包括文献 pdf 全文、目录、封面、封底信息、文献详情页等(图 3-4-6)。

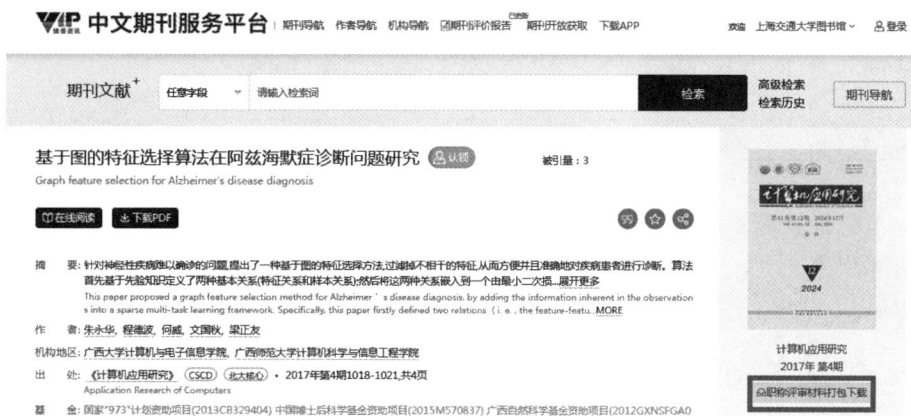

图 3-4-6 职称评审材料打包下载服务

(四)个性化用户中心

注册个人账号的用户可在个人中心中查看自己的检索历史、浏览历史、下载历史等行为轨迹;对感兴趣或有价值的文献进行收藏;对感兴趣的期刊进行关注;对需要持续追踪的检索式进行邮件订阅。

(陆曦凡)

第五节 ScienceDirect

一、简介

ScienceDirect 数据库(简称 SD)是荷兰爱思唯尔出版集团(Elsevier B. V.)的主要产品

之一,收录了 2 900 余种期刊和 46 000 余种图书、手册和参考工具书等,其中包括知名的《柳叶刀》《细胞》系列期刊和经典的参考书如《酶学方法》。ScienceDirect 内容以科学、技术与医学为主,涵盖自然科学与工程学、生命科学、健康科学、社会科学与人文科学四大学科领域的 24个学科类目。ScienceDirect 还集成了多种外部资源的内容,包括音频、视频和数据集等。ScienceDirect 收录期刊具有种类多、质量高、学科覆盖范围广、更新速度快、回溯时间长等优点,用户可以浏览检索 2 900 余种同行评议期刊,超过 2 100 万篇文献全文,最早可回溯至 1823 年。

二、数据库检索

ScienceDirect 提供检索和浏览两种检索方式。

(一) 检索

1. 快速检索

快速检索(Quick Search)的检索框在数据库首页上方,如图 3-5-1 所示。直接输入术语(Find articles with these terms)、期刊/图书名(In this journal or book title)、作者(Author(s))等信息即可进行快速检索。术语检索是在除参考文献以外的文献全文中进行查找,期刊/图书名检索输入检索词后系统会提供推荐的出版物列表供选择。

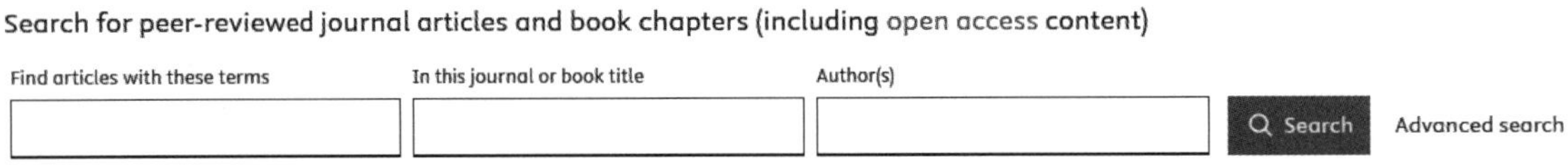

Search for peer-reviewed journal articles and book chapters (including open access content)

Find articles with these terms	In this journal or book title	Author(s)

Q Search   Advanced search

图 3-5-1 ScienceDirect 快速检索页面

2. 高级检索

点击快速检索框右侧的"Advance Search"即可进入高级检索界面,如图 3-5-2 所示。

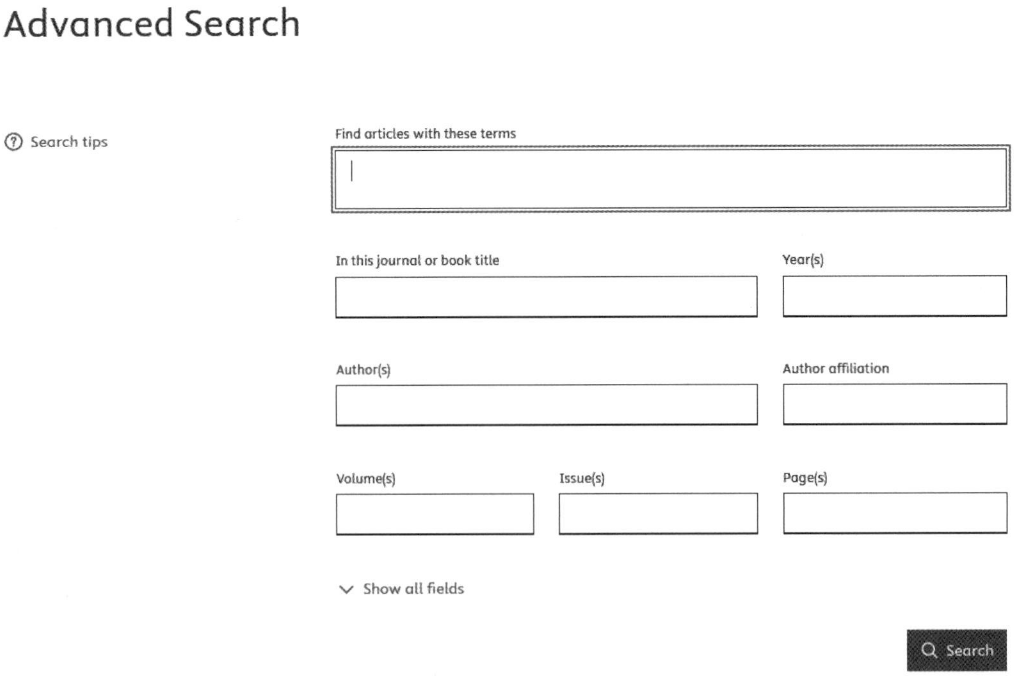

Advanced Search

⑦ Search tips

Find articles with these terms

In this journal or book title   Year(s)

Author(s)   Author affiliation

Volume(s)   Issue(s)   Page(s)

⌄ Show all fields

Q Search

图 3-5-2 ScienceDirect 高级检索页面

除了快速检索提供的字段外，高级检索还提供了出版年［Year（s）］、作者所属机构（Author affiliation）、卷［Volume（s）］、期［Issue（s）］、页［Page（s）］等字段。其中，出版年字段必须是四位数，如 2020 或 2021—2023；页字段可以输入首页或末页，或具体页数范围如 5 - 12，也可以输入文献号进行检索。点击"Show all fields"，可显示所有字段，包括"篇关摘"（Title，abstract，or author-specified keywords）、标题（Title）、参考文献（References）、ISSN/ISBN 字段。用户可以通过多字段组合检索以及编辑复杂检索式等实现更为精准的检索。

ScienceDirect 支持的检索技术包括：

（1）布尔逻辑检索：支持的布尔运算符包括 AND、OR、NOT 和连字符（或减号），连字符（或减号）被认为是 NOT 运算符。运算符必须大写，逻辑关系优先顺序为：NOT＞AND＞OR。复杂检索式可以使用括号，以使关系清晰明确，如（a OR b）AND（c OR d）。

（2）精确检索：将短语加上双引号（""）即可进行强制的精确检索。精确检索中会忽略标点符号，如搜索"heart-attack"和"heart attack"会返回相同的结果。精确检索包含复数和拼写变形，如检索"heart attack"结果包含"heart attacks"，检索"color code"结果包含"colour code"。

（二）浏览

ScienceDirect 提供按学科主题浏览和按出版物名字顺浏览。

1. 按学科分类浏览

ScienceDirect 主页将书刊按 4 大学科领域 24 个二级学科类目列于页面中部，提供相关学科的书刊列表、热点文献和最新出版物，具体分类为：

（1）自然科学与工程学（Physical Sciences and Engineering）：二级类目包含化学工程学（Chemical Engineering）、化学（Chemistry）、计算机科学（Computer Science）、地球和行星学（Earth and Planetary Sciences）、能源科学（Energy）、工程学（Engineering）、材料科学（Materials Science）、数学（Mathematics）、物理学和天文学（Physics and Astronomy）。

（2）生命科学（Life Sciences）：二级类目包含农业与生物学（Agricultural and Biological Sciences）、生物化学、遗传学和分子生物学（Biochemistry，Genetics and Molecular Biology）、环境科学（Environmental Science）、免疫学和微生物学（Immunology and Microbiology）、神经科学（Neuroscience）。

（3）健康科学（Health Sciences）：二级类目包含医学和牙医学（Medicine and Dentistry）、护理与卫生保健（Nursing and Health Professions）、药理学，毒理学和制药科学（Pharmacology，Toxicology and Pharmaceutical Science）、兽医学（Veterinary Science and Veterinary Medicine）。

（4）社会科学与人文科学（Social Sciences and Humanities）：二级类目包含艺术与人文科学（Arts and Humanities）、商业，管理和财会（Business，Management and Accounting）、决策科学（Decision Sciences）、经济学，计量经济学和金融学（Economics，Econometrics and Finance）、心理学（Psychology）、社会科学（Social Sciences）。

点击学科类目，可显示该类目下按出版物名称字顺排列的书刊列表。页面左侧可进一步选择出版物的具体学科领域（subject area）和二级学科类目（Secondary Subject Area），限定结果的出版物类型（Publication Type）、期刊状态（Journal status）、访问类型（Access

Type)等。页面上方检索框可以检索出版物名称。

2. 按学出版物名称字顺浏览

点击 ScienceDirect 主页顶部"Journals & Books",或主页底部"Browse by Publication Title"右侧的出版物名称首字母,即可浏览书刊列表。

点击书名进入图书主页,用户可浏览图书简介和目录,并可进一步下载具体章节。点击刊名进入期刊主页,用户可浏览卷期汇总、期刊信息、投稿指南和期刊指标,页面还提供检索框供用户进行期刊内检索。

三、检索结果处理与个性化服务

(一) 检索结果的显示和输出

检索结果页面如图 3-5-3 所示。

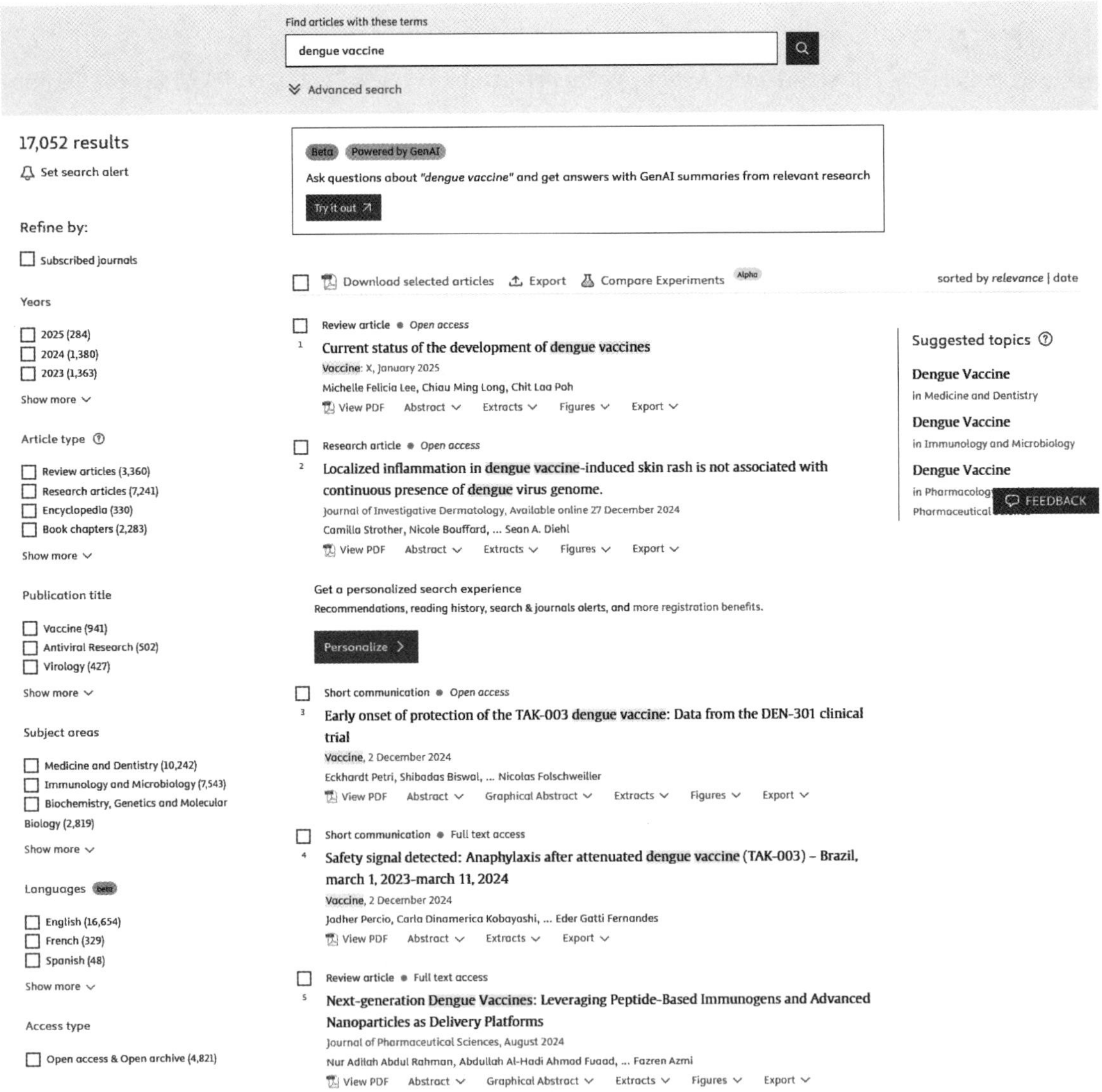

图 3-5-3　ScienceDirect 检索结果页面

页面左侧是筛选条件，用户可通过订阅的期刊（Subscribed Journals）、出版年（Years）、文献类型（Article Type）、出版物名称（Publication Title）、学科领域（Subject Areas）、语种（Languages）、访问类型（Access Type）进一步限定检索结果。

页面右侧为系统推荐的不同学科类目下的相关主题（Topics）。ScienceDirect 利用机器学习和自然语言处理（NLP）技术，从爱思唯尔的文献资源（包括百科全书、期刊评论类文章、专著、丛书和手册等）中识别出基于主题的相关信息，从而能以简单易懂的方式介绍新的主题概念。用户点击主题链接后可查看该主题在不同学科类目下的定义、参考的文献或图书章节、相关术语和作者。

检索结果的文献列表以题录的形式显示，包括文献标题、出处、作者，可按相关度或日期进行排序。每条题录上方显示结果的文献类型，如题录上方有"full text access"、"open access"标记，点击文献标题可以查看 HTML 格式全文。每条题录下方提供浏览全文（View PDF）、摘要（Abstract）、图片摘要（Graphical Abstract）、图表（Figures）、单篇导出（Export）等功能。选中多篇文献后还可以在网页上方点击"Download Selected Articles"批量下载全文、"Export"批量导出、"Compare Experiments"以列表形式比较多个研究的实验类型、目标、材料、方法、结果和结论。

目前 ScienceDirect 还在检索结果页面上方插入了测试中的生成式人工智能问答入口，点击"Try it out"按钮，可以针对此前的检索进一步提问。

（二）检索历史和个性化服务

高级检索页面下方，显示用户最近 5 条检索式，如注册并登录个人账户后，用户可查看最近的 100 条检索式。除查看检索历史外，个人账户还可查看系统推荐、阅读历史、设置提醒管理、修改密码等。

（樊　嵘）

第六节　Springer Nature Link

一、简介

Springer Nature Link 平台是德国施普林格·自然（Springer Nature）出版集团旗下的科学、技术和医学（STM）以及人文与社会科学（SSH）领域的在线数据库，提供期刊、图书、丛书、会议论文集、参考工具书和实验室指南等文献资源，收录文献超过 1 600 万篇，囊括了 Springer、Palgrave Macmillan、Biomedcentral 与 Apress 等品牌的出版物。

目前 Springer Nature Link 平台收录近 4 000 种期刊，最早可回溯至 1842 年，平台还收录了包括学术专著、会议论文集、参考工具书、教科书和系列丛书等出版类型超过 30 万种电子图书，所有出版物涵盖了 12 个学科领域：生物科学（Biological Sciences）、化学（Chemistry）、地球和环境科学（Earth and Environmental Sciences）、人文社会科学（Humanities and Social Sciences）、数学（Mathematics）、统计学（Statistics）、商业管理（Business and Management）、计算机科学（Computer Science）、健康科学（Health Sciences）、

材料科学（Materials Science）、物理学与天文学（Physics and Astronomy）、技术与工程学（Technology and Engineering）。

二、数据库检索

Springer Nature Link 提供检索和浏览两种检索方式。

（一）检索

在 Springer Nature Link 首页的检索框内输入检索词或检索式，可以是 DOI、作者姓名、关键词等，点击右侧搜索按钮，即可进行基本检索，如图 3‐6‐1 所示。检索过程中，用户合理使用检索字段和检索运算符构建检索式，可以使检索结果更为精确。

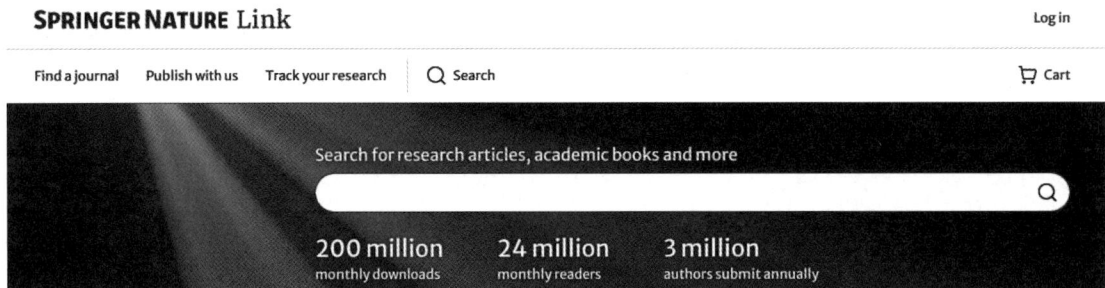

图 3‐6‐1　Springer Nature Link 检索页面

Springer Nature Link 支持的检索技术包括：

1. 布尔逻辑检索

逻辑与采用"AND"或"&"运算符，逻辑或采用"OR"或"|"运算符，逻辑非采用"NOT"运算符。系统默认检索式中的空格为逻辑与运算。运算符必须大写，逻辑关系优先顺序为：NOT＞OR＞AND。

2. 截词检索

通配符"＊"表示 0 到 n 个字符，如输入"hea＊"，可以检索到"head""heats""health""heated""heating"等。通配符"?"表示一个字符，如输入"hea?"，可以检索到"head""heat""heal"等。

3. 位置检索

位置算符"NEAR"代表连接的两词没有特定的顺序。"NEAR/n"（n 可以是 1 至 10 的整数）表示两词的间隔距离小于或等于 n 个单词，若缺省"/n"，则系统默认 n 等于 10。

4. 词根检索

对于检索框中输入的检索词，系统会自动匹配与该检索词具有相同词根的词语。若检索"running"一词，检索结果将包含"runner""run""ran"等的匹配项。

5. 短语检索

即精确检索，将短语加上英文半角状态下的双引号即可进行强制的短语检索。如检索"heart failure"，只能匹配到 heart failure 这个词组。

6. 作者检索

中文作者用汉语拼音，名前姓后的顺序，例如检索江帆的文章，需要输入"fan jiang"。英文作者用自然语序,直接输入即可。

(二) 浏览

1. 按学科浏览

点击 Springer Nature Link 主页检索框下方"Browse by Subject"标识,可跳转至页面中的学科领域浏览类目,如图 3 - 6 - 2 所示。点击学科领域如健康科学(Health Sciences),系统显示该类目下的学科(Disciplines)如医学与公共卫生、药学、生物医学、牙科学的全部文献。展开之后可以按文献类型(Content Type)、出版时间(Date Published)、主题概念(Subjects)、子学科(Subdisciplines)、语种(Languages)等进一步限定检索结果。

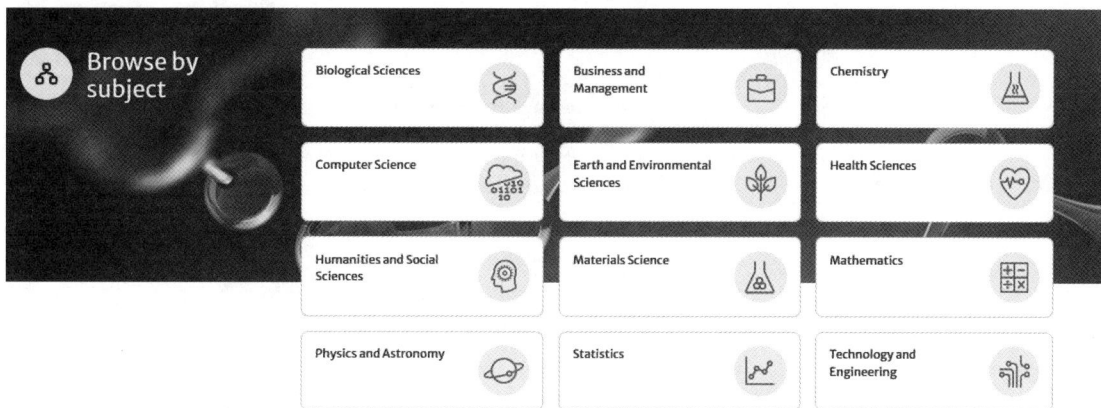

图 3 - 6 - 2　Springer Nature Link 按学科浏览页面

2. 按出版物名字顺浏览

点击 Springer Nature Link 主页底部"Journals A-Z"和"Books A-Z"标识,即可进入相关页面按字顺浏览或查找书刊信息。

(1) 按期刊英文名字顺浏览:点击"Journals A-Z"后可按期刊名称英文字顺浏览期刊,也可在浏览页右上方的检索框内输入检索词进行期刊检索。点击页面上某一英文字母,可显示该字母开头的期刊列表。点击期刊名称,可查看相关期刊的基本信息,包括期刊简介、影响因子等出版相关数据、最新一期的内容等。

(2) 按图书英文名字顺浏览:点击"Books A-Z"后可按图书名称英文字顺浏览期刊,也可在浏览页右上方的检索框内输入检索词进行图书检索。点击页面上某一英文字母,可显示该字母开头的图书列表。点击图书名称,可查看相关图书的基本信息,包括书名、著者、出版年份、关键词、被引次数、目录等,也可在页面的检索框内输入关键词进行图书内检索。

三、检索结果处理与个性化服务

(一) 检索结果的显示和输出

检索结果页面如图 3 - 6 - 3 所示,左侧是筛选条件,用户可通过内容类型(Content Type)、出版日期(Date Published)、语种(Language)、主题(Subjects)、学科(Discipline)、子学科(Subdiscipline)、出版物名称(Published in)、作者(Author),进一步限定检索结果。

检索结果列表位于页面右侧,可按相关度或日期进行排序。期刊文献或图书章节的结

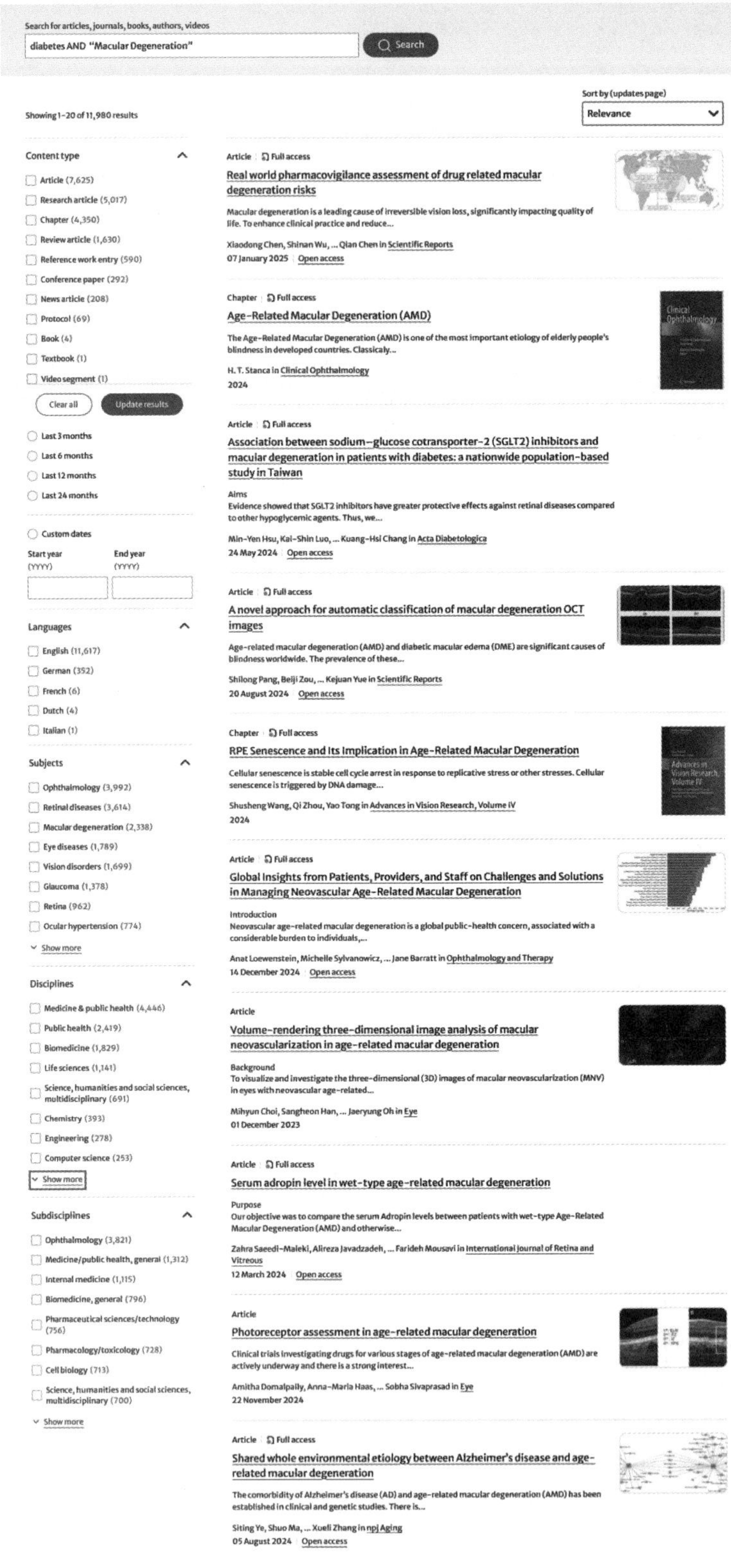

图 3-6-3 Springer Nature Link 检索结果页面

果包含标题、摘要首句、出处、作者、出版时间和代表图片；出版物的结果包含书刊名、简介首句、作者、出版年和书刊封面。单条结果上方显示文献类型，如有"full text access"标记，点击文献标题可以查看 HTML 格式全文、下载 PDF 和 RIS 格式引文。

（二）检索历史和个性化服务

注册登录 Springer Nature Link 的个人账户后，可以针对 Nature 旗下期刊设置邮件提醒，进行账户管理等。

（樊　嵘）

第七节　Wiley Online Library

一、简介

美国 John Wiley & Sons Inc. 推出的 Wiley Online Library 平台，目前收录了 2 000 余种经同行评审的学术期刊、27 000 余种电子图书、260 余种在线参考工具书和实验室指南等全文资源，涵盖了农业、水产养殖与食品科学，建筑与规划，艺术与应用，商业、经济、金融与会计，化学，计算机科学与信息技术，地球、空间与环境科学，人文科学，法律与犯罪学，生命科学，数学与统计学，医学，护理、牙医学与保健，心理学，社会和行为科学，兽医学等 17 个学科大类。该平台具有整洁易用的界面，提供直观的网页导航，灵活适用的检索方式，完善的个性化服务。

二、数据库检索

Wiley Online Library 提供检索与浏览两种检索方式。

（一）检索

Wiley Online Library 提供强大的检索功能，在任何界面都设有检索入口，分为"基本检索"和"高级检索"。

1. 基本检索

在 Wiley Online Library 首页的检索框输入出版物（Publications）、文章（Articles）、关键词（Keywords）等，点击右侧放大镜图标即可执行基本检索，如图 3-7-1 所示。这一模式可检索数据库里相关的所有期刊和参考工具书的文章、在线图书章节，以及作者、出版物等。检索框支持预测补全功能，输入检索词/词组时，系统会在下拉菜单中显示检索词以及相关的作者或出版物名称供用户选择。

2. 高级检索

点击首页检索框下方的"Advance Search"，即可进入高级检索界面，如图 3-7-2 所示。用户可通过全部字段（Anywhere）、文献标题（Title）、作者（Author）、关键词（Keywords）、文摘（Abstract）、作者单位（Author Affiliation）、资助基金（Funding Agency）等字段进行组合检索。高级检索页面还可限定出版物标题（Published in）和出版日期（Publication Date）。

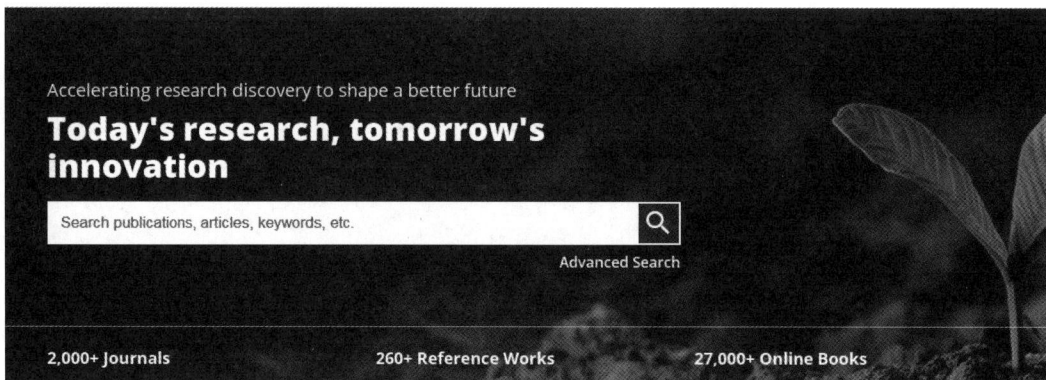

图 3 - 7 - 1　Wiley Online Library 基本检索页面

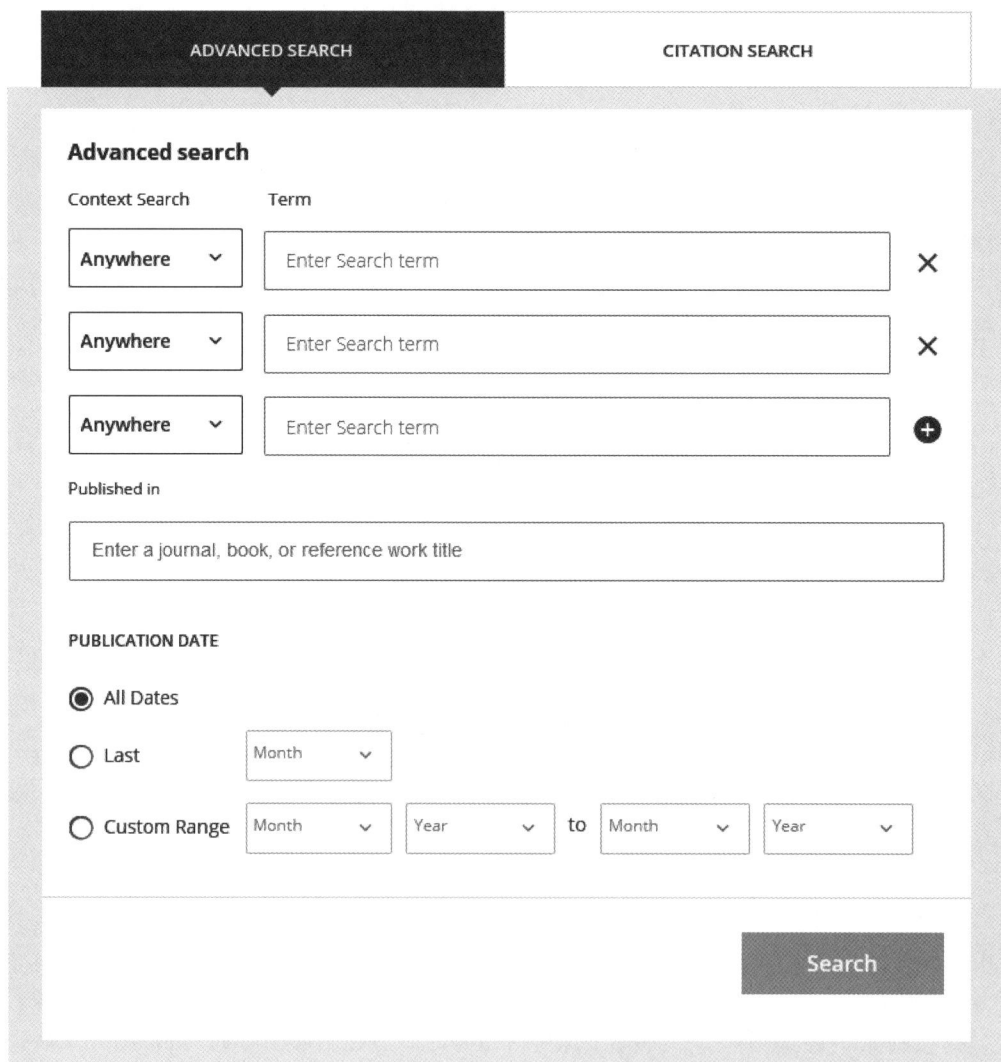

图 3 - 7 - 2　Wiley Online Library 高级检索页面

3. 引文检索

点击高级检索右侧"Citation Search"标签,即可进入引文检索界面,如图3-7-3所示。用户可通过期刊名(Journal)、出版年(Year)、卷(Volume)、期(Issue)、页(Page)、文献号(Article ID)等限定条件进行检索。其中期刊名和卷字段为必填,页和文献号字段须选其一填写。

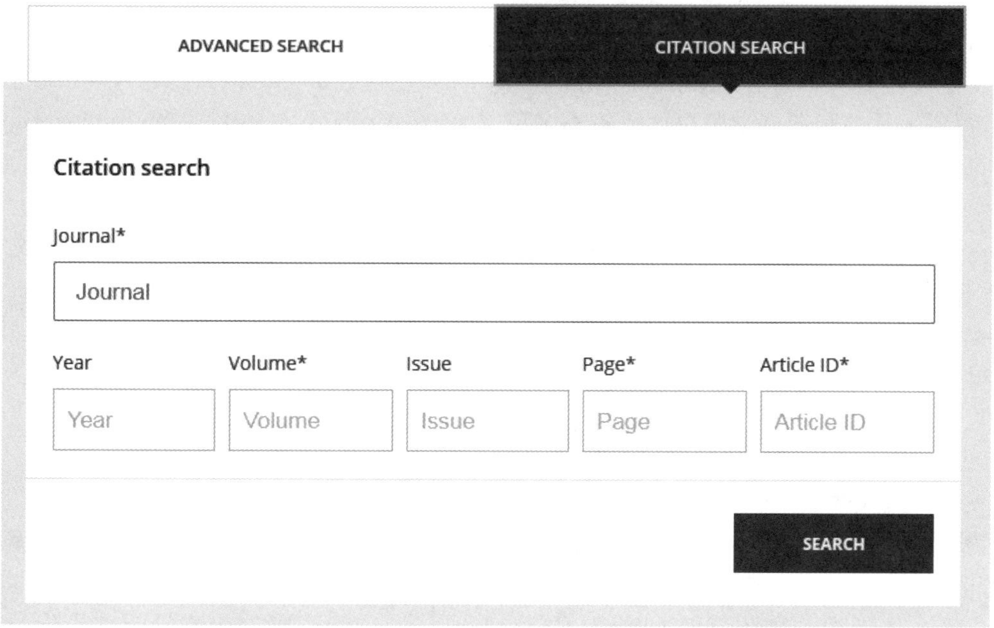

图3-7-3　Wiley Online Library引文检索页面

Wiley Online Library支持的检索技术包括:

(1) 布尔逻辑检索:系统支持检索字段中使用布尔运算符AND(也可使用+或&)、OR和NOT(也可使用-)。这些运算符必须以大写字母输入才有效。

(2) 精确检索:将短语加上引号""即可进行强制的精确检索。如果未加引号输入多个检索词,且未指定运算符,系统默认使用AND进行运算。如输入spinal cord,系统默认检索spinal AND cord,而输入"spinal cord",则系统强制检索该短语。

(3) 截词检索:使用问号(?)表示单个字符;使用星号(*)表示零个或多个字符。如,"plant*"可查找所有带有该词根的单词(plant, plants, planting),而"an*mia"可查找带有一个或多个字母的变体(anemia, anaemia)。通配符不能用于检索词的开头(如"*tension"),也不能用于检索带引号的短语(如"tobacco smok*")。

(4) 作者检索:作者姓名的名部分可以显示为全称,也可显示为首字母缩写。如将作者姓名放在引号中可查找特定名字及其变体。例如,"John Smith"可检索到John Smith、John K Smith和John Colby-Smith的文章,而"J Smith"可检索到J Smith、JR Smith、John Smith和Julie Smith的文章。

(二) 浏览

1. 按学科主题浏览

Wiley Online Library提供了17个学科主题供用户浏览,每个学科主题下设有二级学科主题,如医学(Medicine)主题下设基础医学、过敏与临床免疫学、麻醉与疼痛管理等32个二级主题,用户点击某个二级主题(Subject),即可进入浏览页面,查看该主题下最新和最多引用的文献列表。点击该页面上方列出的专题(Topics)名称,则可进入按文献和图书章节(Articles & Chapters)、出版物(Publications)浏览的结果页面。

2. 按出版物类型浏览

点击 Wiley Online Library 首页检索框下方的"出版物类型",即可浏览2 000 余种期刊(Journals)、260 余种参考工具书(Reference Works)、27 000 余种电子图书(Online Books)。期刊浏览页面提供期刊名英文字顺(Alphanumeric)、主题(Subjects)和作者(Author)等筛选条件,参考工具书和图书浏览页面提供书名英文字顺(Alphanumeric)、主题(Subjects)、作者(Author)、出版时间(Publication Date)等筛选条件。

3. 按出版物标题字顺浏览

点击 Wiley Online Library 主页底部"Browse All Titles"按钮,进入出版物标题浏览页面,可获取出版物信息。出版物按英文字顺排列,用户可通过英文字顺(Alphanumeric)、出版物类型(Publication Type)、主题(Subjects)、作者(Author)、出版时间(Publication Date)等进行筛选。

三、检索结果处理与个性化服务

(一) 检索结果的显示和输出

检索结果页面如图 3-7-4 所示,左侧是筛选条件(Filters),用户可通过出版类型(Publication Type)、出版日期(Publication Date)、访问类型(Access Status)、学科主题(Subjects)、出版物名称(Published in)、作者(Author),进一步筛选检索结果。检索结果页面上方显示结果数量和检索式。用户点击文献和章节(Articles & Chapters)、出版物(Publications)或特刊(Collections)标签,可分别显示不同类型的检索结果。点击"Refine Search"下拉菜单,可进行二次检索,进一步限定结果的标题、作者、摘要、出版物标题和出版时间,另外通过点击"Search History"也可查看检索历史。

文献和章节的检索结果以题录的形式显示,包括文献或章节标题、作者、出处、出版时间,可按相关度或日期进行排序。每条题录上方显示结果的文献类型,如题录上方有"full access""free access""open access"标记,点击文献或章节标题可进一步查看 HTML 全文或下载 PDF 全文。点击检索结果上方的"Export Citation(s)"或"Download PDF(s)",勾选当前页面结果列表中的标题后,可将文献导出为 TXT、RIS、EndNote、BibTex、Medlars、RefWorks 等格式,或下载 PDF 全文。

出版物的检索结果按出版物标题字顺显示。点击期刊名进入期刊主页,可浏览期刊简介,该刊最新出版和近两年最多引用、最多阅读的文献等信息,以及最近出版的四期封面;点击图书名进入图书主页,可浏览图书简介和目录信息等。

(二) 检索历史和个性化服务

用户注册登录 Wiley Online Library 个人账户后,可以创建管理"My Account"服务,完成检索历史保存、文献收藏、出版物及引文跟踪等个性化操作。

登录个人账户后,在检索结果页面点击"Save Search"可保存检索式并定期向用户邮箱发送最新检索结果;点击期刊文章或图书章节详细页面"TOOLS"下拉菜单中的"Add to

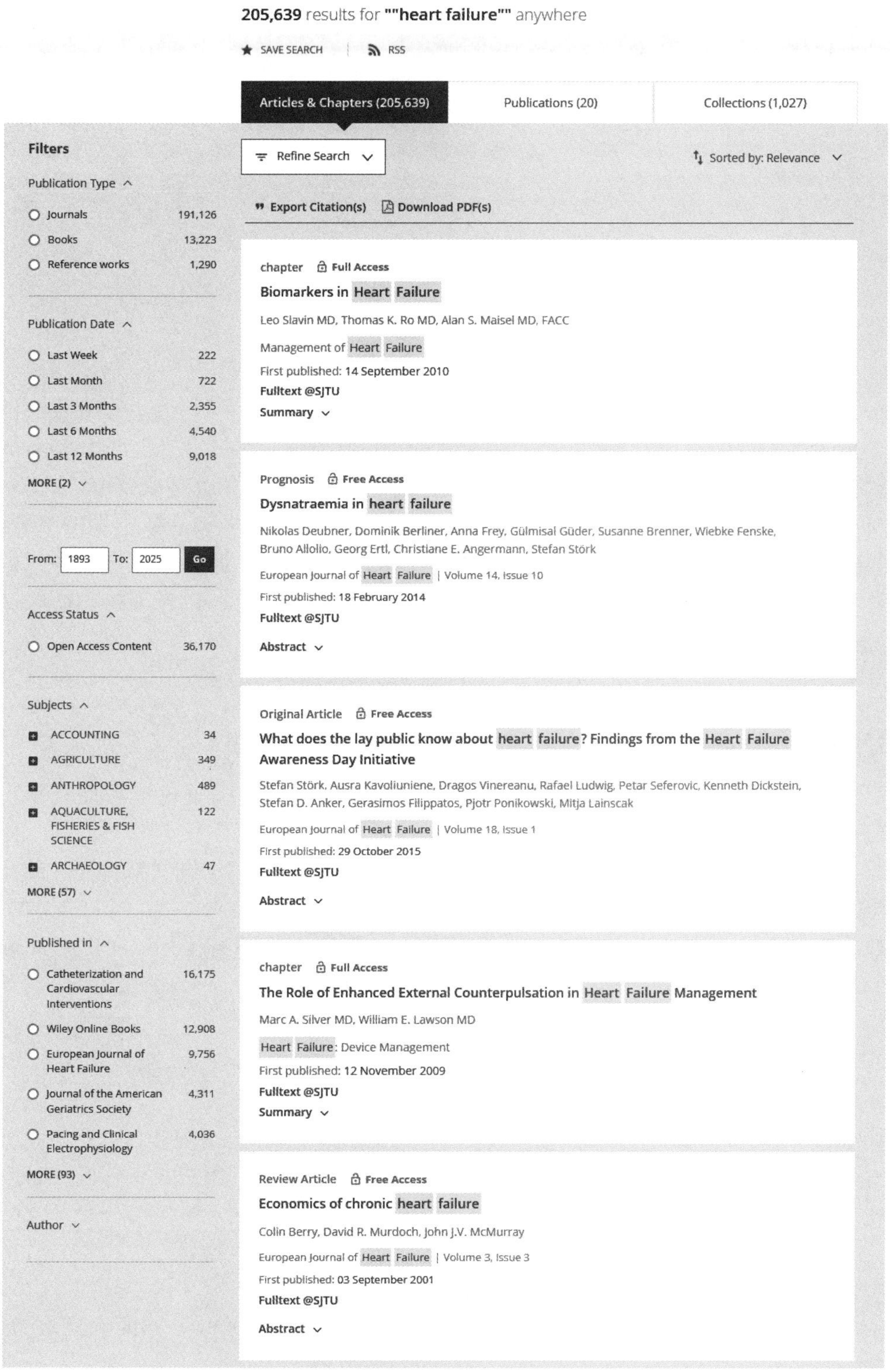

205,639 results for **""heart failure""** anywhere

★ SAVE SEARCH | 🔊 RSS

| Articles & Chapters (205,639) | Publications (20) | Collections (1,027) |

Filters

Publication Type ∧

○ Journals   191,126
○ Books   13,223
○ Reference works   1,290

Publication Date ∧

○ Last Week   222
○ Last Month   722
○ Last 3 Months   2,355
○ Last 6 Months   4,540
○ Last 12 Months   9,018

MORE (2) ∨

From: 1893   To: 2025   **Go**

Access Status ∧

○ Open Access Content   36,170

Subjects ∧

⊞ ACCOUNTING   34
⊞ AGRICULTURE   349
⊞ ANTHROPOLOGY   489
⊞ AQUACULTURE, FISHERIES & FISH SCIENCE   122
⊞ ARCHAEOLOGY   47

MORE (57) ∨

Published in ∧

○ Catheterization and Cardiovascular Interventions   16,175
○ Wiley Online Books   12,908
○ European Journal of Heart Failure   9,756
○ Journal of the American Geriatrics Society   4,311
○ Pacing and Clinical Electrophysiology   4,036

MORE (93) ∨

Author ∨

⚏ Refine Search ∨   ↑↓ Sorted by: Relevance ∨

❞ **Export Citation(s)**   🗎 **Download PDF(s)**

chapter   🔓 **Full Access**

Biomarkers in Heart Failure

Leo Slavin MD, Thomas K. Ro MD, Alan S. Maisel MD, FACC

Management of Heart Failure

First published: 14 September 2010

Fulltext @SJTU

Summary ∨

Prognosis   🔓 **Free Access**

Dysnatraemia in heart failure

Nikolas Deubner, Dominik Berliner, Anna Frey, Gülmisal Güder, Susanne Brenner, Wiebke Fenske, Bruno Allolio, Georg Ertl, Christiane E. Angermann, Stefan Störk

European Journal of Heart Failure | Volume 14, Issue 10

First published: 18 February 2014

Fulltext @SJTU

Abstract ∨

Original Article   🔓 **Free Access**

What does the lay public know about heart failure? Findings from the Heart Failure Awareness Day Initiative

Stefan Störk, Ausra Kavoliuniene, Dragos Vinereanu, Rafael Ludwig, Petar Seferovic, Kenneth Dickstein, Stefan D. Anker, Gerasimos Filippatos, Pjotr Ponikowski, Mitja Lainscak

European Journal of Heart Failure | Volume 18, Issue 1

First published: 29 October 2015

Fulltext @SJTU

Abstract ∨

chapter   🔓 **Full Access**

The Role of Enhanced External Counterpulsation in Heart Failure Management

Marc A. Silver MD, William E. Lawson MD

Heart Failure: Device Management

First published: 12 November 2009

Fulltext @SJTU

Summary ∨

Review Article   🔓 **Free Access**

Economics of chronic heart failure

Colin Berry, David R. Murdoch, John J.V. McMurray

European Journal of Heart Failure | Volume 3, Issue 3

First published: 03 September 2001

Fulltext @SJTU

Abstract ∨

图 3-7-4   Wiley Online Library 检索结果页面

favorites"可将文献添加到个人收藏夹,点击"Track citation"可跟踪文献的引用情况;点击单本期刊主页"Sign up for email alerts",可对感兴趣的期刊设置跟踪提醒,系统定期将新出版的期刊目录发送至用户邮箱。在"My Account"页面,用户可对收藏夹(Favorites)、出版物和引文的跟踪(Manage alerts)以及保存的检索式(Saved searches)进行设置管理。

(樊　嵘)

第八节　Karger

Karger 出版社是瑞士一家独资家族出版社,成立于 1890 年。Karger 的出版物以医学为主,是世界上为数不多,完全专注于生物医学领域的出版社,也是世界上享有盛名的医学出版社之一。Karger 每年出版 100 余种期刊(包括 30 余种在线开放存取(Open Access)期刊,大部分期刊被 SCI 收录),Karger 现有总数超过 1000 种的丛书和为数不少的专著,主要为英语出版物,涵盖了传统医学和现代医学的最新发展。Karger 拥有遍布世界各地的编辑专员、作者群以及同行评审员,只发表、出版经过同行审阅后的稿件,以保证持出版物高质量的制作和内容。

一、简介

Karger 出版的学科领域涵盖了传统医学和现代医学,从变态反应学到肿瘤学、从内分泌学到肾脏学、从神经系统科学到遗传学,用户都可以从 Karger 的书籍或者期刊中得到该领域最新的发展、应用及研究信息。

Karger 大部分的图书以及期刊都有了电子版本,且 Karger 的期刊文章优先在线出版而后印刷纸本。所有 Karger 期刊的参考文献都可链接到外部的资源。如:Pubmed/Medline(NLM)、CrossRef,Chemical Abstracts Service(CAS),Cambridge Scientific Abstracts(CSA),ISI Web of Science。

二、数据库检索

1. 浏览

在 Karger 网站上可以直接浏览期刊、图书等资源。点击"What We Offer"下拉菜单即可选择想要浏览内容的对应类型,包括期刊(Journals)、图书系列(Books & Book Series),以及线上课程(E-Learning Courses)等。

2. 检索

数据库共提供两种检索途径:快速检索和高级检索。

(1)快速检索(Search All Content):在所有内容中搜索,包括图书和期刊信息、信息来源、网页、期刊文章、图书文章和章节。

(2)高级检索(Advanced Search):高级检索提供关键词检索、作者检索(Author Search)、文章检索(Find a specific article)(图 3-8-1)。

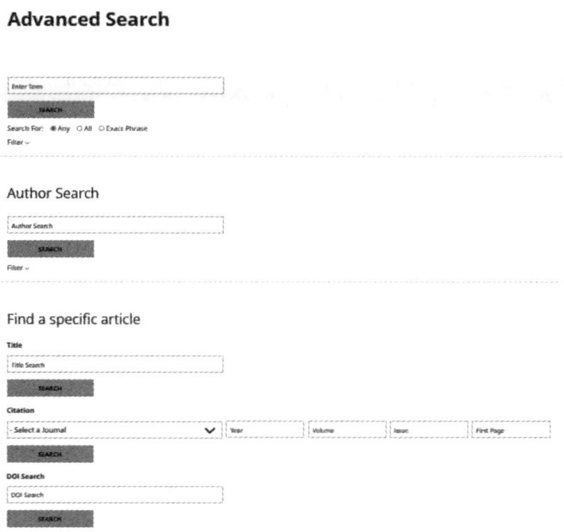

Advanced Search

Enter Term

SEARCH

Search For: ◉ Any ○ All ○ Exact Phrase
Filter ▼

Author Search

Author Search

SEARCH

Filter ▼

Find a specific article

Title

Title Search

SEARCH

Citation

- Select a Journal　▼　　Year　　　Volume　　　Issue　　　First Page

SEARCH

DOI Search

DOI Search

SEARCH

图 3-8-1　Karger 数据库高级检索界面

① 关键词检索：可在下方的过滤选项（Filter）中输入作者名称、出版时间，以及勾选刊名，然后点击 Search 进行检索。

② 作者检索：可在下方的过滤选项（Filter）中输入出版时间，以及勾选刊名，然后点击 Search 进行检索。

③ 文章检索：可输入篇名，出处，以及 DOI 号，然后点击 Search 进行检索。

（3）检索结果排序（Sort）：可按相关性排序（Sort by Relevance）、按日期排序（Sort by Date-Newest First/Oldest First）。

（4）在检索结果左边的选项栏中可选择所需字段，输入关键词进行二次检索（Add Term），还可限制出版类型（Format）、学科（Subjects）、期刊名（Journal）、丛书名（Book Series）及出版时间（Date）等。

三、检索结果处理与个性化服务

对于检索结果的处理，用户可以看到命中文献的篇数和检索时间。每页最多显示 20 个检索结果的题目、作者、关键词等信息。点击文献标题可查看详细信息，包括作者单位、通讯作者、电子邮箱等。用户可以选择查看摘要、参考文献或全文。点击 PDF 全文链接可查看完整的 PDF 格式文献。在一些文章页面中提供文献的引用下载（Download citation file）功能，可将需要的文章选择相应的格式进行引用下载。

（段明真）

第九节　ClinicalKey

一、简介

ClinicalKey（简称 CK）是 Elsevier（爱思唯尔）出版集团于 2012 年正式发布的全球领先

医学信息平台。它拥有庞大的数据容量,是医学专业人士和学生获取医学资源的重要工具。该平台提供一站式服务,满足用户在文献检索、浏览、下载等方面的需求,同时提供最新最权威的医学指南、疾病综述、操作视频、医学影像、照片、图片、图表等资源,支持用户制作课件和进行学术研究。

其内容包括 MEDLINE、全文期刊、电子图书、循证医学、操作视频、影像图片、药物专论、诊疗指南、临床试验等 12 个版块。其中全文电子期刊 670 余种,其中 SCI 收录期刊 490 余种,包括《柳叶刀》(The Lancet)、《细胞》(Cell)等顶级期刊,电子图书近 20 000 种,涵盖了 Doody Core Title 中收录的 95%,包括 Mosby、Saunders 和 Churchill-Livingstone 的核心出版物,如《格氏解剖学》《西氏内科学》《克氏外科学》《尼尔森儿科学》等经典图书。ClinicalKey 基于临床工作流程的设计和语义检索技术,帮助读者快速准确找到所需资源,提高临床决策的效率。

二、数据库检索

(一) 登录数据库

以账号方式登录 ClinicalKey 网站,成功登录后即可检索或浏览图书、期刊等 11 种类型的详细资料。用户可在右上角的设置栏中设置不同语种的检索界面,如中文界面(图 3 - 9 - 1)。

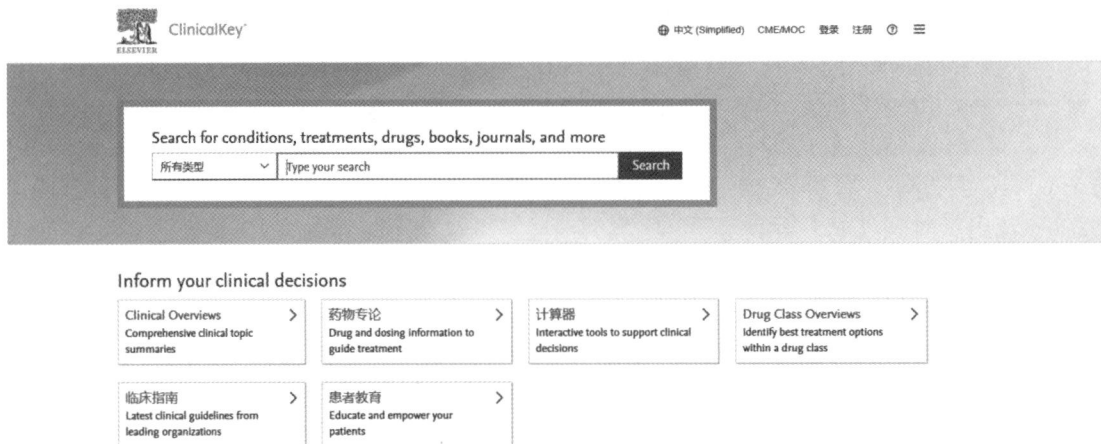

图 3 - 9 - 1 ClinicalKey 数据库检索界面

(二) 数据库检索

1. 选择资源类型

在检索框左侧的下拉菜单选择所需检索的资源类型,如图书、期刊、临床试验、临床指南等,也可选择所有类型。

2. 检索框检索

在检索框中输入检索词,检索词可以是疾病名、症状、药物等,如选择检索所有类型,在检索框中输入"Influenza"进行检索。

3. 专题浏览

可点击临床概览(Clinical Overviews)、药物专论、计算器、药物类别概览(Drug Class

Overviews)、临床指南、患者教育等专题浏览相关信息,如在临床指南中通过输入检索词或按字顺浏览相关临床指南全文内容(图3-9-2)。

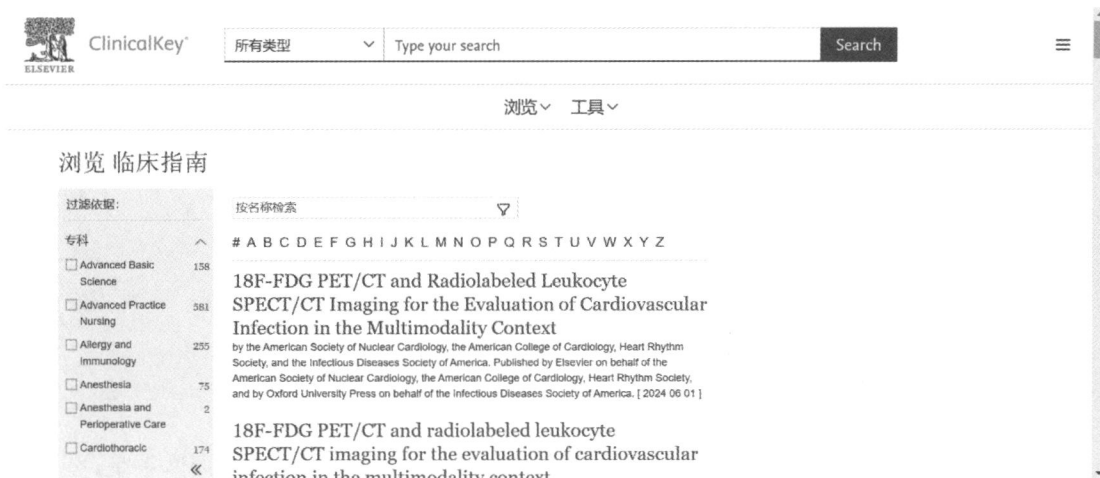

图3-9-2 ClinicalKey数据库临床指南浏览界面

4. 深度学习(Deepen your specialty and medical knowledge)

可选择图书、期刊、操作视频及多媒体栏目进一步查询相关资源。

三、检索结果处理与个性化服务

1. 设置个人账号

用户可在主页右上角注册自己个人的账号,以便保存自己感兴趣的检索结果与检索策略等。

2. 检索结果显示与筛选

所得的检索结果按资源类型呈现,可通过检索结果页面左侧的过滤器按照资源类型、文章类型、专科、日期等对所需的结果进行过滤。

3. 保存

如需将检索结果保存至个人账号,可点击检索结果右上角处的星形图标,随后使用者可在个人账号中随时浏览该条记录的详细内容。

4. Email

如需将检索结果以邮件方式发送至指定的邮箱地址,可点击检索结果右上角处的信封图标发送。

5. 打印

如需将检索结果的详细内容在指定打印机上打印,可点击检索结果右上角处的打印机图标。

6. 下载PDF

如需以PDF格式打开检索结果的全文内容,可点击检索结果项位于标题后方的PDF全文图标。

7. 图片添加至幻灯片

用户在浏览全文时,可通过点击图片下方的幻灯片图标将标有来源信息图片保存至个人账号的幻灯片下。

8. 检索历史保存

如需保存检索历史中的检索策略,点击该检索策略后的星形图标,该检索策略即被保存至个人账号,点击垃圾桶图标则可删除被保存的检索策略。

(段明真)

第十节　其他全文数据库

一、Journals@Ovid Full Text

(一) 数据库简介

Journals@Ovid Full Text 是由美国 Ovid Technologies 公司开发的数据库系统,可在同一系统中检索和浏览数据库、期刊、电子参考书和其他资源。

(二) 检索方法

打开 Ovid 主页后勾选"Journals@Ovid Full Text"即可进入 Ovid 期刊全文数据库。

Journals@Ovid Full Text 的主要检索方式有基本检索(Basic Search)、常用字段检索(Find Citation)、字段检索(Search Fields)、高级检索(Advanced Search)和多个字段检索(Multi-Field Search)。在检索框上方点击隐藏(Hide)可隐藏数据库名称[点击显示(Show)后,会显示数据库名称],点击变更(Change)可以改变所选数据库。

1. 基本检索(Basic Search)

系统主页默认为基本检索界面。在检索框内输入词、词组或著者姓名即可进行检索,并且可以对检索结果的出版年份、文献类型等进行限定(Limits)。

2. 字段检索(Search Fields)

通过文章题名、刊名、作者姓氏、出版年份、卷、期、起始页、DOI 等字段进行检索。共包含 28 个字段可供选择。

3. 高级检索(Advanced Search)

通过关键词(Keyword)、作者(Author)、篇名(Title)和刊名(Journal)途径进行检索,可以对检索结果的出版年份、文献类型等进行限定(Limits)。

4. 多个字段检索(Multi-Field Search)

多个字段检索可以在所有的字段内进行检索,在多个检索框内输入检索词或词组,检索词之间可以通过逻辑运算符(AND、OR、NOT)组配,可以对检索结果的出版年份、文献类型等进行限定(Limits)。

5. 检索历史(Search History)

检索历史包括检索式序号、检索式(Searches)、命中文献数(Results)和检索方式(Type),点击"Display Results",显示检索结果。检索式之间可以通过选择布尔逻辑运算符"AND"或"OR"进行组配检索。在检索历史中也可以删除(Remove)和保存(Save)检索式(图 3 - 10 - 1)。

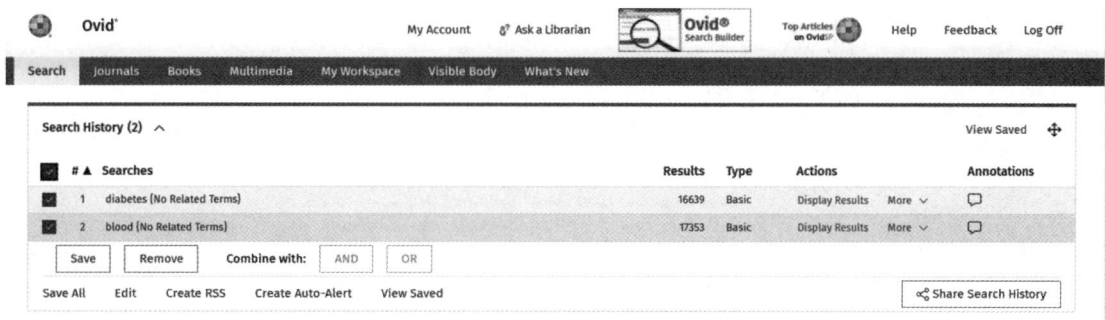

图 3‑10‑1 Ovid 数据库检索历史界面

6. 期刊浏览

在数据库主页上方点击"Journals",即可打开期刊浏览界面。模块提供多种期刊浏览方式：用户可以根据期刊访问权限调用期刊目录，包括订阅期刊和平台全部期刊目录两种选项；也可按照刊名字母顺序（A～Z）浏览期刊；以及按学科主题浏览期刊。通过学科主题浏览，用户可以快速了解数据库中与自身专业相关的期刊。

（三）检索结果

1. 检索结果的显示

检索结果页面显示命中文献的篇数，所用的检索词或检索式。结果的显示格式可以选择：Title（标题）格式、Citation（题录）格式和 Abstract（摘要）格式。结果的显示包括标题、作者、刊名、出处等题录信息及该文章所具有的摘要、引文、相似文献、Ovid 全文等。每一篇文献都用图标显示有文摘（Abstract）、PDF（Article as PDF）和引用（Cite）。

2. 检索结果的输出

（1）题录输出：对需要的检索结果先进行标记或选择记录输出范围，再选择输出格式（Microsoft Word、PDF、txt、Excel Sheet、EndNote 等）、显示字段、题录格式等。

（2）全文输出：通过 PDF 下载可以进行全文（包括图表等）的输出。

二、ProQuest Health & Medical Collection

（一）数据库简介

ProQuest Health and Medical Collection（PHMC）数据库由美国 ProQuest Information and Learning 公司出版。该数据库收录了 1 500 多种基础医学、临床医学及卫生健康方面的专业出版物，其中约 1 300 种出版物提供全文，900 多种出版物以 MEDLINE 作索引。数据库中还包括图表、图片、照片和其他图形元素。数据库涵盖了所有主要临床和保健学科，包括医学、免疫学、药学、药理学、护理学、健康和保健、外科学等。

（二）检索方法

PHMC 的检索方式有基本检索、高级检索和出版物检索三种主要检索方法。

1. 基本检索（图 3‑10‑2）

在检索框中直接输入检索词或词组，便可进行检索。用户可在检索框上方选择所要检索的来源类型，包括所有学术期刊、书籍、视频和音频、学位论文等。也可下拉所有来源类型菜单进行勾选。

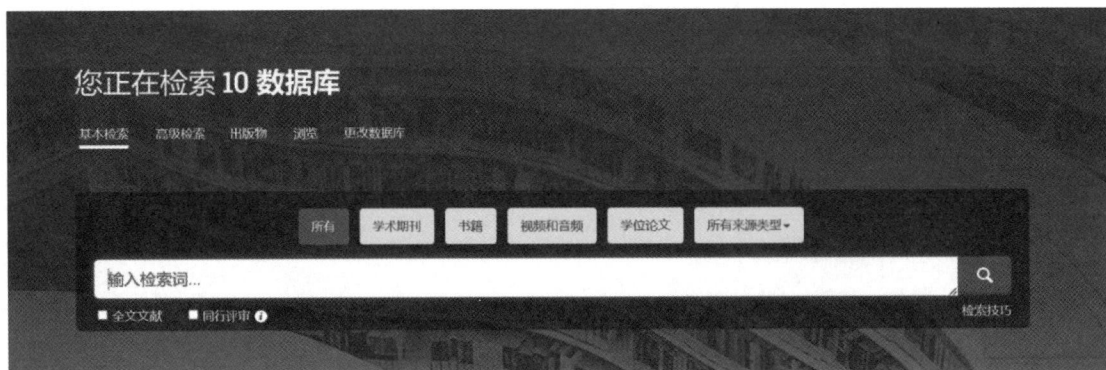

图 3-10-2　PHMC 数据库主页检索界面

可对检索条件做限定：

选中"全文文献"（Full text）复选框可仅查找含有完整全文文献的文档，清除该复选框以便只查找 citation 或 abstract。

选择"同行评审"（Peer reviewed）复选框可将搜索范围限制在已由同一领域的人评估过的研究。

2. 高级检索

在高级检索页面上（图 3-10-3）：

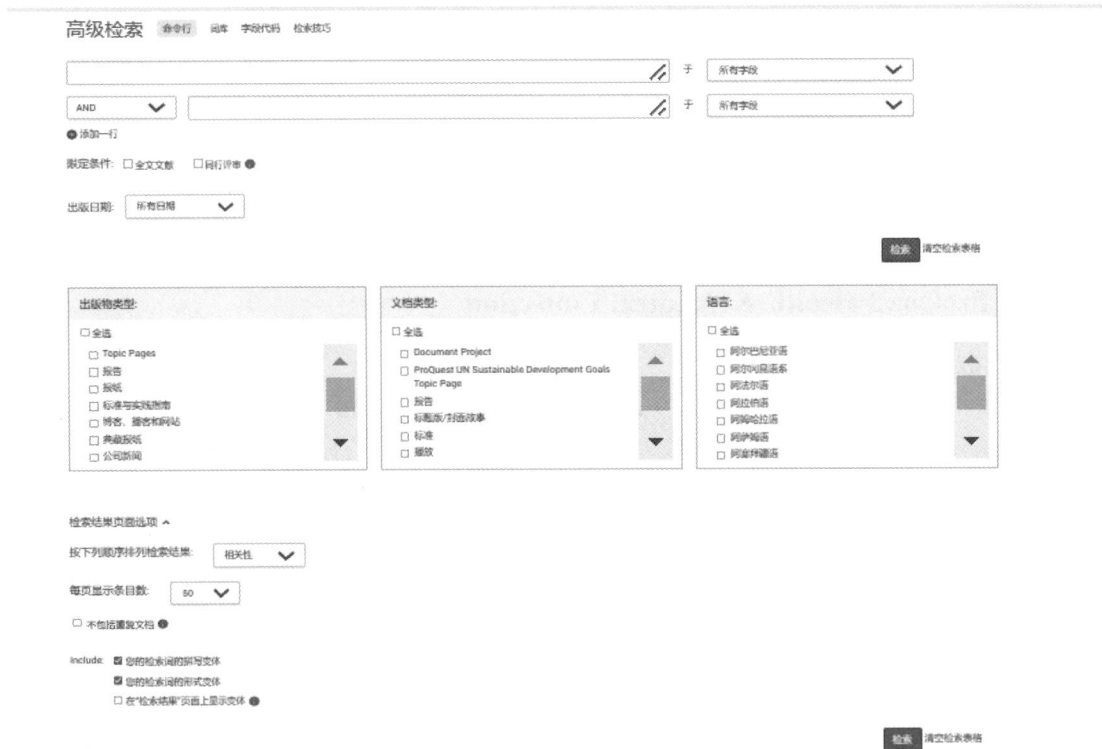

图 3-10-3　PHMC 数据库高级检索界面

（1）通过多个检索框创建更复杂的检索，并可选择所需要的检索字段，如摘要、作者等。多个检索框可使用布尔逻辑运算符进行组配。

（2）用限定条件区域提供的附加选项进行限定检索，选项包括出版日期、版物类型、文档类型。

（3）点击变更，可选择可用资源，并在其中进行检索。

（4）可对检索结果页面进行设定，包括排序顺序、每页显示条目数。

3. 出版物检索

出版物检索页面列出了数据库中的所有出版物，可以浏览各期报纸、期刊或杂志，或在特定出版物中输入题名检索文章。

（三）检索结果

1. 检索结果的显示

完成一项检索后，系统会自动显示浏览检索结果页面。检索结果界面显示命中文献的篇数、所用的检索词或检索式、命中结果的简单格式。结果的显示包括题名、作者、刊名、出处等题录信息及该文章所具有的引文、摘要、文本全文、PDF 格式全文等。点击每条记录序号前的复选框可标记所需文献，点击题录下不同链接图标可分别打开不同格式的全文或摘要。

2. 检索结果的输出

从浏览检索结果界面选择所需要的文献进行标记，单击结果列表上方的"保存到'我的检索'"链接，系统会将文档保存到"我的检索"的默认文件夹"所有文档"，可以对文献根据需要进行输出处理，以电子邮件发送、打印、引用、导出/保存。

三、EBSCOhost

（一）数据库简介

EBSCO 公司成立于 1948 年，是美国一家商业性信息服务机构。自 1986 年起，EBSCO 开始出版电子出版物，目前提供 50 多个全文期刊数据库和 50 多个文摘数据库，覆盖自然科学、社会科学、人文艺术、生物医学等各个学术领域。EBSCOhost 包括综合学科、商业、管理、财经、生物、医学、护理、人文历史、法律等期刊的电子全文数据库，以及部分当今全球知名的索引摘要数据库，如 Medline、ERIC、Econlit、PsycINFO 等。

EBSCO host 数据库涵盖的重要数据库包括：

1. 综合性学术期刊全文数据库（Academic Source Premier，ASP）

收录近 19 000 种带有索引和摘要的期刊，其中包括 4 600 种全文期刊和 3 800 多种同行评审期刊。ASP 是全球最大的综合性学科全文数据库之一，覆盖范围广泛，涵盖教育学、计算机科学、生物科学、医学等多个领域。

2. 旗舰型财经类学术全文数据库（Business Source Complete，BSC）

BSC 为 Business Source Premier 数据库（简称 BSP）的升级版本。BSC 是世界权威性的财经类数据库，收录重要商业学术类期刊的索引和摘要，最早回溯到 1886 年。BSC 涉及的商业相关领域包括营销、管理、管理信息系统（MIS）、生产与作业管理（POM）、会计、金融、经济等。除此之外，BSC 还收录非期刊的全文数据包含书籍、专题论文、参考工具资料、书摘、会议论文、案例研究、投资研究报告、产业报告、市场研究报告、国家报告企业公司档案、

SWOT 分析等。

3. MEDLINE 数据库

提供医学、护理、医疗保健等领域的权威医学信息,由 National Library of Medicine 创建,采用 MeSH 索引方法,可检索 5 200 多种生物医学期刊中的引文。

(二)检索方法

1. 检索规则

(1)选择数据库:点击数据库链接,选择数据库,如 EBSCO 全学科学术全文数据库 ASC 或 EBSCO 财经商管类学术全文数据库 BS。

(2)布尔逻辑检索:使用逻辑运算符包括与(AND)、或(OR)和非(NOT),例如:travel and Europe、university or college、television not cable。

(3)截词符和通配符的使用:

截词符星号(*):用于检索变形体(例如,"econ * "可以检索到 economy、economic、economically 等)

通配符问号(?):适用于一个字母,用于检索英美单词拼写差异(例如,"organi?ation"可以检索到 organisation or organization)。

通配符井号(♯):适用于多个字母,用于检索英美单词拼写差异(例如,"behavi♯r"可以检索到 behavior or behaviour)。

(4)字段限定检索:直接在检索文本框内输入字段限定,如"字段代码+空格+检索内容"。常用限制字段包括 AB(摘要)、AU(作者)、SU(主题)等。

(5)短语强制检索:在短语外加双引号表示将双引号内容作为一个词组检索。

(6)邻近检索:包括 N 算符和 W 算符,例如:"include N1 search"表示 include 和 search 相隔最多 1 个单词。检索式为"Laser(W)surgery"时,系统只检索含有"Laser surgery"词组的记录。

(7)过滤器:可以使用检索框下方的过滤器来限制检索结果,例如限制在线全文、同行评审、出版时间等。此外高级检索页面最下方还包含特定于每个库的结果限定项。

2. 检索方法

(1)基本检索:通过点击"基本检索"按钮进入基本检索的关键词检索界面,可输入关键词、词组、字段限定等。检索条件选择区提供范围限定功能。

(2)高级检索:点击"高级检索"按钮进入高级检索界面,提供更多检索方式和选项,包括检索字段限定、逻辑组配等。

(3)其他检索:在主页上方可选择主题词检索、出版物检索、图像检索和索引检索等功能,以提高检索效率和准确性。

(三)检索结果

检索结果以题录格式展示命中文献的题目、作者、出处等信息,点击标题可查看文献的文摘格式显示界面,并提供打印、发送邮件、保存、引用、添加至项目、共享网址链接等功能。通过点击 PDF 全文链接,可查看文献的 PDF 格式全文信息。

(段明真)

第四章　引文检索系统

第一节　概　　述

一、引文索引的产生与发展

最早的引文索引思想可追溯到 1873 年,美国律师谢泼德(Frank Shepard)编制出版了供律师和法学家查阅法律判例及其引用情况的检索工具《谢泼德引文》(Shepard's Citation),而最早运用引文加以分析,以获得某种目的的实践是俄国科学院院士瓦尔金。他于 1911 年首次运用引文分析方法研究了包括俄国在内的科学家对化学发展所作出的贡献。20 世纪 50 年代,美国著名情报学家尤金·加菲尔德(Dr. Eugene Garfield)在《谢泼德引文》的启发下提出了编制引文索引的设想,1955 年,加菲尔德在美国《科学》(Science)杂志上发表了一篇具有划时代意义的论文"Citation Indexes for Science: A New Dimension in Documentation through Association of Ideas",该论文提出将引文索引作为一种新的文献检索与分类工具:将一篇文献作为检索字段从而跟踪一个 Idea 的发展过程及学科之间的交叉渗透的关系。开辟了从引文角度来研究文献及科学发展动态的新领域。

在 1960 年,加菲尔德创立了科技情报领域的先锋企业——科技信息研究所(ISI),并致力于争取政府的资金支持,以开展引文可行性的深入研究与试验。紧接着,在 1961 年,ISI 成功编辑并出版了首版《科学引文索引》(Science Citation Index, SCI)单卷本。3 年后,即 1964 年,该索引正式以季刊形式定期出版发行。随着研究的深入和扩展,ISI 在 1973 年推出了《社会科学引文索引》(Social Science Citation Index, SSCI),并于 1978 年发布了《艺术与人文科学引文索引》(Arts & Humanities Citation Index, A&HCI)。这三项索引成为了全球公认的、极具影响力的引文索引体系。至此,引文索引这一创新方法在图书馆学和情报学领域确立了其不可动摇的地位。1988 年,ISI 推出了 SCI 的光盘版,为用户提供了一种新的、便捷的检索方式。1997 年,ISI 将 SCI、SSCI 和 A&HCI 这三大引文索引集成于一体,推出了网络版的 Web of Science。这一创举不仅极大地提升了科研人员的检索效率,也标志着 Web of Science 成为全球知名的科研文献检索平台。

除了 Web of Science 外,Scopus 是另一家全球知名的引文检索平台,Scopus 是出版巨头爱思唯尔(Elsevier)于 2004 年 11 月推出的数据库,它拥有规模最大的同行评议文献(涵盖科学期刊、书籍和会议记录)的摘要和引文数据。Scopus 为全球范围内的研究人员提供了科学、技术、医学、社会科学、艺术以及人文等 240 个学科领域研究成果的全面概览。此外,它还配备了一系列智能工具,使用户能够轻松跟踪、分析和可视化其研究领域内的最新进展。

我国的引文索引研制工作相较于国际起步较晚,但自 20 世纪 80 年代起逐渐取得了显著进展。1985 年,中国科学院文献情报中心率先研制成功《中国科学引文索引》,随后于 1998 年推出其数据库光盘版《中国科学引文数据库》(CSCD),为我国自然科学领域的研究论文提供了重要的分析和评价工具。进入 21 世纪,南京大学与香港科技大学于 1998 年开始联合研制《中文社会科学引文索引》(CSSCI),并于 2000 年后陆续推出光盘版和网络版,为我国社会科学领域的研究提供了强大的支持。此外国内引文索引数据库还包括了中国科学技术信息研究所(ISTIC)的《中国科技论文与引文数据库》(CSTPCD)、中国知网(CNKI)的《中国引文数据库》、重庆维普的《中文科技期刊数据库(引文版)》等。经过多年的努力,我国的引文索引及数据库建设已经初具规模,为科研工作者提供了丰富的资源和科学的分析工具,有力地推动了我国科研事业的发展。

二、引文索引的相关概念

(一) 被引文献

被引文献(Cited Article),被称为引文(Citation),指的是在学术文章中那些被明确提及并引用的文献。它们通常出现在文章的末尾"参考文献"(References)部分,或者以"脚注"(Footnote)的形式出现。这些被引用的文献是学术文献不可或缺的一部分,为研究和论述提供了重要的支持和依据。而被引文献的作者则被称为被引作者(Cited Author)或引文作者(Reference Author)。

(二) 施引文献

施引文献(Citing Article),也被称为引证文献或引用文献,指的是那些在其文本中明确列出了参考文献的学术研究文献。这些文献通过引用其他文献来支持其论述或论点,并为读者提供了深入了解该领域的背景和来源。施引文献的作者被称为施引作者(Citing Author)或引用作者。

(三) 来源文献

来源文献(Source Article)指的是那些被收录进引文索引(数据库)中的文献,这些文献通常是学术期刊论文、专著、会议录、专利文献等。刊载这些来源文献的期刊、专著等出版物被称为来源出版物(Source Publication)。引文数据库中的文献引用与被引用信息,均是从这些来源文献中提取和整理的。需要注意的是,极少数未明确标注参考文献的文献仍被视为来源文献。然而,这些未标注的文献并不能被称为引用文献,因为它们并未在文本中明确引用其他文献。一般来说,引文数据库中某一年的来源出版物是相对固定的,但也存在例外情况。例如,在某些大型的引文数据库如 SCI(科学引文索引)中,可能会有极少数来源期刊在年终之前就被剔除,这通常是由于这些期刊的学术质量或影响力下降等原因所致。

(四) 引文索引

引文索引(Citation Index)是一种检索工具,它基于文献之间的相互引证关系,收录并编辑了大量的来源文献及其引文。引文索引通过利用文献内容的横向联系,揭示了文献之间的关联性。通过引文索引,用户不仅可以检索到具体的来源文献,还可以检索某一文献被其他文献引用的情况,从而了解文献之间的引用与被引用关系。这种功能使得引文索引能够分析文献间、学科间的纵横交叉关系,展现出其他文献检索工具所不具备的独特性。实际上,引文检索系统是一个更为综合的检索系统,不仅包括了引文索引,还涵盖了被引作者、施引作者及其所属机构、城市、国别、文献涉及的关键词以及来源出版物信息等。这使得引文检索系统能够为用户提供更为全面、深入的文献检索和分析服务。

(五) 共被引

当文献 A 和文献 B 同时被后来的一篇或多篇文献所引用,那么这种关系被称为共被引(co-citation,或称为同被引)。共被引的频次(或称为同被引强度)越高,意味着文献 A 与文献 B 之间的关联性或相互影响就越强,它们之间的学术联系也就越紧密。文献的共被引关系会随时间的变化而变化,通过文献共被引网络研究可以探究某一学科的发展和演进动态。

(六) 引文耦合

当文献 A 和文献 B 同时引用或参考了另一篇文献 C 时,我们称文献 A 和文献 B 之间存在引文耦合(Bibliographic Coupling),而文献 C 则是文献 A 和文献 B 共同的引文耦合来源。引文耦合频次(或称引文耦合强度)越高,即两篇文献共同引用的文献数量越多,那么文献 A 与文献 B 之间的内容相关性或研究关联性就越高。引文耦合是一种静态关系,因为已发表论文的引文耦合不会随时间变化而变化。

(七) 自引

自引(self-citation)是指某一位作者在其新发表的文献中引用自己以前发表的文献,或者在同一期刊中,后续发表的文献引用先前发表的文献。相对而言,非同一作者之间或非同一种期刊之间的引用则被称为他引(other-citation)。一般而言,作者自引可以反映出其研究工作的延续性和深度,因为它显示了作者对于之前研究成果的认可和对该领域知识的积累。然而,他引则更能体现学术研究成果的广泛认可、价值以及社会效应,因为它反映了不同作者和期刊之间的学术交流和影响。尽管文献之间的引证关系在表面上看似简单,但作者引用参考文献的动机和目的却十分复杂。因此,在学术和科研管理领域评价科研人员或期刊的学术水平时,自引频次通常不被视为主要评价指标,以避免因作者自我肯定而产生的偏差。相反,他引频次和引用质量往往被视为更为客观和全面的评价标准。

三、引文索引的作用

引文索引在学术研究和科研评价中的作用主要体现在以下几个方面。

(一) 追踪检索文献

通过引文索引可以进行深度追溯检索,即起始于某一特定的学术论文,系统能够检索出所有直接引用该论文的其他研究成果;随后,以这些引用论文的作者为新的检索基础,进一步探索他们各自的研究又被哪些后续的文献所引用,形成一个循环往复的过程。这种循环追溯的方式极大地拓宽了文献检索的范围,使得研究者能够沿着知识的传承脉络,不断发现更多相关的文献线索,从而构建出更加全面和深入的学术知识网络。

(二) 分析学科发展趋势

借助引文索引,研究者可以从某一观点或问题的原始提出者出发,追踪这一观点或问题随后被其他学者引用的情况,进而洞悉其起源、演变历程、可能的修正以及当前的研究前沿。

这一过程不仅揭示了科学发展的动态轨迹,还深刻展示了科技成果之间的继承与创新之间的紧密联系。此外,引文索引还提供了强大的工具,用于检索全球范围内不同国家、地区及学科领域内的高被引文献。通过对这些文献的引文分析,研究者能够准确把握学科的研究热点,预测其对当前及未来研究趋势的潜在影响。从而宏观上把握学科发展的整体态势,为科研规划和决策制定提供有力支持。

(三)评价学术期刊的质量

通过文献之间的引证关系,也揭示了学术出版物之间的紧密联系与影响网络。在此过程中,用户不仅能接触到本学科的核心出版物,还能探索到与本学科紧密相关的其他领域的学术成果,值得注意的是,拥有高引用率的文献,往往代表着高质量、高信息密度的核心学术期刊或专著,是学术领域内的重要参考。引文索引进一步通过期刊引证报告,运用包括影响因子、即年指标、被引半衰期、总被引频次、篇均被引频次等在内的多项文献计量指标,对收录的学术期刊进行全面而深入的综合评价。这些指标不仅反映了期刊的学术影响力与活跃度,还为其质量评估提供了科学、客观的依据。因此,引文索引在学术期刊评价领域扮演着举足轻重的角色,为学术界提供了宝贵的参考与指导。

(四)评价学术论文的影响力

学术论文一旦正式发表,其附带的参考文献列表便成为该文献的固定组成部分,不再更改。然而,该论文随后的被引频次却是一个动态增长的过程,尤其对于高质量、原创性强的文献而言,其被引次数往往从零开始,逐渐累积增多。这种被引频次的增加,直接反映了该论文的学术观点和研究成果在学术界被其他学者参考、借鉴乃至认可的程度。换言之,被引次数越多,意味着该论文在同行中的影响力越大,其学术价值和质量也相应得到更高评价。

(五)评价研究人员的学术水平

引文索引具备强大的功能,它能够详尽地展示某位作者所发表的论文被哪些其他作者的哪些具体文章所引用,其中频繁出现在引用列表中的作者,往往是在其所在学术领域内贡献卓越、成果斐然的研究者。因此科研人员常常利用这一工具来跟踪自己论文的引用情况,以了解其在学术界的接受度和影响力。而对于人才评价专家而言,引文索引更是成为了一种重要的参考工具,他们可以通过分析学者的引用数据来评估其学术水平和贡献度,从而为人才选拔、科研评价等提供科学依据。

(六)评估国家/地区、机构的科研实力

一个国家/地区或机构在权威引文检索系统中的文献收录数量及其总被引频次,构成了衡量其科研综合实力的重要指标之一。文献的发表数量,体现了科研产出的规模;文献内容的质量和创新性,体现了文献被同行引用与认可的程度。目前,可以利用 Web of Science 平台上的基本科学指标(Essential Science Indicators,ESI)数据库来检索某个国家/地区、某个机构的论文被引频次的排名情况。

四、引文索引的局限性

引文索引在学术研究和科研评价领域的应用日益广泛,但也有其局限性。

(一)文献的引证关系存在误区

引文索引系统所揭示的文献间引证关系,往往仅基于是否存在直接的引用行为来粗略判断内容上的关联性,这种推断方式较为单一。然而,在学术研究的广阔领域内,文献被引用的动机和背景极为多样。两篇论文即便都引用了同一篇早期文献,其背后的原因可能大相径庭:一篇可能侧重于方法论的借鉴,而另一篇则可能聚焦于结论的引用或讨论。这种差异意味着,仅凭引用事实就断定两篇论文内容紧密相关,可能是一种误导性的简化。进一步地,引文在引用文献中的位置(如标题、摘要、正文、结论或讨论部分)也深刻影响着其意义与重要性。不同位置的引用往往反映了作者不同的关注点和引用目的,但当前的引文索引体系往往未能充分考虑到这一层面的差异,对所有引用一视同仁,从而可能构建出并不真实反映内容关联性的引用网络。此外,作者引用参考文献的动机错综复杂,不仅包含了对前人工作的认可与借鉴,还可能掺杂了诸如自我宣传、学术社交、满足期刊要求等多种因素。这些复杂的动机导致了引用行为的不规范现象,如仅提及而不实际使用、实际使用却未加引用、过度引用自身作品、违规自引以及出于人情考虑而进行的引用等,这些都进一步模糊了引文索引所反映的内容联系的真实性。

(二)文献被引用频次存在误区

通常情况下,文献被引用是其学术价值的一种体现,引用频次的高低常被视为衡量学术影响力大小的一个指标。然而,这种规律并非绝对。一些包含错误观点、结论乃至学术不端的论文,也可能因后人的批评、商榷或批判证伪而获得较高的引用频次。反之,引用频次较低的文献并不一定代表其学术水平低下,因为文献的引用情况往往受到发表时间、语种、学科领域、文献可获得性、个人语言能力、发表周期及二次文献检索工具收录情况等多重因素的影响。此外,作者在选择参考文献时,除了基于学术需求外,还可能受到文献可获得性、便捷性等因素的驱动,甚至存在为提升自身声誉而刻意引用"名著"或"权威"文献的情况。这种现象可能导致某些期刊因发表名人作品而被过度引用,进而产生连锁效应,使得其引用频次虚高,影响了文献引用的真实性和有效性。

(三)影响因子的认识存在误区

引文检索在评估科研人员、期刊、机构乃至国家的学术质量方面确实扮演着举足轻重的角色,但其应用过程中也显现出一些误区。部分个人或机构在人才引进、职称评审及考核等环节上,过于简化地以期刊的影响因子(如 IF 值)作为衡量文献质量的唯一标尺。这种"一刀切"的做法,即认为发表在影响因子较高(如 IF=10)期刊上的论文自然优于影响因子较低(如 IF=2)期刊上的论文,是存在显著局限性的。首先,期刊的影响因子与学科领域存在较大关联,一些学科,如数学、物理学等,虽然研究成果可能非常重要,但由于其研究方法和内容较为抽象,可能不如生命科学等应用领域的论文容易被广泛引用,因此影响因子相对较低。其次,期刊的影响因子反映的是该期刊整体论文的平均影响力,而非单篇论文的具体影响力。因此,即便某篇论文发表在影响因子较高的期刊上,其被引频次也可能并不高于另一篇发表在影响因子较低期刊上的优秀论文。这种认识上的偏差,忽略了文献质量的多样性和复杂性,以及引文行为背后的多重动因。综上所述,单纯依赖期刊影响因子来评价文献质量是不全面的,应当结合具体的引文数据、文献内容质量、同行评审意见以及科研人员的综合贡献等多个维度进行综合考量,以建立更加科学、合理的学术评价体系。

（陶　磊）

第二节 Web of Science

一、简介

（一）Web of Science 基本概况

1960 年,尤金·加菲尔德(Eugene Garfield)创办了美国科技信息研究所(Institute for Scientific Information,简称 ISI),并开始编制科学引文索引(Science Citation Index,简称 SCI),1961 年开始发行印刷版。1988 年推出数据库光盘版,1997 年推出网络版 Web of Knowledge(简称 WOK)。

2001 年 ISI 归属汤姆森集团(The Thomso Corporation),推出新一代学术信息资源整合平台 Web of Knowledge,将 Web of Science、ISI Proceedings、BIOSIS Previews、Current Contents Connect、Derwent Innovations Index、MEDLINE、INSPEC、Journal Citation Reports 等整合于同一平台,并提供跨库检索(Cross Search)。

2008 年 4 月,汤姆森集团与英国路透集团合并重组成汤森路透公司(Thomson Reuters),WOK 由汤森路透知识产权与科技事业部出版发行。2014 年 1 月,Web of Knowledge 更名为 Web of Science(简称 WOS),原 Web of Science 更名为 Web of Science Core Collection(WOS 核心合集)。2016 年 10 月,汤森路透知识产权与科技事业部被 Onex 公司(Onex Corporation)和霸菱亚洲投资基金(Baring Private Equity Asia)业务收购,WOS 平台由科睿唯安(Clarivate Analytics)独立运营。

目前 WOS 平台整合的资源包括:Web of Science 核心合集、BIOSIS Previews、中国科学引文数据库、Derwent Innovations Index、FSTA 食品科学数据库、授权索引、Inspect、KCI-Korean Journal Database、MEDLINE、Preprint Citation Index、ProQuest™ Dissertations & Theses Citation Index、SeiELO Citation Index 等数据库,分析评价工具包括 InCites、Essential Science Indicators、Journal Citation Reports 等。

（二）Web of Science 核心合集的构成

Web of Science 核心合集是基于 Web of Science 平台的综合性文摘索引数据库,内容涵盖自然科学、社会科学、艺术和人文领域世界一流的学术期刊、书籍和会议录,并可以浏览完整的引文网络。最早可回溯至 1900 年,数据每周更新。Web of Science 核心合集包括 8 个子数据库,数据库名称及数据起始年代如下。

1. 科学引文索引扩展版(Science Citation Index Expanded,SCI - EXPANDED)——1900 年至今

收录 178 个学科的 9 400 多种高质量学术期刊。涵盖农学、植物学、天文学、数学、物理学、化学、计算机科学、材料科学、生物学、生物化学、外科学、神经科学、肿瘤学、儿科学、药理学、精神病学、兽医学、动物学等学科。

2. 社会科学引文索引(Social Sciences Citation Index,SSCI)——1900 年至今

收录 58 个社会科学学科的 3 500 多种权威学术期刊。涵盖人类学、历史学、哲学、政治学、法学、公共卫生学、心理学、精神病学、社会问题、社会工作、社会学、药物滥用、城市研究

和妇女研究等学科。

3. 艺术与人文引文索引(Arts & Humanities Citation Index,AHCI)——1975 年至今

收录 28 个人文艺术领域学科的 1 700 多种国际性、高影响力的学术期刊的数据内容。涵盖考古学、建筑学、音乐、艺术、文学、历史、语言、亚洲研究、古典文学、舞蹈、诗歌、戏剧、哲学、宗教等学科。

4. 会议录引文索引-自然科学版(Conference Proceedings Citation Index-Science,CPCI - S)——1990 年至今

涵盖农学、生物化学、生物学、生物工艺学、化学、物理学、计算机科学、工程学、环境科学、医学等学科。

5. 会议录引文索引-社会科学与人文版(Conference Proceedings Citation Index-Social Science & Humanities,CPCI - SSH)——1990 年至今

涵盖心理学、社会学、公共卫生学、管理学、经济学、艺术、历史学、文学和哲学等学科。

会议录引文索引-自然科学版和社会科学与人文版两个会议录引文索引共收录超过 300 000 个会议录,涉及 250 多个学科。

6. 新兴资源引文索引(Emerging Sources Citation Index,ESCI)——2019 年至今

收录超过 300 万条记录和 7 440 万篇被引文献,有各个学科领域的国际期刊和综合期刊,也有深入挖掘地区或特殊领域的特色期刊。这些期刊目前尚未接受 Web of Science (WOS)期刊选取编委会的全面评估,尽管如此,它们已展现出在编辑质量、时效性以及学术影响力方面均达到了基础要求。鉴于这些期刊尚处于较为新兴的阶段,其当前的影响力尚未达到被 SCIE、SSCI 或 A&HCI 直接收录的标准。它们需要经过一段时间的进一步评估与观察,以确认其持续增长的学术贡献与影响力,之后方有可能被纳入 SCIE、SSCI 或 A&HCI 的索引范围。

7. 最新化学反应数据库扩展版(Current Chemical Reactions,CCR - EXPANDED)——1985 年至今

包含摘自知名期刊和专利授予机构的单步骤或多步骤新合成方法。所有方法均带有总体反应流程,且每个反应步骤都配有详细和准确的图形表示。

8. 化学物质索引(Index Chemicus,IC)——1993 年至今

包含国际知名期刊报道的新有机化合物的结构和关键数据。其中可以找到很多有关生物活性化合物和天然产物的新信息。最新化学反应数据库扩展版和化学物质索引两个化学数据库可以用结构式、化合物和反应的详情和书目信息进行检索。

(三) Web of Science 平台上基于引文分析的学术评价工具

Web of Science 不仅限于文献级别的引文检索功能,它还构建了一套全面的引文分析工具,覆盖了期刊、机构、国家等多个维度,具体涵盖了基本科学指标(Essential Science Indicators,ESI)数据库、InCites 数据库以及期刊引证报告(Journal Citation Reports,JCR)。这些工具依托 Web of Science 核心合集中庞大的数据资源,深入剖析引文数据与复杂的引文网络,以多元化的视角展现期刊、研究人员、研究机构乃至国家地区的科研表现与成就。用户可轻松通过 Web of Science 平台的主页,点击"产品"下拉列表,直接访问并利用这些集成的引文分析工具,以便更全面地评估与分析不同研究主体的科研影响力与绩效。

1. ESI

ESI 是一个基于 WOS 核心合集的识别各研究领域中有影响力的研究前沿、个人、机构、论文、期刊和国家的研究分析工具。这种独特而全面的基于论文产出和引文影响力深入分析的数据是政府机构、大学、企业、实验室、出版公司和基金会的决策者、管理者、情报分析人员和信息专家理想的分析资源。通过 ESI,可以对科研绩效和科学发展趋势进行长期的定量分析。基于期刊论文发表数量和引文数据,ESI 提供对临床医学、化学、物理学等 22 个学科研究领域中的国家、机构和期刊的科研绩效统计和科研实力排名。

ESI 数据来源于 SCIE 和 SSCI 中 12 000 多种期刊、最近 10 年滚动数据的论文(Article)和综述(Review),每 2 个月更新一次。每一种期刊都按照 22 个学科进行分类标引,而 Science、Nature 等综合期刊则被划为多学科(Multidisciplinary),这些期刊发表的论文则会基于文献层级进行二次分类。ESI 数据提供国家/地区、机构、论文和期刊排名,以及全球 1.7 万多所规范化的机构名称、客观的科研绩效基准值等。

访问 ESI 可以通过点击"Web of Science"平台页面右侧的"产品(Product)"选项,并从下拉菜单中选择"Essential Science Indicators"进入。另一种方式是直接通过 ESI 的官方网站进行访问。ESI 主要从数据指标(Indicators)、学科基准值(Field Baseline)和 ESI 阈值(Citation Thresholds)三个方面为用户提供信息。

(1) 数据指标(Indicators):

在数据指标中,通过结果列表(Results List)、条件过滤(Filter Results By)、高水平论文类型(Include Results For)自由组合,实现以下功能:查找进入全球前 1% 的 ESI 学科与排名;查找高水平论文、高被引论文和热点论文;查找某一学科的研究前沿。

在数据指标中,涉及以下重要概念。

① 高被引论文(Highly Cited Papers):在 ESI 近十年的论文中,同一年代、同一 ESI 学科的论文按照被引次数降序排名,排名前 1% 的论文被称为高被引论文。在 Web of Science 数据库中,高被引论文有一个奖杯标识。

② 热点论文(Hot Papers):在 ESI 近两年内发表的论文中,在最近两个月内被引次数排在相应学科前 0.1% 以内的论文。在 Web of Science 数据库中,热点论文有一个火炬标识。

③ 高水平论文(Top Papers):高被引论文与热点论文的总和被称为高水平论文。需要注意的是,随着 ESI 每两个月一次的数据更新,高被引论文和热点论文也会同步更新。

④ 研究前沿(Research Fronts):指的是一组高被引论文,通过测度高被引论文之间的共被引关系而形成高被引论文的聚类,再通过对聚类中论文题目的主要关键词进行分析,提取一组关键词,并以这组关键词为该研究前沿命名。不同于 ESI 期刊学科分类的方法,研究前沿提供了一个独特的视角去发现科学研究的发展趋势。

(2) 学科基准值(Field Baseline):

学科基准值是指某一 ESI 学科论文的分年度期望被引频次,是评价的基准线。点击进入学科基准值选项,可以选择篇均被引频次(Citation Rates)、百分位(Percentiles)、学科排名(Field rankings)三个项查看基准值。

① 篇均被引频次:对 10 年间各年的被引次数进行统计,列出各学科领域各年以及近十年发表论文的篇均被引次数。

② 百分位:指每年发表的论文达到某个百分点基准应该至少被引用的次数。

③ 学科排名：显示 ESI 各学科领域近十年的论文总数、被引频次、篇均被引频次与高被引论文数。

（3）ESI 阈值（Citation Thresholds）：

某一 ESI 学科中，将论文按照被引频次降序排列，确定其排名或百分比位于前列的最低被引频次。ESI 阈值包括高被引作者、机构、期刊、国家/地区以及论文。不同指标的引用阈值不同，具体引用阈值及统计年限如表 4-2-1 所示。

表 4-2-1　ESI 各统计指标引用阈值及统计年限

指标	引用阈值	统计年限
作者（Authors）	1%	10
研究机构（Institutions）	1%	10
国家/地区（Countries/Territories）	50%	10
期刊（Journals）	50%	10
高被引论文（Highly Cited Papers）	1%	10
热点论文（Hot Papers）	0.1%	2

ESI 是对科研文献进行多角度、全方位分析的理想资源，通过 ESI 可以实现：分析机构、国家和期刊的论文产出和影响力；按研究领域对国家、期刊、论文和机构进行排名；发现自然科学和社会科学中的重大发展趋势；确定具体研究领域中的研究成果和影响力；评估潜在的合作机构，对比同行机构等功能。

2. InCites

InCites 是一款综合性的科研绩效分析工具，集合了近 30 年来 WOS 核心合集索引数据库中客观、权威的数据，拥有多元化的指标和丰富的可视化效果，可以辅助科研管理人员更高效地制订战略决策。Incites 包含研究人员、组织机构、部门、地点、研究领域、出版来源、资助机构等分析维度，可以提供：涵盖全球超过 1.7 万所归并的机构信息，囊括 220 多个国家和地区 30 多年所有文献的题录和指标信息，更丰富、更成熟的引文指标，包含了 Web of Science、SDGs、ESI 和教育部《学位授予和人才培养学科目录》等 25 种学科分类。

在使用 InCites 数据库之前，首先登录个人账号，账号与 Web of Science 账号通用。访问 InCites，有两种方式：一种是通过 Web of Science 检索页面，点击页面右侧的"产品（Product）"选项，随后在下拉菜单中选中"InCites Benchmarking & Analytics"进行访问；另一种则是直接访问 InCites 的官方网站。

InCites 包括四大功能模块，分别为分析、报告、组织和我的机构。

（1）分析（Analyze）：可以选择以下七类分析主体进行分析。

① 研究人员（Researchers）：分析机构或学科领域内，具有影响力和发展潜力的研究人员。

② 组织机构（Organizations）：分析机构的研究产出和影响力，可与其他机构进行对标分析。

③ 部门（Departments）：分析组织机构中不同部门的对比。

④ 地点（Locations）：从国家和地区的角度来分析科研产出与影响力。

⑤ 研究方向(Research Areas):分析不同学科分类体系中学科的科研产出与影响力。包括 Web of Science 的 254 个学科分类、ESI 的 22 个学科分类以及中国、澳大利亚、英国等不同国家的分类体系等。还可根据引文对每篇论文进行的分类(Citation Topic)。

⑥ 出版物(Publication Sources):分析 InCites 收录的期刊、会议录、图书的科研产出与影响力。

⑦ 基金资助机构(Funding Agencies):分析获得各类基金资助的科研成果的影响力。

(2) 报告(Report):创建自定义的报告或者查看已经保存的报告。

(3) 组织(Organize):分析结果组织到个人文件夹中。

(4) 我的机构(My Organization):分析用户所在机构的科研绩效。

InCites 提供 H 指数、学科规范化的引文影响力、期刊规范化的引文影响力、被引频次排名前 10%的论文百分比、国际合作等重要相对指标。InCites 与 WOS 核心合集的数据相互连接,支持 WOS 利用关键词等检索创建自定义数据集,采用清晰、准确的可视化方式来呈现数据,用户可以很方便地创建、存储和导出报告。

InCites 作为基于 WOS 高质量的权威数据,并经过数据清理与机构名称规范化处理生成的多维度计量分析工具,能够为科研管理人员提供科研项目管理、人才评估、学科建设、科研合作等方面决策的分析结果与数据支撑;能够提供全球基准数据用于将本机构与其他机构进行横向对比,掌握本机构在全球学科领域的相对位置。利用 InCites 数据库,可以定位重点学科、优势学科,发展潜力学科,优化学科布局;跟踪和评估机构的科研绩效;与同行机构开展对比分析,明确机构全球定位;分析本机构的科研合作开展情况,识别高效的合作伙伴;挖掘机构内高影响力和高潜力的研究人员,吸引外部优秀人才。

3. JCR

JCR 是一个基于引文数据统计信息的独特的多学科期刊评价工具,每年发布一次,最早可回溯至 1997 年。

二、数据库检索

(一) 检索规则

Web of Science 核心合集主要检索规则如下。

1. 支持布尔逻辑算符(AND、OR、NOT)

系统中检索词及逻辑算符均不区分大小写,系统默认检索词之间空格为逻辑与(AND)算符。当"自动建议的出版物名称"打开或关闭时,来源出版物名称中的逻辑算符都可以检索包含逻辑或(OR)的期刊刊名。检索包含 AND、NOT、NEAR 和 SAME 的机构组织名称时,应使用双引号""将词组或整个检索式引起。

2. 支持位置限定算符(NEAR/x、SAME)

NEAR/x 临近算符连接的两个检索词之间相隔指定数量的单词。用数字取代 x 可指定将检索式分开的最大单词数,如果只使用 NEAR 而不使用/x,则系统将查找其中的检索词彼此相隔不到 15 个单词的记录。在"主题"和"标题"字段中不能将 AND 算符作为 NEAR 算符的一部分使用。如果来源项目(期刊、图书、会议录文献或其他类型的著作)的标题中包含单词 NEAR,检索时需要使用双引号""将其引起。

SAME 运算符主要用于"地址"字段检索,使用 SAME 可检索运算符所分隔的两个检索词出现在同一个地址中的记录,顺序不限。例如检索"某医院某科室"。当在其他字段如"主题"或"标题"中使用 SAME 时,如果检索词出现在同一个记录中,SAME 与 AND 的作用一致。

3. 算符的优先顺序

在检索表达式中使用不同的布尔逻辑算符和位置限定算符及括号时,运算的优先顺序为:( )>NEAR/X>SAME>NOT>AND>OR。当 AND、OR、NOT、SAME 在检索式中不是检索算符时要加双引号。

4. 截词检索与精确检索

支持使用通配符"?""＊""＄"进行截词检索,使用双引号""进行精准短语检索。"?"为有限截词符,单个"?"代表任意 1 个字符,可使用多个"?"代表多个字符数,如"diagnos??"可命中 diagnosis、diagnoses。"＊"代表 0 或多个字符,可以用于单词的左、中、右三个位置,其中左截词符只限于"主题""标题""入藏号"和"识别代码"四个字段。"＄"代表 0 或 1 个字符,一般用于查找同一单词英美不同拼写形式。所有通配符都不能用于出版年检索。不能在双引号引起的检索词内使用"＄"。在检索词已使用通配符进行截词检索,匹配范围很广的情况下,应尽量避免再在同一检索词中重复使用通配符。

(二) 检索方法

Web of Science 核心合集的检索途径有来源文献检索(Documents)、被引参考文献检索(Cited References)、化学结构检索(Structure)、高级检索(Advanced Search)、研究人员检索(Researchers)。

1. 来源文献检索(Documents)

来源文献检索为 Web of Science 核心合集的默认检索页面,提供检索字段有 20 余种,以下为部分常用检索字段(图 4 - 2 - 1):

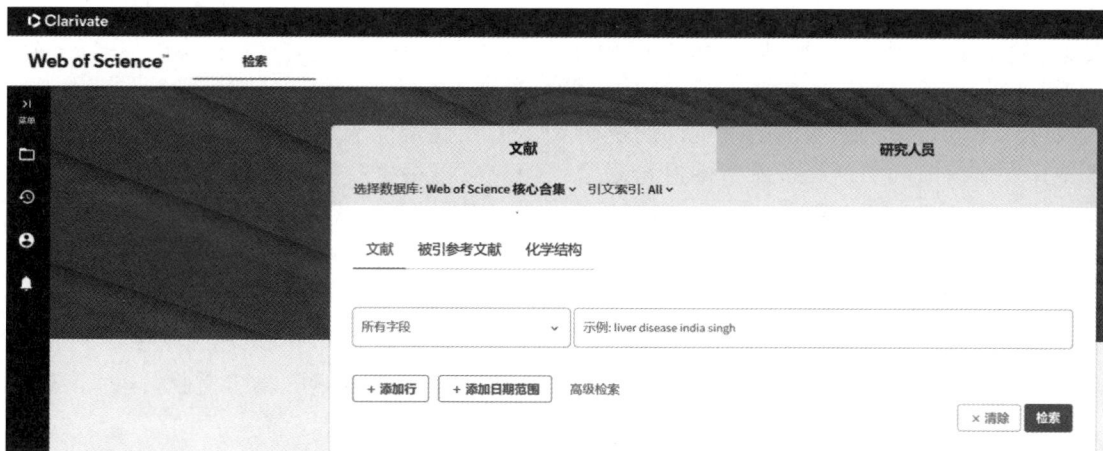

图 4 - 2 - 1　Web of Science 核心合集来源文献检索界面

(1) 主题(Topic):当选择"主题"字段作为搜索关键词,这一操作将自动覆盖四个核心区域:标题、摘要、作者关键词以及 Keyword Plus。与 PubMed 检索系统中采用的主题词(MeSH)检索方式不同,WOS 的主题检索方法属于自由词检索范畴。这意味着在执行检索时,用户拥有更大的灵活性来选择关键词。为了覆盖更广泛的文献范围并避免遗漏相关信息,建议将同义词或相关词汇通过逻辑运算符"OR"连接起来进行组配,以此确保检索的全面性。此外,在必要时,还可以采用截词技术来扩大检索词的匹配范围,进一步提高查全率,从而捕获到更多与主题相关的文献资源。

(2) 标题(Title):输入目标文献标题中包含特定的单词或短语。

(3) 作者(Author):包括但不限于期刊作者、书籍作者、团体作者以及发明人等。在进行检索时,先输入作者的姓氏,随后紧跟一个空格,再输入作者名字的首字母。这种格式有助于系统更准确地识别并匹配作者信息。还可以利用作者索引功能来浏览和筛选作者姓名,除了作者检索外,系统还提供了研究人员检索(Researchers)高级功能,允许用户根据作者的专业领域和所属机构来进一步筛选和确定作者。在进行作者检索时,用户还可以灵活运用截词技术来提高检索的灵活性和查全率。可在检索词中适当位置加入截词符(如"*"或"?")。

(4) 出版物名称(Publication Titles):在进行期刊检索时,既可以输入期刊的完整名称,以精确匹配目标期刊;也可以采用截词形式输入刊名的一部分,以扩大检索范围,捕获更多相关期刊。对于希望同时检索多本期刊名称的情况,用户可以利用布尔逻辑运算符"OR"将这些期刊名称进行组配。

(5) 出版年(Year Published):可输入具体年份或年份范围对文献的发表时间进行限定。如输入"2024"或"2020—2024"。

(6) 地址(Address):在进行机构检索时,用户可以灵活输入机构的完整名称、部分名称、所在城市、国家以及邮政编码等信息。当输入机构的全名时,请注意名称中可能包含的冠词(如"The")和介词(如"Of")等词汇,这些词汇在大多数情况下不应作为单独的检索词来输入。

除上述字段外,还可以选择基金资助机构(Funding Agency)、出版日期(Publication Date)、地址(Address)、作者关键词(Author Keywords)、文献类型(Document Type)、数字对象标识符(DOI)、语种(Language)、PubMed ID 号(PubMed ID)、入藏号(Accession Number)等字段进行检索。在进行检索时,可通过点击检索字段下方的"添加行"来增加检索条件。不同检索词输入框中检索词的逻辑关系可在检索词输入框前的下拉菜单中选择。系统还支持对时间跨度和子库范围进行限定。用户可以根据具体研究需求,设置特定的时间范围来筛选最新或历史文献,同时也可指定搜索范围于特定的子库之中,以满足不同领域或类型的文献需求。

2. 被引参考文献检索(Cited References)

被引参考文献检索是 Web of Science 核心合集最具特色的部分,从被引文献的特征出发,查找文献被引用的情况,可基于相关研究课题早期、当时和最近的学术文献,同时获取论文摘要,以下为常用的检索字段(图 4 - 2 - 2)。

(1) 被引作者(Cited Author):输入被引作者的姓名进行检索,作者的姓须输入全称,名输入首字母。

(2) 被引著作(Cited Work):输入被引刊名、书名的缩写形式,或专利号进行检索。

(3) 被引 DOI 号(Cited DOI):输入被引文献的数字对象标识符(DOI)。

(4) 被引参考文献的出处:包含被引年份(Cited Year(s))、被引卷(Cited Volume)、被引期(Cited Issue)、被引页码(Cited Pages)。

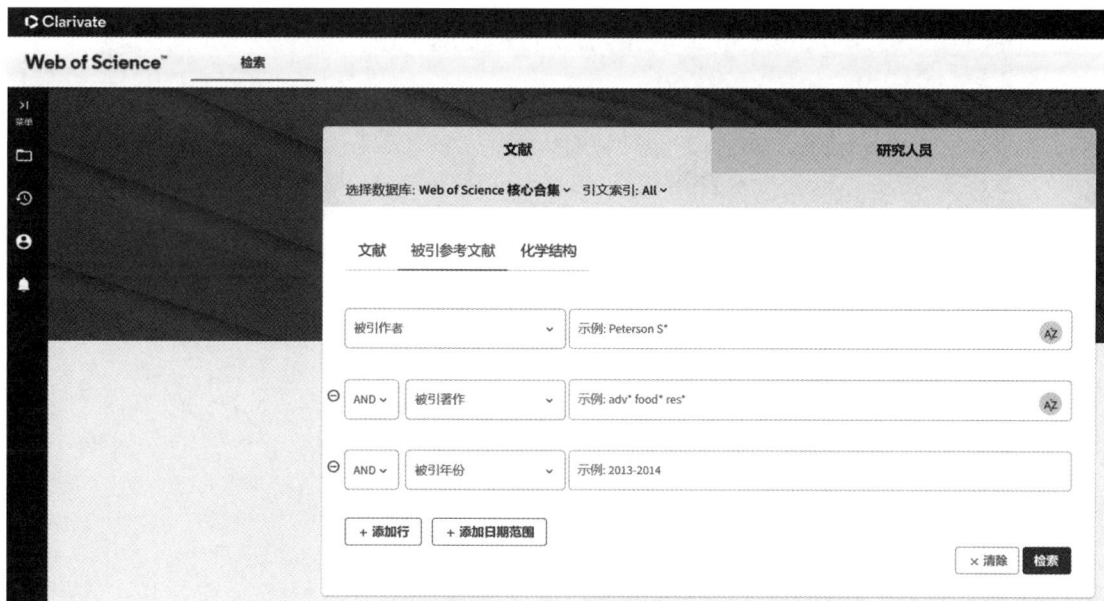

图 4-2-2　Web of Science 核心合集被引参考文献检索界面

（5）被引标题（Cited Title）：输入被引文献的题目或若干个题名词进行检索。

在不了解关键词或者难以限定关键词的时候，可以从一篇高质量的文献出发，了解课题的全貌跟踪最新的发展，了解研究的思路，设计下一步的研究计划。

在作者整理文后参考文献的过程中，偶尔会出现一些错误或遗漏，比如引用的文献标题、期刊名称的拼写、年份、卷号、期号及页码等信息可能出现错误或顺序颠倒。鉴于这种情况，当执行被引参考文献检索时，系统会显示所有相关的参考文献信息，无论其正确与否，因此用户在检索过程中需要仔细甄别这些信息。

值得注意的是，即便某篇文献并未被 Web of Science（WOS）核心合集收录，用户依然可以通过被引参考文献检索功能，探索到该文献的引用情况。而对于那些已被 WOS 核心合集收录的文献，用户不仅可以通过被引参考文献检索来查看其被引状况，还可以利用基本检索或作者检索直接找到该文献。此外，点击检索结果中该文献的被引用次数链接，用户还能进一步了解到具体是哪些文献引用了该篇论文，从而获取更全面的文献引用信息。

3. 化学结构检索（Structure）

使用绘图工具检索化学结构或者在文本字段中检索与化合物和化学反应相关的数据对 Index Chemicus 或 Current Chemical Reactions 两个化学数据库进行检索，查看 Web of Science 核心合集记录中的化学数据。化学结构检索界面分成三个部分，化学结构绘图（提供绘图软件绘制化合物化学结构图检索）、化合物数据（通过化合物名称、化合物生物活性、分子量等检索）和化学反应数据（通过气体环境、回流标记压力、时间、温度、产率、反应关键词、化学反应备注等检索）（图 4-2-3）。

4. 高级检索（Advanced Search）

在高级检索界面，用户可以利用字段标识符、布尔逻辑运算符、括号以及精确的检索词，在检索框内灵活构建复杂的检索表达式（图 4-2-4）。

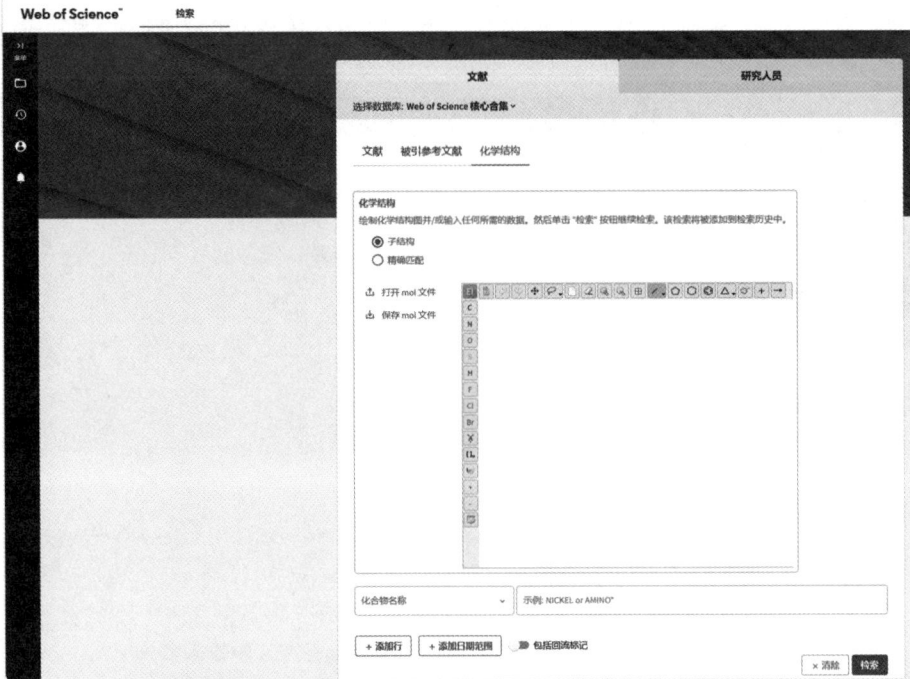

图 4-2-3　Web of Science 核心合集化学结构检索界面

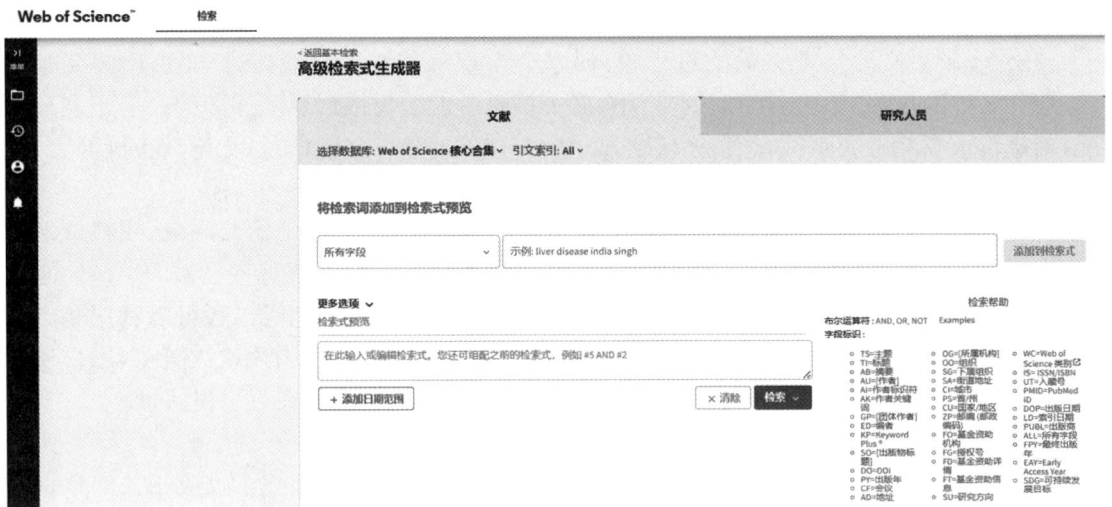

图 4-2-4　Web of Science 核心合集高级检索界面

　　检索完成后,高级检索界面的底部显示检索历史,检索历史中的多个结果集之间支持 AND 或者 OR 关系的二次逻辑组配。以满足更精细化的信息需求,同时用户登录个人账户,可以针对检索历史进行创建跟踪服务,及时接收到有关研究的最新文献。需要指出的是,高级检索功能专注于对来源文献的直接检索,不直接支持引文检索。

　　5. 研究人员检索(Researchers)

　　在进行作者信息检索的过程中,由于同名现象频发,往往导致混淆与不便。为此,研究人员设计的检索机制旨在有效解决这一问题。通过在检索框中精确输入作者的姓氏全称与名字的首字母，系统能够综合运用多种信息源，包括但不限于作者的姓名、所属机构、研究专业领域以及国籍等，更细致区分并甄别出具体的作者身份。若该作者已在 Researcher ID. com 平台上完成注册，系统还能进一步展示其独特的 Researcher ID，直接提供该作者详细科研活动及成果信息的链接，极大地提升了信息检索的准确性和效率。

三、检索结果处理与个性化服务

（一）检索结果的处理

1. 检索结果显示

执行检索后，检索结果的题录界面见图 4-2-5。

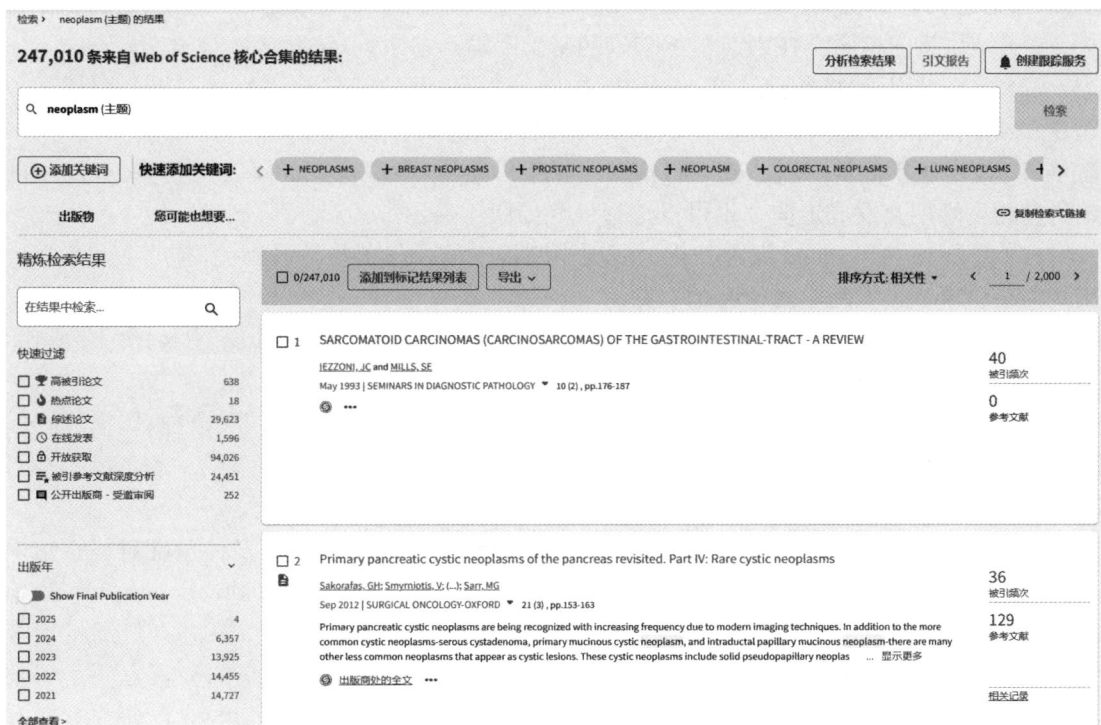

图 4-2-5　Web of Science 核心合集检索结果界面

　　在检索结果页面，检索结果默认按相关性排列。除此之外，还提供文献的日期、被引频次、使用次数、第一作者姓名、出版物标题等多种排序方式。

　　每条题录下方设有"查看更多"与"出版商处的全文"两个链接选项，用户可轻松点击"查看更多"浏览题录的文摘内容，点击"出版商处的全文"直接获取该题录的全文文献。若直接点击题录标题，则会跳转至全记录显示界面，该界面详尽展示了题录的各类信息，涵盖标题、作者全名单、期刊详情、摘要内容、通讯作者信息、详细的作者单位与地址、基金资助情况、学科分类、文献类型、全文访问链接以及引文网络等。

　　在全记录界面中，用户点击"被引频次"按钮，即可查看该文献的引证情况（即引用该文献的其他文献），从而洞悉其学术影响力及研究趋势。进一步点击任一引证文献的标题，又可进入其全记录页面,继续探索其引证文献,如此循环往复,能够不断追踪到最新的相关研究动态。

此外,全记录界面还提供了"引用的参考文献"链接,点击后可查阅该文献所引用的参考文献。通过点击这些参考文献的标题,用户同样能进入其全记录页面,并继续追溯其引用的更早文献,这一过程帮助用户深入探索课题研究的起源与发展脉络。

最后,全记录界面上的"查看相关记录"链接,将用户导向共引文献列表,这些文献与当前文献共享至少一篇相同的参考文献,从而揭示了相关研究领域内的共同兴趣点和交叉点,有助于用户全面了解相关研究的现状与趋势。

2. 精炼检索结果

Web of Science 核心合集所提供的精炼检索结果功能可对检索结果进行多角度分析,有助于宏观把握不同过滤条件下文献的整体分布情况。精炼检索结果功能在检索结果界面的左侧,具体包括以下功能模块:

(1)结果集内检索。在当前检索结果的基础上输入检索词,进行二次检索。

(2)按高被引论文、热点论文、综述论文、在线发表、开放获取论文过滤结果。捕捉某一研究领域的焦点和热点,需要关注到领域内的高被引论文和热点论文。

(3)按出版年分析。默认按文献首次出版年份显示,展现研究的年发文趋势,有助于确定研究的高峰期及发展走向。也可以选择最终出版年显示。

(4)按 Web of Science 类别分析。展现当前检索结果与哪些学科相关,有助于判断学科交叉的趋势或者启发跨学科研究的思路。

(5)按文献类型分析。提供 Article、Review、Letter、Proceedings Paper、Editorial Material、Meeting Abstract 等多种文献类型的筛选方式。

此外,精炼选项还有所属机构、基金资助机构、研究人员、出版物标题、语种、国家/地区、研究方向、开放获取等模块。

3. 检索结果分析

在检索结果显示界面,点击其右侧的"分析检索结果"链接,能够从多种角度对检索结果进行统计分析,可以对文献类型、作者、Web of Science 类别、Citation Topics、Web of Science 索引、所属机构、出版物标题、语种、国家/地区、出版商、研究方向、基金资助机构等方面按照发表文献的篇数进行排序显示,并生成可视化图像。检索结果的分析方便了解某特定课题在不同学科的分布情况;分析某研究课题的总体发展趋势;了解与自己研究方向有关的科研机构;找到该研究课题中潜在的合作伙伴;密切关注该研究领域的顶尖研究小组的发表成果。

4. 创建引文报告

在检索结果显示界面,点击其右侧的"引文报告"链接,数据库对总量少于 10 000 条的记录,提供创建引文报告的功能。引文报告总体呈现出本课题检索结果的施引文献总次数、被引总频次、篇均被引次数、H 指数,以及每年发文量和每年被引量等。有助于用户了解课题的论文引文影响力情况、研究历程、预测研究趋势,也可综合评估某课题、某期刊或者某科研人员的学术产出数量与学术产出水平。

H 指数——H-index,是由加州大学圣地亚哥分校的物理学教授 Jorg E. Hirsch 在 2005年提出的一种用于定量评估科研人员学术成果的方法。这里的"H"代表"高引用次数"(high citations)的缩写。具体来说,一个学者的 H 指数意味着他/她至少有 N 篇论文各自被引用了至少 N 次，同时其余论文的引用次数均少于 N。H 指数能够较为准确地反映一个研究人员的学术影响力和成就。

5. 结果输出

点击"导出"按钮，可选择文件格式（包括纯文本、EXCEL、EndNote、科研评价工具 Incites 等），然后选择记录数，需注意的是单次保存的记录不能超过 1000 条，如超过 1000 条时，需分多次下载。然后选择要保存的记录内容（一般包括作者、标题、来源出版物、摘要等）。也可以导出方式为"添加到标记结果列表"。多种导出方式方便用户对检索结果进行再利用。

(二) 个性化服务与工具

1. 创建跟踪服务

在检索结果显示界面，点击其右侧的"创建跟踪服务"链接，创建检索结果跟踪服务，登录个人账户后，可自定义跟踪课题名称，默认每周自动向用户发送电子邮件，实现最新文献的检索跟踪。还可以创建引文跟踪，追踪成果引用，发现更新的研究进展；创建作者跟踪，了解大学、某学院/重点实验室、作者、期刊等发文情况；创建建议跟踪等。

2. 工具

点击 Web of Science 右上方"产品"按钮，登录个人账户，可使用系统提供的个性化服务，包含 EndNote、EndNote Click。EndNote Online 是一款网络版文献管理写作工具，用户在使用 Web of Science 的过程中，可直接导出目标文献至 EndNote。同时，EndNote 网络版也提供从其他数据库中导入文献的功能，方便用户随时访问和共享文献。另外，该工具提供了 4 000 多种期刊的参考文献格式，并支持自动生成文中和文后参考文献，方便用户撰写论文。根据标题、摘要、参考文献，匹配适合投稿的期刊。EndNote Click 是快速获取全文的小插件，它自动搜索已订购数据库和开放获取资源，实现一键式全文文献 PDF 获取。

四、Journal Citation Reports

期刊引证报告（JCR）提供基于引文数据的量化统计信息及对全球主要期刊进行评估的系统、客观的方法，包括自然科学引文索引（Science Citation Index Expanded，SCIE）、社会科学引文索引（Social Science Citation Index，SSCI）、艺术与人文引文索引（Arts & Humanities Citation Index，AHCI）和新兴资源引文索引（Emerging Sources Citation Index，ESCI）4 个版本，可协助跟踪各学科期刊的发展趋势，深入研究各期刊之间的引证关系。

2023 年 JCR 发布基于 Web of Science 核心合集的 SCIE、SSCI、AHCI 和 ESCI 期刊影响力，其中涵盖 SCIE 索引 178 个学科领域 9 471 种期刊、SSCI 索引 58 个学科领域 3 534 种期刊、AHCI 索引 28 个学科领域 1 744 种期刊、ESCI 索引 250 个学科领域 8 246 种期刊。值得注意的是 2023 年以前仅 SCIE 与 SSCI 期刊拥有影响因子，从 2023 年开始，AHCI 与 ESCI 收录的期刊也开始拥有影响因子。

JCR 应用最广泛的指标是期刊影响因子。它在评估科研人员、期刊、机构乃至国家的学术质量方面扮演着举足轻重的角色，近年来随着学术研究环境的变迁，JCR 也在持续进行指标优化与创新，以适应学术发展的新趋势。JCR 不仅局限于对期刊质量的评估，更在学术论文投稿过程中发挥着关键作用，为科研人员提供精准指导，帮助他们筛选出与研究主题紧密相关、符合投稿期望的期刊。

每年6月,JCR会准时发布上一年的数据信息,这一过程伴随着对收录期刊的严格筛选与动态调整。那些因影响力下滑而未能达到JCR收录标准的期刊,将被排除在外;同时,对于存在引用异常行为(如过度自我引用、引文堆砌等)的期刊,JCR会给予警示,并经过深入复审后决定其是否保留在收录名单中。这一机制确保了JCR数据的权威性与时效性,为学术界提供了更加可靠的评价依据。

访问JCR(期刊引用报告)的途径主要有两种:首先,用户可以在Web of Science检索页面的右上角找到"产品(Products)"选项,点击后在下拉列表中选择"Journal Citation Reports"即可进入(图4-2-6);其次,用户也可以直接访问JCR的官方网站进行使用。使用JCR前用户需要注册一个免费的个人账号。值得注意的是,JCR的个人账号与Web of Science平台的个人账号是互通的。两种访问期刊的方式,如下。

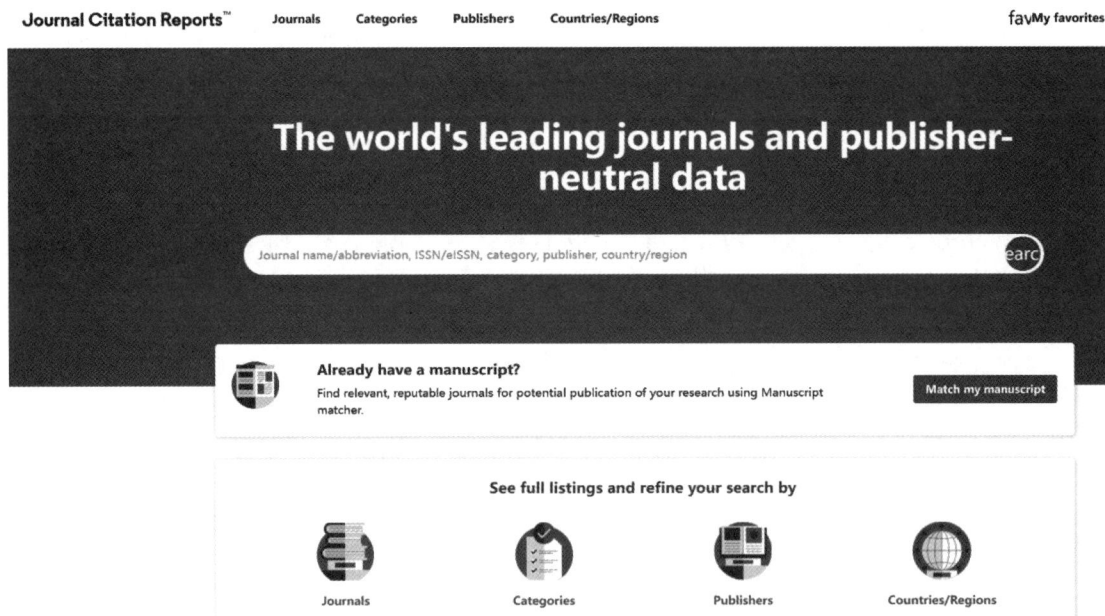

图4-2-6　JCR检索主页面

(1)检索期刊:在检索框中输入刊名全称、简称、ISSN号、所属学科、出版商等检索期刊。

(2)浏览期刊:依次可以通过刊名、学科、出版商、出版国/地区四个途径浏览期刊。

JCR除了提供期刊基本信息,如刊名(ISSN、缩写和期刊曾用名)、出版周期、语种、出版商、出版地址、所属学科及分区信息等内容外,还提供载文量、被引总次数、期刊影响因子(IF)、5年影响因子、期刊引文指标(JCI)、即年指数、期刊被引半衰期等统计数据。

主要指标及其定义:

(1)影响因子(Journal Impact Factor,JIF):影响因子是一种期刊评价指标,指期刊近两年的平均被引用率。

(2)期刊引文指标(Journal Citation Indicator,JCI):期刊引文指标是学科规范化指标,指期刊前三年里出版的所有研究论文和综述的学科归一化影响因子,是对 JIF 的补充,旨在实现期刊的跨学科评价。

（3）影响因子分区（Rank by Journal Impact Factor）:将某一学科的期刊依据影响因子降序排列后四等分,依次分别记为 Q1~Q4 区。Q1 区位影响因子在所在学科前 25% 的期刊,以此类推,影响因子分区反映期刊的影响因子在同一学科中的等级。

（4）被引总次数（Total Citations）:该期刊在 JCR 统计年度内被数据库中所有期刊引用的总次数。

（5）5 年影响因子（5 Year Impact Factor）:期刊前 5 年发表的文献在评价当年被平均引用的次数。

（6）期刊被引半衰期（Cited Half-life）:将该期刊在 JCR 统计年度内被引用的全部论文按出版年份降序排列,前 50% 论文的出版时间段即为该期刊的被引半衰期。期刊被引半衰期是测定期刊文献老化速度的重要指标。

（7）即年指数（Immediacy Index）:是期刊在论文发表当年即被引用的平均次数的指标,是文献发表后在学术界所引起的反应速度。

JCR 检索系统还提供了多个过滤选项（Filter）,分别是:刊名（Journals）、ISSN/eISSN、学科类别（Categories）、出版社（Publishers）、国家/地区（Country/region）、引文版本（Citation Indexes）、JCR 所在年（JCR Year）、开放获取状态（Open Access）、JIF 分区（JIF Quartile）、JIF 值（JIF Range）、JCI 值（JCI Range）和 JIF 百分比（JIF Percentile）。

（崔婷婷）

第三节　Scopus

一、简介

（一）Scopus 基本概况

爱思唯尔（Elsevier）出版社于 2000 年率先发起了名为 Scopus 的过刊数字化计划,旨在将横跨近两个世纪、总数超过 400 万篇的学术文章全面实现电子化。经过精心筹备,Scopus 平台于 2004 年 11 月正式上线。时至今日,Scopus 已跃居为全球最大的文摘与引文数据库,其影响力远远超越了爱思唯尔自身的出版范畴,广泛收纳了全球范围内的专业文献资源。该库收录来自全球 220 多个国家,7 000 多家出版商的科技出版内容,所有内容均经过同行评议。覆盖自然科学与工程、社会与人文科学、健康科学和生命科学各个领域,涉及 40 多种语言。数据每日更新,每天约更新 1.1 万条科技文献记录,年均数据增长率约为 8%,最早回溯到 1788 年,总数据量超过 9 400 万条。

迄今为止,Scopus 收录的期刊包括自然科学 14 558 种、医学 15 167 种、社会科学 14 533 种、生命科学 7 818 种,其中活跃的同行评议期刊 28 153 种;中国大陆高质量期刊超过 1 300 种;金色 OA 期刊 7 700 多种,基金信息超过 2 000 万条,预印本记录 200 万条,所有的期刊都拥有完整的元数据、摘要、引用的参考文献及丰富的 API 接口,用于对接其他信息系统,引用可回溯到 1970 年；收录会议录 15 余万册，会议文献 1 200 余万篇；收录系列丛书 7.4 万多种，独立图书 31.4 万册，图书记录 270 多万条；同时还收录了美国专利商标局（US Patent & Trademark Office）、欧洲专利局（European Patent Office）、日本专利局（Japan Patent Office）、世界知识产权组织（World Intellectual Property Organization）及英国知识产权局（UK Intellectual Property Office）世界五大专利机构的 4 900 多万条专利文献。

通过 Scopus 数据库可查询全球各领域约 1 900 万作者的学术档案，查看发文、引用、H指数、第一作者/通信作者、作者贡献等。可查看全球 94 000 多家机构的学术发文；可查看文献的多种文献计量学指标（浏览、引用、高被引百分位、FWCI 等），补充计量学指标（包含临床引用，政策引用，专利应用，媒体提及等），可查看文献的 SciVal 主题归属，和可持续发展目标 SDGs 贡献。（数据更新于 2024 年 5 月）

2024 年 1 月 16 日，爱思唯尔公司正式发布 Scopus AI。这款生成式人工智能工具将帮助研究人员和科研机构快速、准确地获得文献摘要和研究见解，从而推动学术合作并促进产生广泛的社会影响力。Scopus AI 能够快速提炼针对选定科学问题生成简要可溯源且提炼观点的概要，概要中有时甚至能够突出并提示基于文献的科研空白领域，以便科研人员能够进行更加深入的研究。此外 Scopus AI 还能够推荐具有影响力的基础文献、搜索与定位学术专家，进一步强化研究主题的广度。

Scopus，作为继 Web of Science（WOS）核心合集之后崛起的另一关键引文分析数据库，其文献引文数据可追溯至 19 世纪 70 年代。通过其专业的引文分析功能，用户能够全面洞悉作者的学术贡献，精准掌握科研动态，并对科研机构的科研成果进行精准评估。

Scopus 不仅拥有强大的文献检索与引文分析能力，还配备了作者及机构识别系统，进一步提升了信息检索的精确性。此外，依托 Elsevier 的索引词表功能，Scopus 对所收录的文献记录进行了深入细致的标引，确保了文献检索的高命中率。在检索结果呈现方面，Scopus 提供了多样化的分析工具，包括引文分析、智能跟踪更新、可视化分析以及精炼结果等，为用户带来了更加丰富和便捷的科研信息体验。

（二）Scopus 的评价指标

1. 期刊级指标

（1）引用分数（CiteScore）：CiteScore 指标最终在 2016 年推出，其计算公式在 2020 年进行了修改。目前的定义为计算期刊近 4 年文章的平均被引用次数，以 2023 年的 CiteScore 为例，计算公式如下：

$$\text{CiteScore2023} = \frac{2020—2023\ 的文章于\ 2020—2023\ 年的被引次数}{2020—2023\ 年的文章总数}$$

与即年指数（Immediacy Index）类似，Scopus 也推出一款指标评价期刊当年发表文献的影响力，称为 CiteScore Tracker，CiteScore Tracker 的计算方式与 CiteScore 的计算方式相同，但其针对的是当前年份，而非过去几年的全部年份。数据每月更新。

CiteScore 与影响因子（Impact Factor）的概念相似，均以被引次数为主要评判基准，但两者在取样时间和文献类型上存在差异。Impact Factor 的数据来源于 Web of Science 数据库，其计算范围覆盖了研究型论文（article）、回顾型论文（review），并且还包括了 Early Access（早期公开）的文章。被引计算时间为 1 年，出版物计算时间为 2 年。而 CiteScore 的数据则来自 Scopus 数据库,其计算范围更为广泛,不仅包括了研究型论文(article)和回顾型论文(review),还涵盖了会议论文(conference paper)、书籍章节(book chapter)以及数据论文(data paper)。被引计算时间为 4 年,出版物计算时间为 4 年。

(2) SCImago 期刊排名(SCImago Journal Rankings,SJR):2007 年,由西班牙格拉纳达大学领衔的四所高等教育机构共同组成的 SCImago 研究团队,秉承"引文并非均等价值"的核心理念,依托 Scopus 数据库的丰富资源,创新性地推出了 SJR(SCImago Journal Rank)这一期刊评估新标准。其核心概念源自 Google 的 PageRank 算法,相较于传统的 Impact Factor,其关键性的突破在于"对期刊间引用赋予了差异化的权重"。具体而言,即当一个期刊被高声望的期刊所引用时,这种引用对提升该期刊声望的贡献应显著高于被一般期刊引用的情况。SJR 的独特魅力在于其双重视角:不仅考量期刊的被引频次,更深入评估被引文献的质量与影响力。此外,SJR 还精心设计了针对不同学科领域引文行为差异的标准化处理机制,有效剔除了自引现象,从而确保了评价结果的合理性与公正性,能够更加准确地映射出学术期刊的真实影响力。为了构建这一评价体系,SJR 采用了涵盖期刊论文、会议记录及综述在内的多元化文献类型,并基于至少 3 年的引文数据进行深度分析,确保了评估结果的全面性与时效性。

(3) 来源标准化的论文影响力(Source Normalized Impact per Paper,SNIP):由荷兰莱顿大学科学技术研究中心(CWTS)团队的 Henk F. Moed 教授提出。相较于传统的 Impact Factor,SNIP 的主要突破在于它考虑了不同学科领域的引用情况。例如,人文、生命科学领域的引文量通常高于数学、工程学、计算机科学等领域,在传统 Impact Factor 单纯计算引用次数的规则下容易获得较高的分数,但在跨领域比较时难以保证客观性。SNIP 最大的特色在于它实现了不同领域期刊被引情况的标准化(normalized)。通过将原始的期刊 Impact Factor 根据其所属领域的 Citation Potential 进行换算,SNIP 以合理的方式缩小了高引用领域期刊的 SNIP 值,放大了低引用领域期刊的值,从而有利于进行跨领域的比较。SNIP 计算时间为 3 年,一年更新 2 次。

Scopus 独特的期刊评价指标 SJR 和 SNIP 有别于 WOS 平台的 JCR 影响因子的计算方法,是目前评价期刊学术性的重要参考指标。

2. 文章级指标

(1) 领域加权的引用影响(Field-Weighted Citation Impact,FWCI):又称为归一化引文影响力,显示了与类似文献相比,该文献的引用效果。FWCI 值是通过将某文献出版当年及其后 3 年内获得的总引用次数,除以一个相似文献群组所预期的平均引用次数来计算的。这个相似文献群组是根据同出版年份、同文章类型以及同学科领域这三个因素来确定的。只有当一篇文献被引用后,才能计算其 FWCI 值。此外,FWCI 值还可以进一步扩展应用于研究人员或机构单位的评估。总的而言,当 FWCI 值为 1 时,表示文章、研究人员或机构单位的引用影响力相当于全球平均水平;而当 FWCI 值大于 1 时,则表示文章、研究人员或机构单位的引用影响力高于全球平均水平,反之亦然。

(2) 社会影响力指标——PlumX 指标:便捷的网络、技术的进步、人民生活的改善、科学交流的影响范围不断扩大,影响了全民的思维习惯,引用不再是科研人员独有。随着人们与研究相互影响的行为,在网络上会留下在线"足迹"。Plum Analytics 公司收集这些足迹,创建各个研究成果(论文、会议记录、书籍章节等)的指标并进行分类。这些指标统称为 PlumX 指标。

PlumX 共包含五个全面的项目级指标,分别为:

① 使用(Usage)：主要收集了文章的网页点击数量、下载数量，以及检索数据库中的文摘阅读量、点击量等信息。

② 捕捉(Captures)：此项主要收集用户收藏、增加书签、文献管理工具集等信息。

③ 提及(Mentions)：博客、新闻、留言、维基百科等信息。

④ 社交媒体(Social Media)：各种社交媒体上的提及、转推信息。

⑤ 引用(Citations)：这一引用信息包含得非常广，各种文摘数据库的引用、专利引用等。

值得一提的是，Plum Analytics 公司于 2017 年初被 Elsevier 收购，因此现在所有 Scopus 界面下都是可以查到文章 PlumX 信息的。这有助于了解大量的指标数据，以及通过比较兼容指标来进行分析。

3. 作者指标

H 指数——H-index：Scopus 的 H 指数计算方式与 WOS 的 H 指数计算方式相同，只是由于两个数据库的收录范围不同，导致最后 H 指数的数值会产生差异。

(三) 基于 Scopus 数据源的分析工具——SciVal

SciVal 科研分析平台数据库是基于 Scopus 的科研数据分析平台。包含数据种类：共有 20 000 多个机构，来自 220 个国家，包括高校、研究所、政府机构、企业等；包含 7 种学科体系（QS、THE、ASJC、REF、FOR 等）；包含教育部一级学科（含 110 个学科）；收录全球 1 700 万个学者档案；研究的主题约 94 000 个（基于论文直接引用关系）。可实现对某高校进行学科分析，生成研究报告；可对现有人才进行科研绩效评估；绘制领域专家和高潜力人才地图，为学校精准和高校的人才引进提供助力；进行学科前沿研究和分析；科研开题和评估等功能。SciVal 数据提供了 QS、THE、中国最好大学排名、中国高被引学者等权威排名榜单的数据和指标嵌入功能，可以针对性准确分析过往数据，通过机构对标和院系数据分析机构的科研表现和未来排名预测；增加高被引学者标引，为学校学者影响力提升以及潜力学者的发现提供助力；自定义数据集上限提升到 20 万篇，更灵活满足综合性交叉领域的分析需求；合作分析功能进一步优化，精确观测合作影响力的变化，以及合作机构的地区分布，合作学科领域等。借助 SciVal 提供的丰富数据分析及可视化工具，可以帮助科研人员更快速获取学科领域进展。目前最新版的 SciVal 由 6 个模块组成。

1. 概述分析模块(Overview)

该模块旨在对特定国家、机构或团队进行全面而深入的绩效分析，通过多维度视角揭示其在科研领域的优势所在及跨学科的探索趋势。例如介绍和评估机构、研究人员或研究小组的绩效、了解特定研究领域、出版物集或主题的表现和研究优势、探索合作情况并确定潜在的新合作伙伴、分析和理解 THE 和 QS 世界大学排名中使用的实际文献计量学、使用主题和主题集群进行组合分析等。

针对某国家、机构或团队等进行多方面的绩效总览，分析其科研优势所在及跨领域的研究方向，如文献领域分布、主要学者、各文献计量指标统计、基于文献共引分析交叉学科竞争优势。

2. 基准化分析模块(Benchmarking)

该模块旨在通过精心挑选的一系列指标，对任意对象（如国家、机构、科研团队、个人等）进行横向比较与评估。这一过程旨在确立一个标准或基准，以便客观衡量各对象在特定领域或方面的表现水平，进而识别出最佳实践、优势领域以及潜在的改进空间。SciVal 提供了雪球指标(Snowball Metrics)等大量简明且翔实的指标,涵盖了学术论文发表量评估标准、文献引用影响力度量标准、科研合作度量标准、学科度量标准。可生成多指标热力图和折线图;分析结果可根据需要输出各类报告。

3. 协作分析模块(coaboration)

该模块通过深入分析论文产出与引文影响力,旨在为用户提供一个全面的视角,以了解当前合作机构的概况、合作成果的质量,加强团队建设并建立强有力的合作,以及在具有战略重要性的领域寻找本地和全球的潜在合作伙伴。例如审视已有的科研合作产出,发掘潜在合作机会。全面认识机构或个人的合作对象及其现有的合作情况,根据机构或团队的当前研究领域的科研特点,发现潜在的合作机会。

4. 趋势分析模块(Trends)

该模块集成了 Elsevier 的专利文本挖掘技术 FingerPrint,这一先进工具利用特定领域内的专业词表(如医学领域的 MeSH 主题词表),对选定文献集合中的主题词进行深度挖掘,超越传统的词频统计,实现更为科学、精准的主题分析。通过这一方法,模块能够揭示各科研领域内不同主题词的研究趋势与动态变化。例如快速定位各细分/自定义科研领域的全球热点、变化趋势,了解活跃的及表现突出的国家、机构和作者;支持选题和选刊决策;观测全球主要热点研究方向,国家、机构、期刊、个人在细分领域的表现,辅助进行学科研究方向的规划和建设工作。

5. 影响分析模块(Impact)

该模块通过发现政策文件中引用的科研成果并发现提及的用于制定影响力叙述的出版物,向外部利益相关者展示科研项目更广泛的影响力。政策文件来自全球政府、国际政府间组织、国际智库等,是在学术引用之外反映科研的社会影响力的重要数据来源。通过专利引用可以深入了解创新途径以及研究计划的潜在技术和经济成果及影响,向外部利益相关者展示研究计划的技术影响。

6. 资助分析模块(Grants)

该模块通过发现科研领域的受资助情况,分析资助趋势并确定在研究领域中授予资助的资助机构、探索邻近领域以支持战略规划、概述并了解同行战略以及主要资助机构的重点领域。

二、数据库检索

(一) 检索规则

1. 布尔逻辑算符

Scopus 支持使用布尔逻辑算符 OR、AND、AND NOT,具体含义如下表所示:

表 4-3-1　布尔逻辑算符示例

布尔运算符	示　例
OR	必须至少出现一个搜索词-例如,liver OR cirrhosis
AND	两个搜索词都必须出现-例如,Cognitive architecture AND robots
AND NOT	排除一个搜索词-例如,lung AND NOT cancer

当检索表达式中带有多个布尔逻辑算符时,则需要遵循特定的运算优先顺序及读取规则,其运算的优先级从高到低依次为:OR>AND>AND NOT。在确定了这些算符的优先级之后,系统会按照从左到右的顺序进一步解析和处理检索式。例如:KEY(mouse AND NOT cat OR dog)可以理解为 KEY((mouse) AND NOT (cat OR dog))。

若用户希望在检索结果中直接包含 OR、AND 或 AND NOT 这些词作为检索项,而非将其作为逻辑运算符使用,则需要在输入时给这些词加上双引号或大括号(｛｝),例如"OR""AND""AND NOT",以确保它们被系统视为普通文本而非逻辑运算符。另外,当用户在同一个检索框中输入多个单词或短语,且这些项之间未明确指定逻辑运算符时,Scopus 默认它们之间以 AND 关系进行连接,即这些项必须同时出现在检索结果中。值得注意的是,当检索表达式中涉及多个布尔逻辑运算符,特别是包含 AND NOT 时,可能会因为运算的复杂性而导致返回的结果与用户的预期不符。为了尽量避免这种情况,建议用户将 AND NOT 运算符置于检索式的末尾,例如"KEY(cold) AND KEY(fever) AND NOT KEY(influenza)",这样有助于更清晰地表达检索意图。

2. 位置运算符

通过使用位置运算符,我们能够在搜索时精确地指定两个或多个搜索词在文本字段内的相对位置,确保它们之间的距离(即它们之间相隔的单词数或字符数)小于或等于一个特定的值。Scopus 共提供了两种位置算符:Pre/n 可以指定词语的顺序,而 W/n 则不指定。具体含义如下表所示:

表 4-3-2 位置运算符示例

位置运算符	示　　例
Pre/n	搜索词必须以特定的单词顺序出现-例如 behavioral PRE/3 disturbances,此时,behavioral 必须出现在 disturbances 之前的三个单词范围内
W/n	指定了单词之间的距离,但不指定顺序-例如 journal W/2 publishing,此时,意味着只需在与 publishing 相距两个单词的范围内找到 journal

n 表示应替换为两个搜索词之间最多可以有的单词数量。n 可以为 0~255 之间的任何数字,选择 n 的值时,应遵循以下指南:

(1) 如果要搜索的两个检索词在同一个短语内,请取值为 3、4 或 5。

(2) 如果要搜索的两个检索词在同一个句子内,请取值为 15。

(3) 如果要搜索的两个检索词在同一段落中,请取值为 50。

(4) 如果要搜索相邻词语,请取值为 0。例如,heart PRE/0 attack 所返回的 Scopus 搜索结果与"heart attack"是相同的。

(5) 如果同一个检索式中同时使用了多个布尔运算符和位置算符,运算优先次序为:OR>W/n, PRE/n>AND>AND NOT。

此外,Scopus 在使用位置限定表达式时,对布尔逻辑运算符有一定的限制。具体来说,位置运算符只能用于搜索词或短语,不能用于含有运算符 AND 或 AND NOT 的表达式。例如 TITLE-ABS-KEY(bay PRE/6(ship* AND channel AND fish))检索无效,但使用括号括住改写为 TITLE-ABS-KEY((bay PRE/6 ship*) AND channel AND fish)则检索有效,因为 OR 的优先级高于位置运算符，则不受此条规则限制。

3. 截词检索

在 Scopus 数据库中，通过巧妙地运用"?"和" ＊ "这两个通配符，可以极大地简化并扩展你的检索式。其中"?"能够替代单词中任意位置上的单个字符，帮助你捕获拼写上的细微差别；而" ＊ "则能替代单词中任意位置上的零个或多个字符，让你能够检索到基于某个词根的所有相关词汇，从而使检索过程更加高效、全面。

表 4 - 3 - 3　通 配 符 示 例

通配符	示　　　　例
?	替换单词中任意位置上的一个字符-例如"econim?cs"，可以检索到"economics"和"econimcs"
＊	替换单词中任意位置上的 0 个或多个字符-例如"manage＊ "，可以检索到"manage"、"management"、"manager"等

此外通配符必须与单词一起使用，因为它们不能单独使用。如果将连字符/圆点/斜杠放在通配符和单词之间，则系统会自动删除通配符：例如 title-abs-key(＊ /art)会被视为 title-abs-key(art)进行搜索，abs(iwv-＊)会被视为 abs(iwv)进行搜索。

4. 短语检索

根据短语与文献内容匹配程度的差异，Scopus 提供了两种短语搜索策略：

(1) 精确短语搜索：通过将搜索词置于大括号"{ }"之中，实现完全匹配搜索。这种方式确保了搜索的精确性，包括停用词、空格以及标点符号在内的所有细节都将被严格匹配，从而筛选出与搜索短语完全一致的文献记录。例如：{heart-attack}和{heart attack}将得到不同的检索结果，因为第一个包含有连字符。通配符可以作为实际字符搜索，例如{health care?}则返回如下结果：Who pays for health care?

(2) 粗略/相似短语搜索：用双引号""将检索词引起，检出检索词彼此相邻的文献，例如 TITLE-ABS-KEY("heart attack")能搜索在标题、摘要或关键字中 heart attack 共同出现的文献，TITLE-ABS-KEY(heart attack)会搜索在标题、摘要或关键字中，heart 和 attack 两词共同出现或单独出现的文献。此外在检索中标点符号会被忽略，heart attack 或 heart/attack 返回相同的结果（heart 和 attack）；圆点和连字符被视为有意使用。如果使用圆点/连字符，则会被忽略并且搜索词被视为松散的短语 heart-attack 或 heart. attack 会被视为搜索词"heart attack"进行搜索；双引号可与通配符共同使用，"criminal＊ liab＊ "可以搜索到 criminally liable 和 criminal liability；复数和拼写变形都可以包括在内：heart attack 会包含 heart attacks，anesthesia 会包含 anaesthesia。

5. 其他规则

(1) 停用词：有些检索词虽然可能会提高文本的清晰性，但 Scopus 会忽略它们以提高搜索效率。这些检索词称为停用词，示例包括：人称代词（例如 we、they）、大多数冠词（例如 the、an）、连系动词的大部分形式（例如 been、being、is、was）、一些连词（例如 because、if、when）等。如果在 Scopus 搜索中想要包含这些词，必须用括号或者双引号将它们括起来。例如"with"是停用词，检索"crocodiles with alligators"将返回如下结果：Crocodiles with

alligators are among the largest reptiles。

（2）多个位置运算符使用：可以按顺序使用多个位置运算符，以便连接多个搜索词，但在同一个表达式中，请勿混合使用不同类型的运算符或使用不同的"n"值。例如 TITLE-ABS-KEY(bay PRE/6 ship* PRE/0 channel)、TITLE-ABS-KEY(bay W/6 ship* PRE/6 channel)均无效，而 TITLE-ABS-KEY(bay PRE/6 ship* PRE/6 channel)有效。如果想使用不同类型的运算符及不同的"n"值，则可以在同一搜索中构建不同的表达式：例如 TITLE-ABS-KEY((b?y W/6 ship*) AND (ship* PRE/0 channel) AND NOT (channel W/0 isl*))为有效表达式。

（3）在搜索字符串中使用位置运算符时，粗略搜索词和精确搜索词不能同时使用，例如 TITLE-ABS-KEY(tomato W/5 potato)、TITLE-ABS-KEY({tomato} W/5 {potato})有效，而 TITLE-ABS-KEY(tomato W/5 {potato})则无效。

（二）检索方法

Scopus 提供文献检索（Document search）、作者检索（Author search）、研究人员发现（Researcher Discovery）、组织机构检索（Organizations search）、高级检索（Advanced document search）等检索功能。Scopus 主页和文献检索界面如图 4 - 3 - 1。

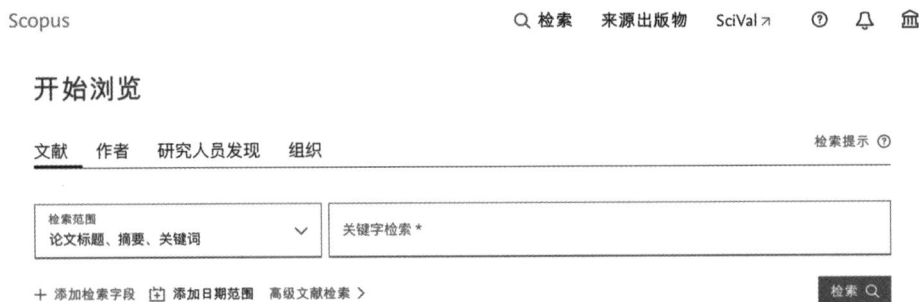

图 4 - 3 - 1　Scopus 主页和文献检索界面

1. 文献检索

Scopus 的默认检索方式为文献检索，用户通过在检索框中输入关键词，并灵活选择多样的检索字段来执行搜索。这些可选的检索字段广泛覆盖了文献信息的各个方面，包括但不限于：全部字段、标题、摘要、关键词、作者姓名、作者所属机构（含机构名称、所在城市、国家）、语种、ISSN 号、CODEN 码、DOI 码、引用文献、会议记录、化学物质名称、CAS 编号等。此外，系统还支持根据特定需求，进一步限定检索的时间范围、文献类型以及学科领域，以精准定位所需信息。尤为值得一提的是，Scopus 不仅提供了按年代排序的文献检索功能，还特设了便捷选项，允许用户快速筛选出最近 7 天、14 天或 30 天内新增的文献，方便读者了解最新增加的文献内容。

2. 作者检索

Scopus 提供了详细的作者检索入口（图 4 - 3 - 2），包括作者姓氏（全称）、名字（全称或缩写）以及归属机构，以便用户检索特定作者所发表的论文。当不确定作者名字的拼写，使用通配符替换未知的字母，具体含义如下表所示：

Scopus   Q 检索   来源出版物   SciVal ↗   ⑦   🔔   🏛

开始浏览

文献   **作者**   研究人员发现   组织   检索提示 ⑦

Search authors using: ⦿ 作者姓名   ○ ORCID   ○ 关键字 ^新

输入姓氏 *	输入名字

╋ 添加机构   检索 Q

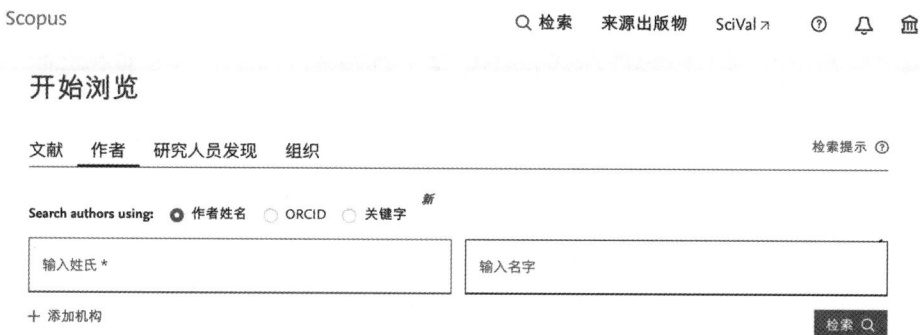

图 4-3-2 Scopus 作者检索界面

表 4-3-4 作者检索通配符示例

通配符	示 例
?	替换单个字符,例如"Jo?n"可以找到 John、Joan
*	替换零个或多个字符,例如"Jo*"可以找到 John、Johnston、Jonathan

在作者过滤项中,当选择"仅显示完全匹配"选项时,搜索将被精确限制为那些姓氏字段中完全匹配输入检索词的作者,以及名字以输入检索词的首字母开头或名字字段中完全匹配该检索词的作者。这种精确的匹配方式有助于用户快速定位到目标作者的所有相关论文。

此外,Scopus 还支持通过 ORCID 号(Open Researcher and Contributor ID,即开放研究者与贡献者身份识别码)进行检索。ORCID 号是一串独特的 16 位数字代码,与用于论文的 PMID 号和 DOI 号类似,但它专注于为研究者个人提供唯一的身份标识。这一 ID 号被广泛应用于编者、资助机构、出版商以及学术机构中,以确保对学者身份的准确识别和学术贡献的可靠追踪。通过 ORCID 号检索,用户能够直接且高效地找到某一位特定学者所有的学术产出和研究成果。

为了有效辨识和区分那些名字相近的作者,Scopus 设计了作者标识符系统。该系统通过综合考量作者的所属机构、具体地址、学科领域、发表的出版物名称、出版物的引用日期以及合作作者等多元化信息,与作者姓名构建精确的匹配逻辑。这一机制能够精准识别出同一作者在不同场合下可能使用的不同姓名变体,同时成功地将不同但姓名相同的作者区分开来。为每个独一无二的作者分配一个特定的唯一编号,并据此将他们的所有学术作品汇聚成组,便于学术界的准确引用与研究分析。

在检索结果展示页面,系统会自动列出所有以用户输入的作者姓氏及名字首字母为起点的作者名单。为了进一步精炼这些结果,用户可以利用来源出版物名称、作者所属机构、所在城市、国家/地区以及学科类别等条件进行筛选或排除,从而缩小搜索范围,快速定位到目标作者。图 4-3-3 显示上海交通大学医学院江帆的检索结果,系统共检出多个以"jiang f"拼写形式的作者,其中第一个满足要求。

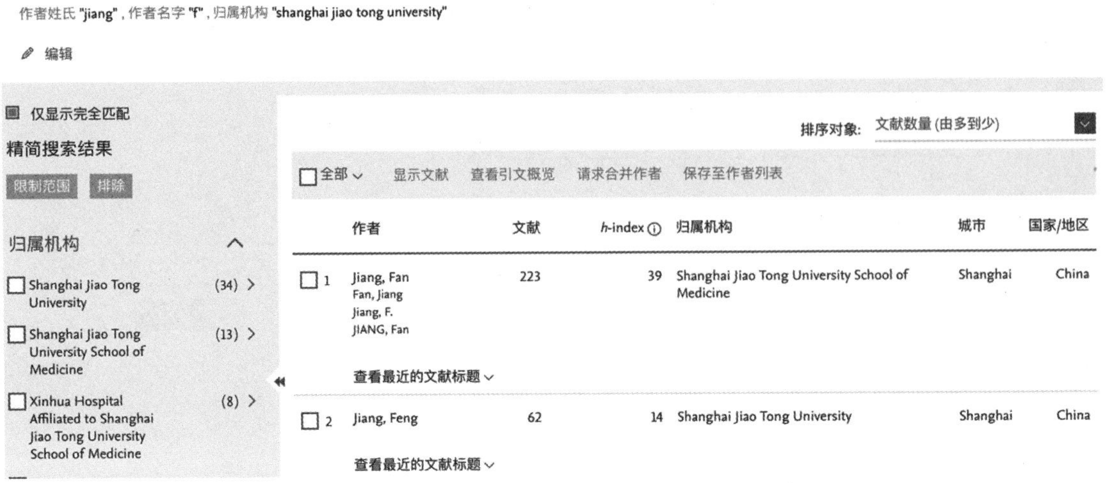

作者姓氏 "jiang" , 作者名字 "f", 归属机构 "shanghai jiao tong university"

✎ 编辑

图 4-3-3　Scopus 作者检索结果界面

　　点击任意作者姓名后,页面将跳转至该作者的详细信息页面(如图 4-3-4 所示)。在此页面上,用户可以获取到作者的 ID 号、H-index 指数、合著者总数、论文被引频次、论文 FWCI 值、引证文献的具体数量,以及作者的主要研究领域和详细的论文列表。这些信息有助于深入分析作者的学术产出情况。

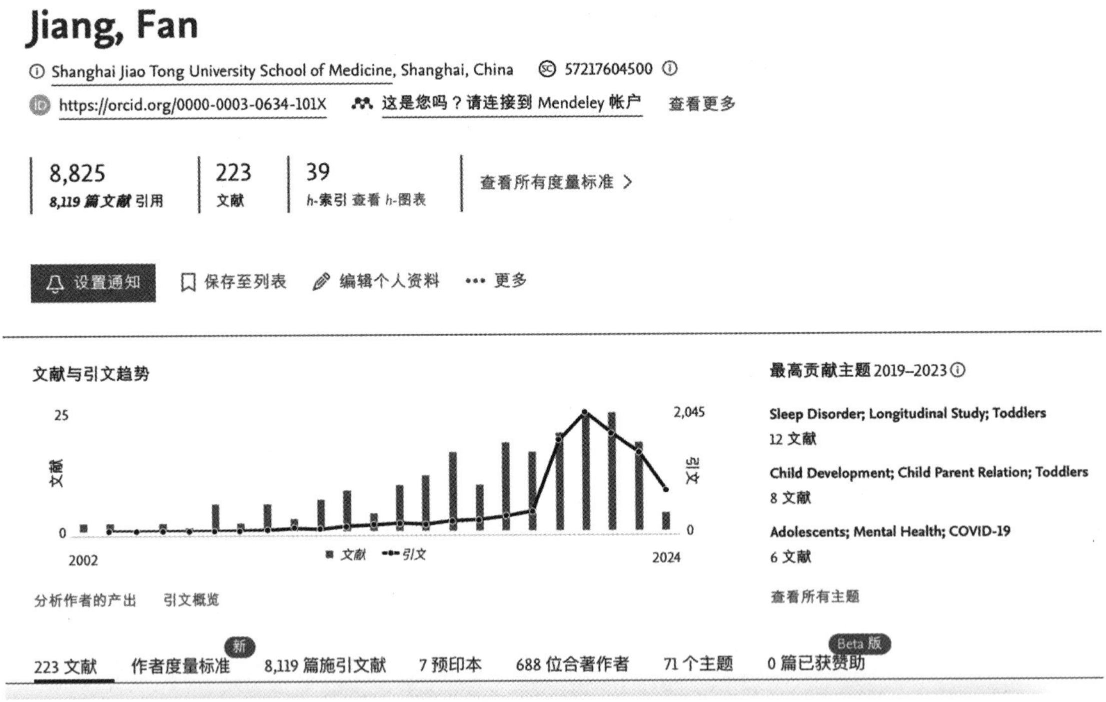

图 4-3-4　Scopus 作者详情界面

　　此外,用户还能查看作者的引文概览,包括 H-graph 图表,直观地了解作者的学术影响力。页面下方特别展示了作者论文发表的时间趋势图(以柱状图形式呈现),以及引文随时间变化的折线图、作者历史信息等。

3. 研究人员发现

在研究人员发现界面与作者检索界面中均包含一个关键字检索栏(图4-3-5),可通过检索您感兴趣的关键词与 Scopus 数据库 1 700 万作者的信息进行匹配,从而跳过文献,直接找到其背后的研究人员。为了筛选结果,在结果页上还引入了一系列度量标准和筛选条件。

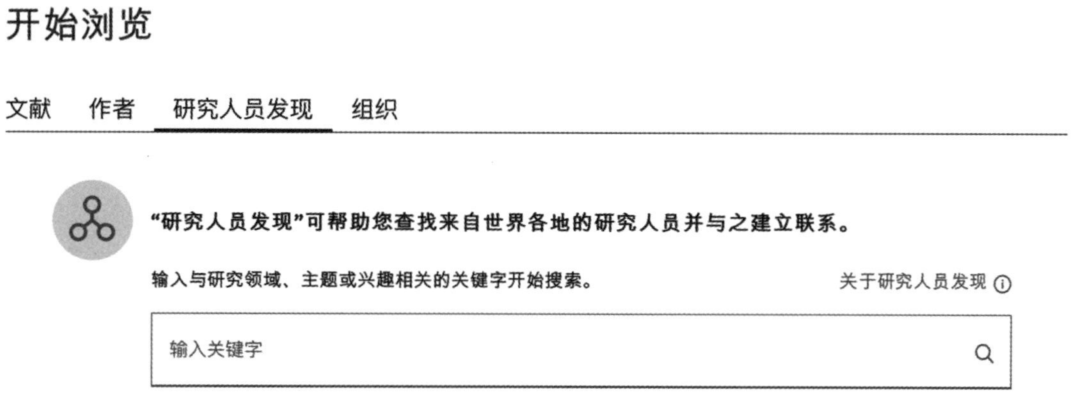

开始浏览

文献　作者　**研究人员发现**　组织

"研究人员发现"可帮助您查找来自世界各地的研究人员并与之建立联系。

输入与研究领域、主题或兴趣相关的关键字开始搜索。　　　　　关于研究人员发现 ⓘ

| 输入关键字　　　　　　　　　　　　　　　　　　　Q |

图 4-3-5　Scopus 研究人员发现界面

4. 组织机构检索

组织检索,又称为归属机构检索,Scopus 数据库提供了以下两种方式进行组织检索。

(1)组织机构名称检索:图4-3-6为归属机构检索界面。本界面旨在为用户提供高效的归属机构检索服务,通过输入已知的机构名称,系统能够智能检索并展示与该机构相关的论文信息。用户输入机构名称后,系统将首先利用先进的模糊匹配技术,迅速生成一个与输入名称书写相似度较高的机构列表,帮助用户快速定位到目标机构,避免因名称拼写差异导致的检索障碍。一旦用户从列表中点击确认了准确的机构,系统即刻响应,返回该机构的详细信息概览,包括但不限于该机构的 ID 号、发文数量、作者数量、专利数量及合作机构列表、相应论文数量和发文前列期刊列表及论文数量。此外,界面右侧还以直观的饼图形式,展示了该机构发表论文的学科分布情况,并附有各学科详细论文数量的列表,使用户能够一目了然地了解机构的研究领域及重心。图4-3-7显示上海交通大学医学院发表论文的详细信息。

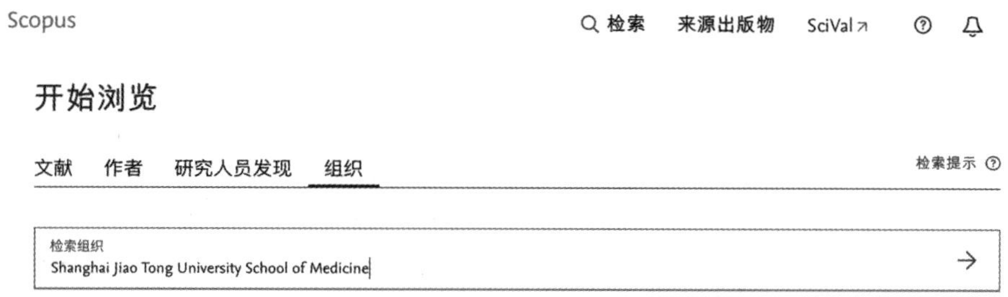

Scopus　　　　　　　　　　　　　Q 检索　来源出版物　SciVal ↗　ⓘ　🔔　🏛

开始浏览

文献　作者　研究人员发现　组织　　　　　　　　　　　　　检索提示 ⓘ

| 检索组织
Shanghai Jiao Tong University School of Medicine　　　　　　　→ |

图 4-3-6　Scopus 归属机构检索界面

Shanghai Jiao Tong University School of Medicine

227 South Chongqing Road, Shanghai, China 60082819

109,522	20,507
文献 ⓘ	作者

✎ 提供反馈

文献　结构　合作者　2023 年可持续发展目标　**新**

109,522 篇文献

查看方式　学科类别　来源出版物

下载

学科类别	排序方式 文献数量 (由多到少) ∨
	文献
医学	46,627
生物化学、遗传学与分子生物学	25,650
神经科学	5,000
药理学、毒理学和制药学	4,910
免疫学与微生物学	4,880

学科趋势

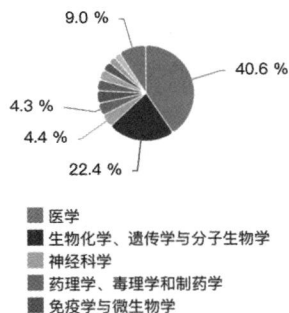

- 医学
- 生物化学、遗传学与分子生物学
- 神经科学
- 药理学、毒理学和制药学
- 免疫学与微生物学

9.0 %　40.6 %　4.3 %　4.4 %　22.4 %

图 4-3-7　Scopus 归属机构详情界面

（2）按归属机构检索文献：在"文献检索"界面点击"按归属机构检索文献"（图 4-3-8），系统自动匹配与机构有关的字段组合，并可对日期范围和文献类型进行限定。

Scopus　Q 检索　来源出版物　SciVal ↗　⑦　🔔　🏛

开始浏览

文献　作者　研究人员发现　组织　　检索提示 ⑦

检索范围 归属机构名称 ∨	关键字检索 * Shanghai Jiao Tong University School of Medicine ×

出版方 之前 1960 ∨	到 至今 ∨

添加到 Scopus 任何时间 ∨

图 4-3-8　Scopus 归属机构文献检索界面

5. 高级检索

高级检索通过字段代码与运算符，将检索词进行灵活组合，从而构建出复杂而精确的检索策略，以有效检索所需的文献信息。在输入过程中，遵循"字段名（检索词）"的格式进行构建,检索式输入框的右侧提供了逻辑运算符及可选字段代码的即时提示,旨在辅助用户轻松编辑与构建检索表达式,通过点击"＋"按钮添加所需的逻辑运算符或字段代码,进一步细化检索条件。此外,高级检索界面还提供了两种检索表达式的显示模式:"大纲检索式"与"紧凑检索式",以满足不同用户的查看偏好。前者以层次清晰、结构直观的方式展示检索条件,便于用户理解与调整;后者则采用更为紧凑的格式,适合快速查看或复制粘贴到其他应用场景。高级检索中可以添加作者姓名和归属机构(图 4 - 3 - 9)。

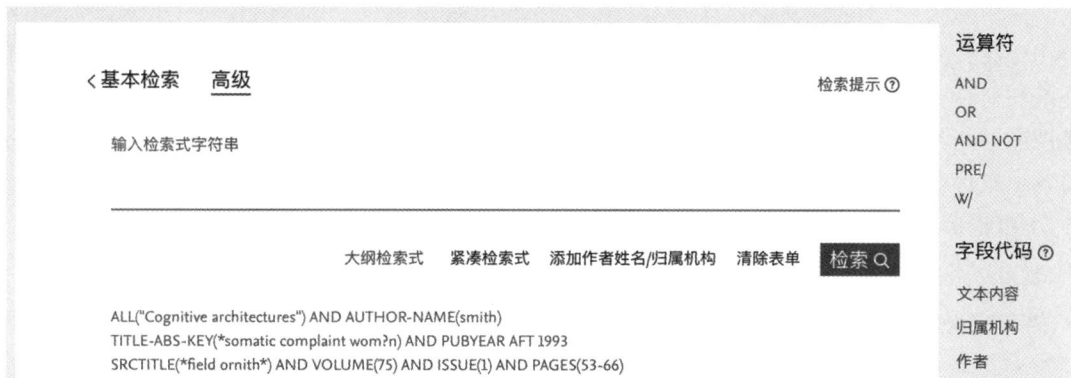

图 4 - 3 - 9　Scopus 高级检索界面

6. 来源出版物

Scopus 来源出版物包括期刊、丛书、商业出版物和会议录文献,目前有 46 702 种(图 4 - 3 - 10)。

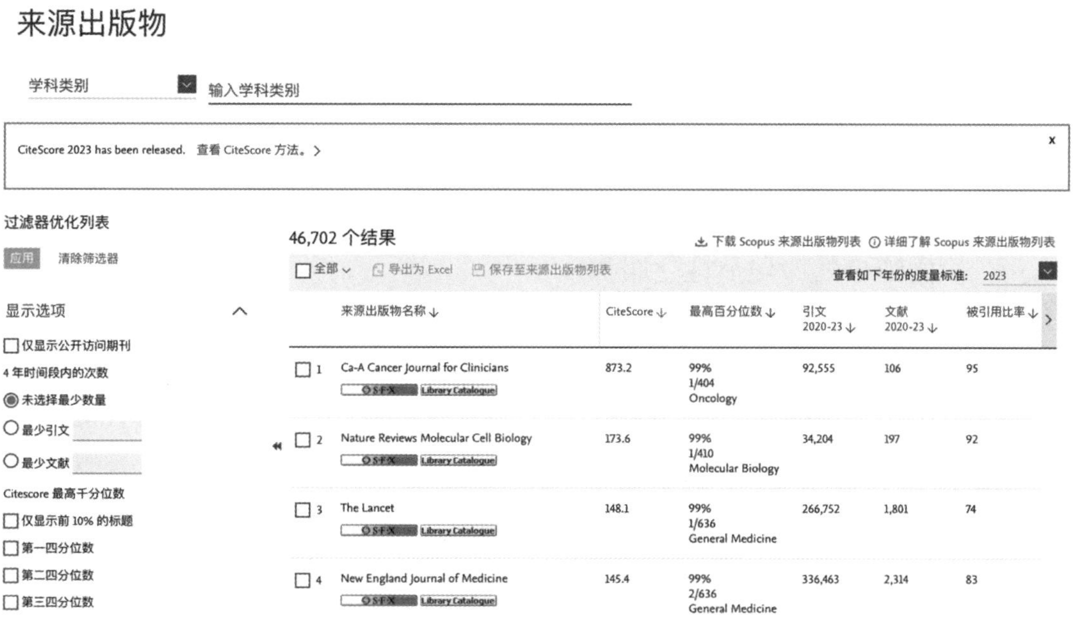

图 4 - 3 - 10　Scopus 浏览来源出版物界面

通过学科类别、来源出版物标题、出版商、ISSN 来检索来源出版物,还可以通过左侧过滤项对出版物类型、文献数量、引文数量、期刊分区等筛选,还能够单独将开放获取(OA)期刊过滤出来。在来源出版物界面中可以按照出版物名称、CiteScore 值、最高百分位数、被引用比率等指标进行排序。

7. 比较来源出版物(Compare source)

在高级检索界面中点击"比较来源出版物"即可使用相关功能,该功能允许用户依据来源出版物的名称、ISSN 号或出版商信息,检索来源出版物列表。检索结果支持按 Citescore、SJR、SNIP 及 ISSN 中的任意一项进行展示与排序。Scopus 平台设定了灵活的分析框架,允许用户从检索出的列表中精选最多 10 个来源出版物,进一步利用包括 Citescore、SJR、SNIP、总引文数、总文献数、未引用文献比例及综述文献比例在内的多重参数,进行深入的分析与对比。为了直观展示分析结果,Scopus 提供了两种视觉化呈现方式:折线图表与表格视图。折线图表能够清晰地展示数据随时间的变化趋势,而表格视图则便于用户快速查阅各项具体数值。图 4-3-11 展示了以 Citescore 值为排序依据,隶属于 BMJ 出版商的 61 种期刊的排名情况。页面右侧是医学四大刊的 SNIP 折线图表。

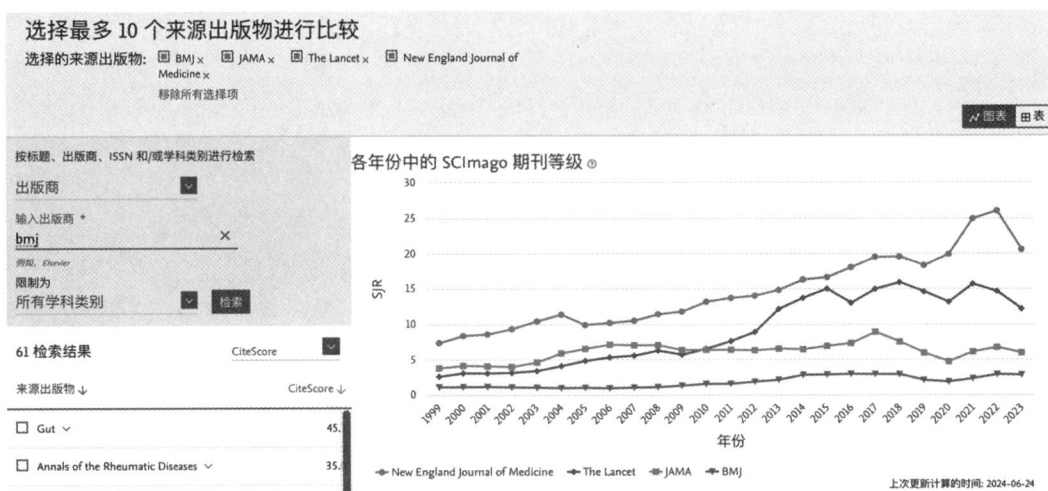

图 4-3-11　Scopus 比较来源出版物界面

三、检索结果处理与个性化服务

(一) 检索结果显示

检索结果页面上方显示检索表达式,可以进行编辑、保存、设置邮件定题跟踪及 RSS 服务。文献检索页面中会展示文献、预印本、专利、辅助文献及研究数据,其中预印本是指尚未发表且未经同行评审的初步版本的学术论文,预印本作为一个独立的内容集合,对现有的 Scopus 度量标准没有贡献,Scopus 收录了 2017 年以来的预印本:arXiv、ChemRxiv、bioRxiv、medRxiv、SSRN、TechRxiv 和 Research Square。辅助文献又称为次要文献,是 Scopus 数据库中没有索引的文献,有三个可能的原因:次要文献从 Scopus 涵盖的文献的参考文献或引文中检索;由于数据不完整或数据不正确,Scopus 无法确定地匹配文献;缺少内容。

文献显示结果除了文献的标题、作者、来源出版物、年份、被引次数外,还提供出版社、文摘和相关文献的链接,并注明是否为在线论文。系统默认按文献发表时间显示检索结果,还可选择按施引文献、相关性、第一作者、出版物标题对检索结果进行排序。

点开单篇文献详细页面,Scopus 不仅提供标题、作者、摘要、关键词、出处、全文链接、参考文献、施引文献等基本信息,还提供了度量标准(引用百分位、FWCI 值等)、索引关键词(Mesh 主题词、Emtree 主题词等)、可持续发展目标、SciVal 主题、化学物质和 CAS 注册号等内容。

(二) 检索结果筛选

系统提供出版年、作者、学科类别、文献类型、来源出版物名称、出版阶段、作者关键词、归属机构、资金赞助商、国家/地区、来源出版物类型和原文语种、开放获取等限定条件对检索结果进行精炼,也可输入关键词通过检索进行细化搜索。

(三) 检索结果分析

系统提供从出版年、来源出版物、作者、归属机构、国家/地区、文献类型、学科类别和资金赞助商 8 个维度分析检索结果,同时以折线图、条形图和饼图可视化动态直观呈现。

(四) 引文分析

Scopus 的引文分析功能显著体现在其检索结果展示界面上,该界面不仅详尽地展示了单篇文献的引用详情(如施引文献、参考文献列表及相关文献),还提供了针对文献集合的引文概览功能,便于用户快速浏览并分析被引用文献。

对于作者检索而言,用户进入作者检索结果页面后,通过选定特定作者名称,并点击"引文分析"选项,系统将展示出该作者自 1970 年以来所有已发表文献的引文数据,包括每篇文献的被引用次数及详细统计,为用户提供了该作者学术影响力的直观视角。

在来源期刊的检索结果展示中,用户选定某一期刊后,可选择先点击"查看所有文献"按钮以获取该期刊的全部文献列表,或直接通过"Scopus 内容涵盖范围"快速导航。随后,点击"查看引文概览"功能,系统将自动整理并展示该期刊自 1970 年起被 Scopus 收录的所有文献的年度被引情况,这一功能不仅帮助用户了解期刊整体的引用趋势和被引频次,还能深入到单篇文献层面,分析其具体被引状况,从而精准评估该期刊及其所载文献的学术权威性和影响力。

(五) 检索结果输出

针对选定的文献,系统提供了多样化的检索结果处理选项,包括但不限于文献导出与下载,创建引文分析概览、引文文献和参考文献阅读、打印、E-mail 分享等方式。用户可根据个人偏好,选择合适的格式(如 RIS、BibTeX 等),可将检索结果导入到 Mendeley、RefWorks、EndNote、Zotero 等个人文献管理工具中。可以导入 SciVal 科研分析平台进一步分析文献内容,Scopus 还支持批量下载全文,通过 SFX 链接获取免费全文或订购全文。

(陶　磊)

第四节　中国科学引文数据库

一、简介

中国科学引文数据库(Chinese Science Citation Database,CSCD)自 1989 年诞生以来,

便肩负着传播中国顶尖科研成果的重任,其背后的推动者是中国科学院文献情报中心。该数据库通过深入挖掘文献与其引文之间的内在联系,为科研工作者绘制了一幅幅清晰的科学研究脉络图,极大地便利了信息的检索与发现。CSCD 以其悠久的历史、高度的专业性、数据的精准性、检索方式的多样性以及使用的便捷性,赢得了广大用户的广泛赞誉,被誉为"中国的 SCI",彰显了其在国内科研评价体系中的重要地位。在 2023—2024 年度,CSCD 共收录了涵盖数学、物理、化学、天文学、地学、生物学、农林科学、医药卫生、工程技术及环境科学等多个领域的 1 341 种中英文科技核心期刊与优秀期刊。其中中国出版的英文期刊 317种,中文期刊 1 024 种。为了进一步提升期刊质量与服务水平,CSCD 将来源期刊细分为核心库与扩展库两大类别。核心库精选了 996 种期刊,这些期刊在各自领域内具有极高的学术影响力和权威性,以备注栏中的"C"为显著标识;而扩展库则纳入了 345 种具有潜力的期刊,以"E"为标记,旨在鼓励这些期刊不断提升自身实力,争取进入核心库行列。中国科学引文数据库来源期刊每两年遴选一次。每次遴选均采用定量与定性相结合的方法,定量数据来自中国科学引文数据库,定性评价则通过聘请国内专家定性评估对期刊进行评审。定量与定性综合评估结果构成了中国科学引文数据库来源期刊。

CSCD 不仅为科研工作者提供了丰富的期刊资源,还为他们快速定位高质量文献提供了有力支持。同时,CSCD 也持续致力于优化检索平台,通过论文题名、作者、机构、基金、参考文献等多维度信息,构建了高效便捷的检索系统,让科研工作者能够轻松获取所需信息,推动科研工作的深入发展。

中国科学引文数据库是我国自行研制的第一个引文数据库。曾获中国科学院科技进步一等奖。回顾 CSCD 的发展历程,其成就斐然。1995 年,CSCD 率先推出了我国第一本印刷版的《中国科学引文索引》,这标志着我国引文索引事业的正式起步,为科研工作者提供了全新的文献检索与评价工具。随后,在 1998 年,CSCD 又推出了我国第一张引文索引检索光盘,进一步提升了信息检索的便捷性和效率。进入 21 世纪,CSCD 不断创新与发展。1999年,基于 CSCD 与 SCI 的丰富数据资源,利用文献计量学原理,CSCD 成功编制并出版了《中国科学计量指标:论文与引文统计》,为科研评价提供了更为科学、客观的依据。2003 年,随着信息技术的飞速发展,CSCD 紧跟时代步伐,推出了网络版,实现了从纸质到电子的跨越,极大地拓宽了用户的使用场景和体验。2005 年,CSCD 再次发力,出版了《中国科学计量指标:期刊引证报告》,为期刊评价提供了更加全面、深入的数据支持。2007 年,CSCD 迎来了一个重要的里程碑。通过与美国 Thomson-Reuters Scientific 公司的深度合作,CSCD 成功搭载在 Web of Knowledge 平台上,实现了与 WOS 平台 SCI 数据库的跨库检索。这一创举不仅使 CSCD 成为全球科研工作者了解中国科研成果的重要窗口,也为中国科研工作者提供了从世界看中国、从中国看世界的独特视角和便捷途径。作为 Web of Knowledge 平台上的第一个非英文语种数据库,CSCD 的加入无疑为平台的多元化和国际化发展注入了新的活力。

中国科学引文数据库作为我国科研领域的一颗璀璨明珠,其影响力与应用范围已深入到科研活动的方方面面,成为众多科研院所、高等学校不可或缺的权威文献检索工具。在课题查新、基金资助、项目评估、成果申报、人才选拔以及文献计量与评价研究等多个关键环节,CSCD 都发挥着举足轻重的作用。具体应用主要包括:自然基金委国家杰出青年科学基金指定查询库,第四届中国青年科学家奖申报人指定查询库,自然基金委资助项目后期绩效评估指定查询库,众多高校及科研机构职称评审、成果申报、晋级考评指定查询库,自然基金委国家重点实验室评估查询库,中国科学院院士推选人查询库,教育部学科评估查询库,教育部长江学者查询库,中科院百人计划查询库。

中国科学引文数据库的独特之处,不仅在于其全面而精准的文献检索功能,更在于其创新的引文索引服务,通过这一功能,用户可以轻松查询到某一篇科技文献被哪些后续研究引用,以及引用的具体细节,从而揭示出科学研究的发展脉络和演进趋势,从一篇早期的重要文献或著者姓名出发,逆向检索到一批近期发表的相关文献。这种功能对于交叉学科和新兴学科的发展研究尤为重要。中国科学引文数据库还提供了数据链接机制支持用户获取全文。

二、数据库检索

目前,CSCD 服务形式有两种:中国科学院文献情报中心建立的自有平台与集成在 Web of Science 平台。前者是 CSCD 最直接、最传统的服务方式,用户可以通过访问该平台来检索、查询、下载 CSCD 收录的文献资源。平台还提供了丰富的检索功能,如作者检索、机构检索、关键词检索、引文检索与高级检索功能等,并且支持多种检索结果的排序和显示方式,以满足不同用户的需求。上海交通大学医学院为师生购买了集成在 Web of Science 平台的 CSCD 数据库,其检索功能与 WOS 核心合集类似,本节将重点介绍集成在 Web of Science 平台的 CSCD 数据库的检索功能。

(一) 基本检索

1. 来源文献检索

来源文献检索为系统默认检索途径,检索入口包括主题、标题、作者、出版物标题、出版年、出版日期、摘要、入藏号、地址、作者标识符、作者关键词、文献类型、语种,支持逻辑组配检索和双引号精确检索,可以进行英文或简体中文检索(图 4 - 4 - 1)。

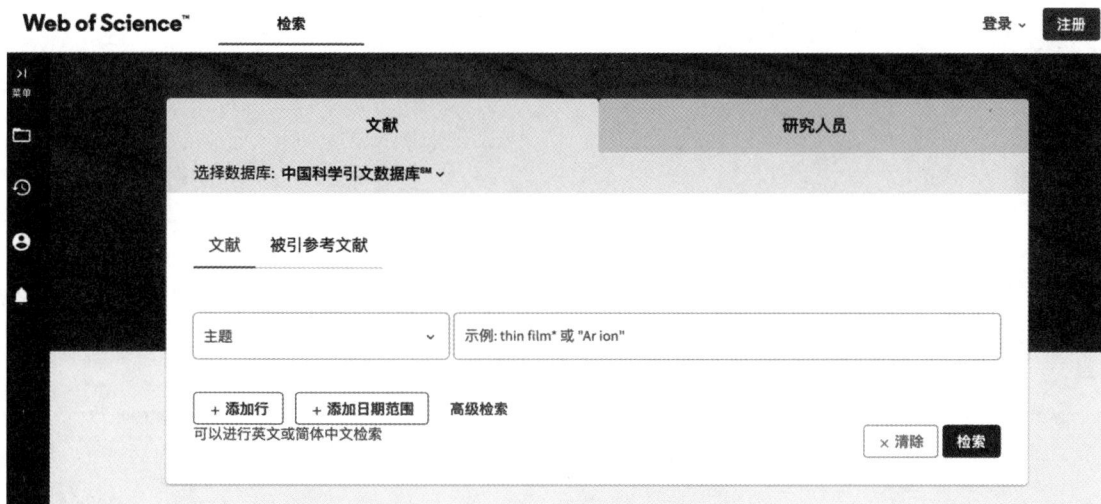

图 4 - 4 - 1　CSCD 主页和文献检索界面

2. 被引参考文献检索

被引参考文献检索入口包括被引作者、被引著作、被引 DOI、被引年份、被引卷、被引期、被引页、被引标题。可以使用"与""或""非"对检索词进行逻辑组配,检索限定条件包括论文出版日期和论文索引日期,支持使用双引号""进行精确检索(图 4-4-2)。

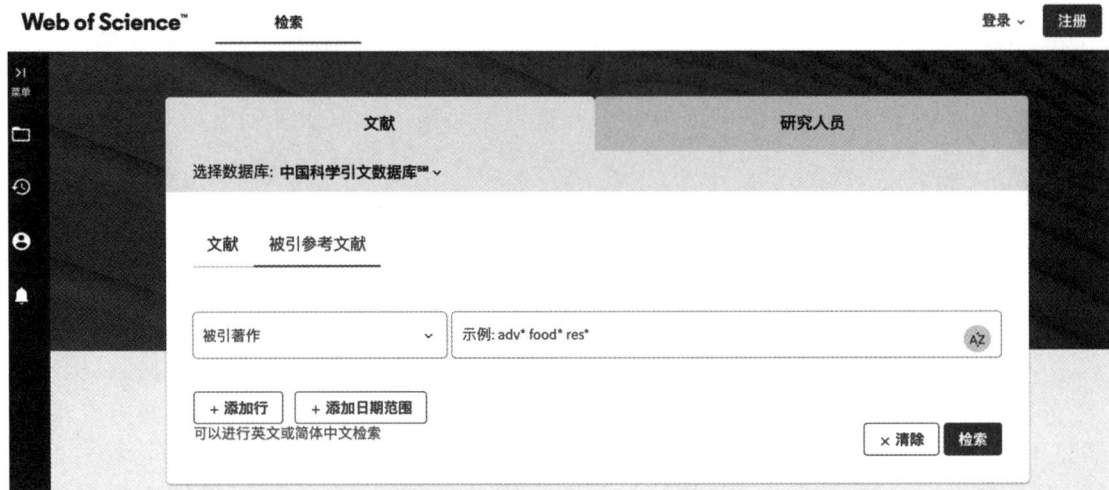

图 4-4-2　CSCD 被引参考文献检索界面

(二) 高级检索

在 CSCD 的高级检索界面,用户可以利用字段标识符、布尔逻辑算符、括号以及具体的检索词,在检索框内构建复杂的检索表达式(图 4-4-3)。除了基本的检索词输入外,高级检索还提供了多个详细的字段标识选项,如下属组织、城市、省/州、邮编以及研究方向等,这些选项极大地丰富了检索的维度和精确度。相较于基本检索,高级检索不仅提供了更多的检索字段选择,还更加适合专业用户的需求。检索完成后,检索结果将展示在页面底部的"会

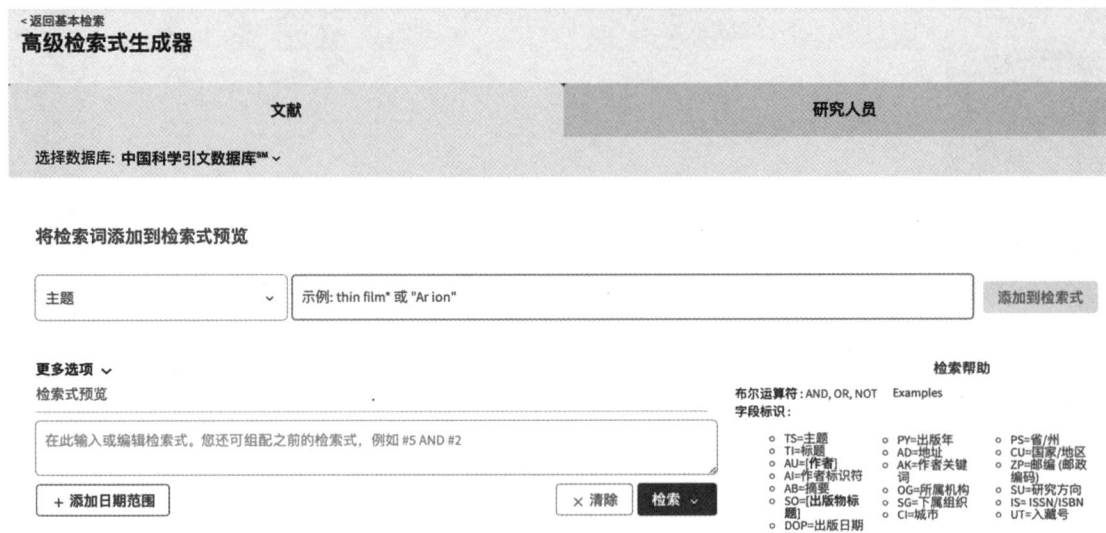

图 4-4-3　CSCD 高级检索界面

话检索式"区域,这里记录了用户在当前会话中执行过的所有检索表达式,便于用户随时回顾和进一步组配检索。用户可以对检索历史中执行过的检索表达式进行组配检索、保存、创建跟踪服务。高级检索仅限于检索来源文献,不能进行引文检索。

三、检索结果处理与个性化服务

(一) 显示检索结果

在检索结果显示界面,左边栏上部显示检索结果的记录数量及检索表达式。系统默认检索结果以题录格式显示,包括标题、作者、文献出处、摘要、参考文献及被引频次,题录按出版时间降序排列,也可以按照相关性、被引频次、第一作者、出版物标题等进行排序。

点开每一篇题录标题,可以浏览该题录的全部文摘信息,CSCD 文献的题录信息一般均为中英文双语,科研人员可以快速掌握科技语言的书写形式,提高英文文献的阅读和写作能力。题录信息包括标题、全部作者、期刊信息、摘要、详细的作者单位/地址、基金资助、学科类别、文献类型、参考文献以及引文网络等。

点击"被引频次",可以查看该文献的施引文献,了解该文献的被引用情况。如再点击引证文献的标题,又可以查看它的施引文献,依此循环,文献越查越新,从而跟踪课题研究的发展趋势。

点击"引用的参考文献"链接,可以查看该文献本身引用了哪些参考文献。再点击这些文献标题,又可以查看它的引用的参考文献,依此循环,文献越查越旧,从而能够追溯课题研究的渊源和发展过程。

(二) 精炼检索结果

在检索结果显示界面,左边栏中下部提供精炼检索结果功能,可以选择按出版年、文献类型、研究方向、作者、归属机构、出版物标题、国家/地区、语种等获取一个或多个维度对检索结果进行精炼,缩小检索范围。此外,CSCD 还支持对高被引论文、热点论文和开放获取论文进行快速过滤。

(三) 分析检索结果

分析检索结果功能能够对检索结果进行多维度的数据分析和可视化呈现。一次最多可以分析 10 万条记录。可分析的字段包括出版年、文献类型、研究方向、作者、归属机构、出版物标题、开放获取、基金资助机构、国家/地区、语种。通过这些灵活多样的分析维度,用户能够轻松洞察数据背后的趋势、关联及特征,从而助力科研决策、文献评估及知识发现等多种应用场景。

(四) 创建引文跟踪

如果想要持续追踪某一篇论文的引用动态,可以点击"创建引文跟踪"按钮建立跟踪服务。一旦论文获得新的引用,系统将自动通过电子邮件向用户发送新增的引用文献信息,确保用户能够及时掌握最新的学术进展。引文跟踪服务提供为期一年的有效期,让用户有足够的时间来全面跟踪和评估论文的学术影响力。在跟踪期间,可以随时根据需要进行服务的续订、修改或删除,以满足您的个性化需求。需要注意的是,创建引文跟踪服务需要注册科睿唯安账号并成功登录。

(五) 创建引文报告

在检索结果列表页面的右上方,您可以找到"创建引文报告"的选项,点击后即可为当前检索结果生成详尽的引文报告。该报告汇集了多项关键统计信息,帮助您全面分析检索结果的学术影响力,具体包括:检索到的出版物总数、被引频次总计、去除自引后的被引频次总和、篇均被引频次、施引文献数量、去除自引的施引文献,还有衡量学术成就的重要指标——H 指数等。需要注意的是,创建引文报告的检索结果数量需控制在 1 万条记录以内。

(六) 检索结果输出

CSCD 的检索结果输出,可以选择打印、E-mail、保存至 EndNote、Refworks 等文献管理软件或保存为纯文本、Excel、制表符分割文件等不同格式中,每次最多可以输出 1 000 条记录。如果保存全记录及与引用的参考文章,则每次最多可以输出 500 条记录。也可以在浏览检索结果过程中对感兴趣的文献添加到标记结果列表,最后一次性输出所有标记的记录。

(陶 磊)

第五章　循证医学证据资源

第一节　循证医学概论

循证医学(Evidence-Based Medicine，EBM)是一种于 20 世纪 90 年代初兴起的临床医学范式，旨在积极寻求并应用最佳证据，指导临床实践的决策过程。循证医学的核心在于医务人员以审慎而严谨的态度，利用最新且最优的临床研究证据，以优化临床诊疗过程，确保每一个决策都基于最可靠的信息。

循证医学的发展可追溯到 20 世纪中期(20 世纪 50～60 年代)，这一时期的重要代表人物是阿奇·考科蓝(Archie Cochrane)。Cochrane 在 1972 年出版了 *Effectiveness and Efficiency: Random Reflections on Health Services* 一书，系统阐述随机对照试验在临床研究中的重要性，奠定了随机对照设计在临床医学研究中的核心地位。这一设计的影响也扩展到生物医学的基础研究领域，推动临床研究方法学的科学化。

随着随机对照设计的广泛应用，相关学科如医学统计学也得到迅速发展。进入 20 世纪 80 年代后，研究人员开始结合多学科力量，创建系统性分析方法，以整合和评估不同研究的结果。1992 年，《美国医学会杂志》发表了一篇题为 "Evidence-Based Medicine：A New Approach to Teaching the Practice of Medicine" 的文章，该文指出，医学科学发展迅速，医生需要掌握检索、理解、评估和应用科学研究成果的能力，以实现不断从科学研究中学习新知识，标志着一种新的医学实践模式的兴起。

在循证医学发展过程中，大卫·萨克特(David Sackett)和戈登·盖亚特(Gordon Guyatt)发挥了关键作用。萨克特作为加拿大循证医学中心的创始人，对循证医学的指南和框架进行系统性地制定。他在 1996 年于《英国医学杂志》发表的文章中，对循证医学重新定义："循证医学是有意识地、明确地、慎重地利用现有最佳证据制订个体患者的诊疗方案。"这一新的定义强调，循证医学需要将科学研究证据、临床经验与患者意愿相结合，制订个体化的治疗方案。其中，选择当前最佳证据是临床决策的关键所在。与传统经验医学不同，循证医学倡导对科学证据的有意识、系统化利用，强调临床医生在应用研究结果时必须考虑患者的个体化差异，最终制订最为合适的诊疗决策。

循证医学的实践基于三大要素：最佳证据、临床实践经验以及患者的选择与意愿。这三者的有机结合构成了循证医学的核心基础。循证医学的四大原则包括：①基于临床问题开展研究;②依据当前可获得的最佳证据进行决策;③注重实践效果及其后续评价;④不断更新知识,以求完善。循证医学的理念不仅仅是简单地收集证据,还包括对这些证据进行有效的解读和应用,以确保临床决策的科学性和个体化。

循证医学在现代医疗实践中的重要性体现在多个层面。首先,在医疗决策方面,循证医学依靠科学的统计学方法和临床研究成果,为复杂的临床问题提供可靠的解决方案,提升医疗决策的科学性和规范性。通过严格的证据筛选和评价机制,循证医学确保了临床实践的合理性。其次,在医学教育领域,循证医学为终身学习和继续医学教育提供持续更新的知识来源。对大量文献和研究结果的系统整合使循证医学进一步促进了临床指南的制定,使医疗实践更加规范化。循证医学还为卫生政策制定提供了坚实的科学依据,有助于实现医疗资源的合理配置,确保医疗经济效益的最大化。

第二节　循证医学实践的步骤

临床医学实践通常分为五个步骤,简称为"5A",即提问(Asking)、获取(Accessing)、评估(Appraising)、应用(Applying)和审查(Auditing)。这些步骤共同构成了循证医学在临床实践中的基本流程,帮助临床医生以科学的方法解决临床问题,提升诊疗质量。

一、提出具体临床问题

提出恰当的临床问题是循证医学的第一步,也是最关键的一步。常见的临床问题类型包括:

(1)病因:如何确定疾病的成因,例如某种疾病的主要风险因素或病理机制。

(2)预防:如何降低疾病发生的风险,以及如何通过早期筛查和诊断来预防疾病的发展。例如,哪些生活方式的改变可以减少特定疾病的发生概率。

(3)诊断与鉴别诊断:考虑诊断方法的精确性、可接受性、成本和安全性后,如何选择合适的诊断手段并解释其结果,包括如何选择最适合的诊断试验来排除或确认特定疾病。

(4)治疗:如何选择对患者有益且无害的治疗手段,并权衡其效果与成本。例如,比较两种治疗方案在疗效和不良反应方面的差异。

(5)预后:如何估计患者的临床过程和可能的并发症,帮助患者和家属了解疾病的进展和未来可能的结果。

在提出问题时,可以使用 PICO 或 PICOS 模式来明确问题:

P(Patient/Problem,患者/群体/问题):特定患者群体、健康问题或人群特征。明确患者的年龄、性别、疾病状态等信息,有助于精准定义研究对象。

I(Intervention,干预措施):主要的治疗、检查或干预措施。可以是药物、手术、行为干预或其他治疗方式,目的是找到最有效的方法。

C(Comparison,对比):与干预措施进行比较的替代选项,如安慰剂、不同治疗或无治疗。对比选项的选择至关重要,有助于确定哪种干预更有效。

O(Outcomes,结果):关注的结局指标或效果,如临床结局(死亡率、并发症)、生活质量、功能恢复等。明确的结果指标有助于评估干预措施的效果。

S(Study,研究类型)：研究类型指临床研究属于临床随机对照试验、队列研究、回顾性研究、病例对照研究、横断面研究等。

二、获取证据

在使用 PICO 或 PICOS 构建具体临床问题后,下一步是通过文献和数据库检索相关的最佳证据。这一过程要求临床医生具备熟练的检索技巧,以快速找到高质量和具有权威性的研究。

互联网的普及使得查找原始文献变得更加便捷,但互联网上的信息质量不一。因此,临床医生应优先选择循证医学的信息资源,例如:Cochrane 图书馆提供治疗证据的系统评价,涵盖广泛的健康问题,是高质量循证信息的典范。中华医学会各学科分会发布的指南为中国医生提供本地化的循证医学资源,结合中国特定人群的特征,帮助医生制订合适的诊疗方案。

三、评估证据

获取证据后,需要对文献进行严格评估,确定其有效性、可靠性和适用性。评估的关键是证据的真实性,包括内部真实性和外部真实性。内部真实性指研究结论是否准确反映研究人群的实际情况,往往与研究设计的科学性相关。例如,研究是否采用了随机对照试验,以减少偏倚。外部真实性指研究结果能否推广到研究人群以外的相似群体,通常与样本选择有关。内外部真实性的评估能够为更多的患者提供参考价值。

另外,临床医生还需评估证据的可靠性和临床相关性,包括研究的样本量、随访时间、干预措施的可行性等。由于现代医学文献的增长速度迅速,临床医生必须具备从大量信息中提取科学性最佳证据的能力,并对所找到的研究进行快速评估,以判断其是否值得进一步阅读和应用。

四、应用最佳证据

在评估证据的基础上,医生需要结合患者的个体情况、临床经验以及患者的意愿,将最佳证据应用于临床实践中。在实际应用过程中,除了考虑结果的效应大小和精确性(如 95％置信区间)外,还要思考患者特征是否与研究中纳入的患者相似,干预措施在当地的可行性,以及患者及家属的意见。例如,在为患者选择治疗方案时,医生不仅要评估研究证据的科学性,还需结合患者的具体需求和偏好。如果某项干预措施在研究中表现出显著的疗效,但患者由于经济条件或文化信仰的原因无法接受,则需选择其他适合的治疗方案。

将临床专业知识、证据和患者的期望相结合,有助于制订最合适的诊疗方案,实现个体化治疗。这一过程还需要与患者及其家属进行充分沟通,以确保他们理解治疗方案的利弊,并积极参与决策过程,提高治疗的依从性和满意度。

五、审查实践效果

审查实践效果的过程包括多个方面:①治疗结果的监测:包括疗效评估、并发症监控以及患者功能和生活质量的变化。定期随访和监测能够帮助医生及时发现问题并调整治疗方案。②患者反馈的收集:患者及其家属的反馈是评估临床效果的重要组成部分。收集患者的主观感受,可使医务人员了解治疗对患者生活的影响,更好地调整治疗计划。

随着新干预措施的出现和医疗水平的提高,最佳证据也会不断更新。因此,临床医生需要在每次实践后审查结果的客观性,并通过不断学习新知识来改进下一次的循证实践。同时,医生还应积极参与继续教育和培训,以跟上医学领域的最新进展。

第三节　循证医学证据

循证医学的证据可以分病因学和不良反应研究证据、诊断研究证据、治疗研究证据以及预后研究证据等。这些研究证据涉及不同的临床流行病学和统计学方法,因此其评价标准也存在差异。不同类型的证据在临床应用中的价值和作用各不相同,医务人员需要根据具体的临床问题选择最合适的研究证据类型,以确保医疗决策的科学性和有效性。

一、证据的常见分类

(一)病因学和不良反应研究证据

病因学和不良反应研究的主要目标是评估某一因素是否与疾病的发生相关。评估病因学和不良反应研究结果的可信性关键在于该研究是否采用了高论证强度的研究设计。在这类研究中,随机对照试验的论证强度最高,其次是队列研究、病例对照研究、横断面研究和描述性研究。这些不同的研究设计方法具有各自的优势和局限性,在具体研究中应根据研究目标和实际条件选择最适宜的方法。例如,随机对照试验由于其严格的随机化和控制手段,通常能够最大限度地减少偏倚,从而提供更为可靠的因果关系证据。

(二)诊断研究证据

诊断研究的目的在于评估某一诊断试验的真实性和可靠性,或者评估其在临床应用中的准确性。评估诊断试验真实性的最优方法是将其结果与疾病的金标准进行对比。金标准的选择视疾病而定,例如,肿瘤的诊断通常以病理结果为金标准,胆石症则以手术发现结石为标准。诊断研究的设计中,必须尽可能减少验证偏倚,以确保所获得的证据在实际临床应用中具有较高的外部效度。此外,诊断试验的灵敏度和特异度也是评价其性能的重要指标,直接关系到该试验在早期检测和疾病排除中的应用价值。

(三)治疗研究证据

治疗研究旨在评估特定治疗方法或药物干预的效果。评判治疗研究科学性的关键在于是否设有对照组,以及受试者是否通过随机方式被分配至不同的治疗组,并且是否采用盲法,以减少偏倚。随机对照试验被认为是治疗研究中最为严谨的方法,因为随机化可以有效控制混杂因素,盲法的应用则能降低观察者偏倚和受试者偏倚。治疗研究的效果评估应包括短期疗效与长期安全性的全面考量,以确保治疗措施在不同时间维度上的有效性和安全性。

(四)预后研究证据

预后研究旨在预测疾病的病程和结局。此类研究的论证强度以队列研究为最高,其次是病例对照研究、纵向描述性研究和病例报告,而专家意见和个案报道则处于最低层级。预后研究通过长期跟踪患者,收集疾病进展和结局的数据,为临床医生提供疾病自然病程的重要信息。在实际应用中，预后研究的结果能够帮助医生制订更加个体化的治疗方案，以提高患者的长期生活质量和生存率。同时，预后研究还可以用于识别影响疾病结局的危险因素，从而为疾病的预防和管理提供科学依据。

二、证据的金字塔模型

证据作为循证医学的基石，其质量筛选与评估是临床实践中的关键环节。证据金字塔模型（Evidence Pyramid Model）通过分层可视化的方法，为临床工作者提供系统化的证据检索与应用框架。该模型由 Haynes 于 2001 年首次提出，最初包含原始研究（Studies）、系统评价（Syntheses）、概要（Synopses）和系统（Systems）四个层级。2006 年，Haynes 在原有模型基础上新增总结（Summaries）层级，以强调其在快速获取高质量证据中的重要作用。2009 年，DiCenso 和 Haynes 对"概要"层级进行细化，将其分为研究概要（Synopses of Studies）和系统评价概要（Synopses of Syntheses），从而形成"6S"模型。2014 年，Alper 提出更为复杂的"9S"模型，增加循证指南的层级，但由于其复杂性增加，在实际应用中存在一定困难。为优化模型实用性，2016 年，Alper 和 Haynes 共同推出证据金字塔 5.0 版本，即"5S"金字塔模型，该模型保留了五个核心层级：原始研究、系统综述、循证指南推荐、综合性证据总结和决策支持系统。这一版本通过简化层级关系，显著提升了临床实践中的证据应用效率。证据"5S"金字塔模型的具体构成如下。

1. 原始研究（Studies）

原始研究位于证据金字塔的基础层，是通过直接收集患者数据，围绕病因、诊断、预防、治疗和护理等主题开展的研究，包括详细的研究报告和提炼其关键内容的概要。由于原始研究可能存在多种偏倚（如选择偏倚、测量偏倚等），且不同研究间的结论可能存在异质性，其证据需经过严格的质量评估。鉴于原始研究数量庞大，需要依托多种综合数据库进行全面检索，常用的数据库包括 PubMed、Embase、Web of Science、中国生物医学文献数据库等。

2. 系统综述（Systematic Reviews）

系统综述在原始研究的基础上，通过综合多项研究结果，减少单一研究的偏倚，并对可能存在的结论冲突进行综合判断。其主要方法是围绕具体临床问题（如病因、诊断、治疗、预防和护理），全面收集国内外已发表或未发表的相关研究，筛选符合纳入标准的文献，并进行定性或定量分析，得出可靠结论。检索系统综述的主要途径包括专门数据库（如 Cochrane 图书馆、Campbell 协作网、JBI 循证卫生保健数据库）和综合数据库中结合特定检索词查找。

3. 循证指南（Evidence-Based Guidelines）

循证指南的开发过程包括识别和排序临床问题、全面检索证据并分级、形成共识意见，因而具有科学性和权威性，对临床实践指导意义重大。常见资源包括世界卫生组织指南、全球指南协作网、英国国家卫生与临床优化研究所指南、苏格兰学院间指南网，以及专业协会发布的指南（如美国综合癌症网络、美国心脏病协会等）。此外，许多指南也通过期刊公开发表，可在 PubMed 或中华医学期刊全文数据库中检索。

4. 综合性证据总结（Summaries）

综合性证据总结指对特定主题或临床问题，将证据金字塔下三层（原始研究、系统综述、循证指南）的内容整合并总结。方法包括全面检索文献、评估方法学质量、提取并分级证据，最终以清晰简洁的语言提供实用建议。此类资源的数据库有 BMJ Best Practice、DynaMed Plus、EBM Guidelines、Essential Evidence Plus、UpToDate 和 JBI 证据总结。中文证据总结多发表于护理类期刊，可通过国内数据库检索。

5. 决策支持系统（Systems）

决策支持系统是证据金字塔的最高层级，将综合性证据总结和指南嵌入医院信息系统，使患者个体特征与最佳治疗方案自动匹配，实时为医务人员提供循证决策支持。此类系统通常基于综合性证据数据库开发决策路径，并嵌入医院信息系统。

三、证据的质量评价

证据分级的概念最早由美国两位社会学家 Campbell 和 Stanley 在 20 世纪 60 年代提出，最初用于评价教育领域部分原始研究的设计质量。该分级标准将随机对照试验（Randomized Controlled Trial，RCT）的质量定为最高，并引入内部效度和外部效度的概念。1979 年，加拿大定期健康体检工作组（Canadian Task Force on the Periodic Health Examination，CTFPHE）采用了这种证据分级的方法，首次提出医学领域的证据分级体系。在接下来的几十年中，不同国家和国际组织相继提出多个证据分级标准。然而，不同组织之间的证据分级体系存在显著差异，标准各不相同，甚至互相矛盾，因此证据分级体系经历了漫长的发展和完善过程。

1979 年，加拿大定期健康体检工作组首次根据研究设计类型将证据分为三级，最高级别为设计良好的随机对照试验，其次是设计良好的队列研究或病例对照研究，以及具有重要意义的非对照研究，专家意见则位于最低级别。除了证据分级外，还同时形成了五种推荐意见，分别为"支持证据充分""支持证据尚可""支持证据缺乏""不支持证据尚可"和"不支持证据充分"。随后在 1986 年，工作组成员 Sackett 对该证据分级系统予以完善，首次提出 RCT 的质量标准，例如大样本 RCT 优于小样本 RCT，并将推荐级别与证据质量相对应。

1992 年，美国卫生保健政策研究所（原名为 Agency for Health Care Policy and Research，AHCPR，现为 Agency for Healthcare Research and Quality，AHRQ）在制订临床实践指南时颁布新的证据分级标准。该标准将证据级别分为四级，并将推荐级别分为三级。首次将基于 RCT 的 Meta 分析列为最高等级证据，同时将临床经验纳入证据分级，作为最低等级。

1996 年，英格兰北部循证指南制定项目组（North of England Evidence-Based Guidelines Development Project，NEEBGDP）将证据等级和推荐强度均分为三级，将设计良好的随机对照试验及其系统综述或 Meta 分析作为最高级别的证据，而非对照研究或专家共识的建议则列为最低级别的证据。

1998 年，美国预防服务工作组（U. S. Preventive Services Task Force，USPSTF）提出包含三级证据等级和五级推荐级别的证据分级体系。其中，一级证据"高（Good）"包括直接适用于代表性人群且设计良好的研究证据；二级证据"中（Fair）"则包括在样本量、质量、一致性、适用性及间接性方面需综合考虑的证据；三级证据"低（Poor）"指的是样本量过小、设计存在严重缺陷、缺乏重要结局指标，因而无法确定效果的证据。此外，USPSTF 在 2007 年和 2012 年进一步完善了该体系。

2001 年，美国纽约州立大学下州医学中心推出证据等级金字塔，又被称为"新九级标准"。该标准首次将动物研究和体外研究纳入证据分级系统,增加了证据的类型,形象直观。但缺点在于并未形成相对应的推荐级别标准(图5-3-1)。

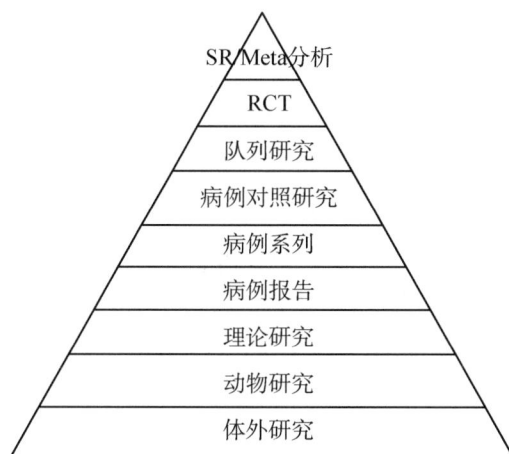

图5-3-1　美国纽约州立大学"新九级标准"

2001年,苏格兰院际指南网络(Scottish Intercollegiate Guidelines Network,SIGN)在AHCPR标准的基础上进一步优化,发布了更为详细的证据分级和推荐级别体系。该标准将证据等级和推荐级别均分为四级,其中系统评价、Meta分析和随机对照试验被视为最高级别的证据(表5-3-1)。

表5-3-1　2001年SIGN证据分级标准及推荐级别

证据等级	描述	推荐级别	描述
1++	高质量RCT的Meta分析、系统综述,或偏倚可能性很小的RCT	A	直接适用于目标人群的1++或1+级证据
1+	较高质量RCT的Meta分析、系统综述,或出现偏倚可能性小的RCT		
1-	RCT的Meta分析、系统综述,或出现偏倚可能性大的RCT		
2++	高质量病例对照或队列研究的系统综述,或出现混杂、偏倚和机遇可能性很小的高质量病例对照或队列研究	B	直接适用于目标人群的2++级证据或1++或1+级证据的外推证据
2+	出现混杂、偏倚和机遇可能性小而反映因果关系较可能性的较高质量的病例对照或队列研究	C	直接适用于目标人群的2+级证据或2++级证据的外推证据
2-	出现混杂、偏倚和机遇可能性大而反映因果关系可能性明显不足的病例对照或队列研究		
3	非分析性研究,即病例报告、病例系列	D	3或4级证据,或2++级证据的外推证据
4	专家意见		

1998年，英国Cochrane中心联合循证医学和临床流行病学领域的权威专家，根据不同研究类型制订详细的质量分级标准，并于2001年正式发布在英国牛津循证医学中心（Centre for Evidence-Based Medicine at the University of Oxford，OCEBM）的网站上。该标准首次涉及病因、诊断、预防、治疗、危害、预后以及经济学分析等七个方面，所有的临床研究都能够从研究设计和研究终点两个方面进行分级。OCEBM证据体系内容详尽且具体，被认为是当前最为权威的证据分级体系之一。其显著特点之一是首次纳入"全或无"证据（即无对照的研究证据），其中"全"是指在干预措施实施之前，所有患者均会出现某一结局事件，而应用该干预措施后，仅部分患者不会发生该结局事件；"无"则是指在干预措施实施之前，部分患者会发生某一结局事件，而应用干预措施后，所有患者均未发生该结局事件。这也是首次将非RCT类证据列为最高级别证据之一。

OCEBM证据体系被公认为循证临床实践的经典标准，然而，该标准的复杂性使得初次接触循证医学的学生或医务工作者难以理解和掌握。为解决这一问题，2009年，由Jeremy Howick领导的国际小组对OCEBM证据体系进行简化和修订，并于2011年正式发布（表5-3-2）。修订后的体系将证据分级由原来的五级十等简化为五级，并取消对前三级的进一步细化，同时将系统综述的证据等级提升。经过这些改动，新的体系使得临床医生和患者能够更快速地回答临床问题，并根据遇到的临床问题对证据进行排序。此外，OCEBM体系增加对筛查研究的评价，删除对经济学和决策分析研究的证据评价，并在介绍部分明确说明此分级体系不涉及推荐意见的形成。

表5-3-2 2011年版OCEBM证据分级标准

证据等级	流行病学分布	诊断	预后	有效性	安全性	证据
Level1	当地当时随机抽样调查或人口普查	持续应用相关标准和盲法的横断面研究的系统综述	队列研究的系统综述	随机试验的系统综述或全或无研究	RCT的系统综述、全或无研究或效应量大的观察性研究	RCT的系统综述
Level2	允许匹配当地环境的随机抽样调查的系统综述	持续应用相关标准和盲法的单个横断面研究	队列研究	随机试验或效应量大的观察性研究	单个RCT或效应量大的观察性研究	RCT
Level3	非随机抽样的当地调查	非连续性研究，或未持续应用相关标准的研究	队列研究或随机试验的对照组	非随机对照的队列或随访研究	非随机对照的队列或随访研究	非随机对照的队列或随访研究
Level4	病例系列	病例对照研究，或无独立相关标准的研究	病例系列、病例对照研究或低质量诊断性队列研究	病例系列、病例对照研究或回顾性对照研究	病例系列、病例对照研究或回顾性对照研究	病例系列、病例对照研究或回顾性对照研究
Level5	无	机制研究	无	机制研究	机制研究	机制研究

由于现有的证据分级体系在国际上多种多样且各有不足，影响临床医生在实践中迅速

决策,2000 年,19 个国家和国际组织联合成立 GRADE 工作组。该工作组由多位临床指南专家、循证医学专家、标准制定者和证据研究人员组成,旨在系统分析当时的六大权威标准,制订出一个国际公认的统一证据分级和推荐强度标准。GRADE 系统于 2004 年正式发布,将证据分为四个等级:高、中、低和极低。总体上,疗效评价结果可信度高的证据被归为最高等级,而疗效评估非常不确定的证据则属于最低等级。针对不同类型的研究,GRADE 系统对证据等级进行预设,例如,对于干预性研究,将 RCT 的证据等级设为高级,而观察性研究和个案报道分别为低级和极低级。在预后研究中,由于最合适的设计类型是前瞻性队列研究和大样本 RCT,因此 RCT 和观察性研究的等级均被预设为高级。在预设证据等级的基础上,通过评估研究实施过程和结果中是否存在特定因素(如高偏倚风险、高异质性、间接证据、低精确性及高发表偏倚)来决定是否降级,或基于一些因素(如较大效应量、能改变疗效的混杂因素以及存在效应-剂量关系)来进行升级,最终对研究的证据等级进行个体化确认。

　　GRADE 标准的独特之处在于:首先,它率先打破了传统以"研究设计类型"为基础进行等级划分的方法,转而综合考虑研究设计类型、方法学质量、结果一致性和证据的直接性等因素。其次,GRADE 系统对证据体(Evidence Body,EB)进行分级,而非对单个研究分级,这也是 GRADE 与以往证据分级标准最大的区别之一。此外,GRADE 系统对证据质量和推荐强度给予明确的定义,并且证据质量与推荐强度之间不再是绝对一一对应的关系。证据质量是指对疗效评估的可信度,而推荐强度则衡量遵循推荐意见的利弊程度(表 5-3-3)。GRADE 系统根据不同使用者的需求,分别制订证据等级和推荐强度标准。目前,GRADE 标准已被全球超过 100 个国际组织和协会采纳,成为干预性证据评价的国际标准之一。

表 5-3-3　GRADE 证据质量分级标准及推荐强度

	证据等级	描述	研究类型
证据分级	高	非常确信真实值接近观察值	RCT 质量升高二级的观察性研究
	中	对效应估计值有中等程度的信心:真实值有可能接近估计值,但仍存在二者大不相同的可能性	质量降低一级的 RCT 质量升高一级的观察性研究
	低	对效应估计值的确信程度有限:真实值可能与估计值大不相同	质量降低二级的 RCT 观察性研究
	极低	对效应估计值几乎没有信心:真实值很可能与估计值大不相同	质量降低三级的 RCT 质量降低一级的观察性研究 系列病例观察 个案报道
推荐强度	强	明确显示干预措施利大于弊或弊大于利	
	弱	利弊不确定或无论质量高低的证据均显示利弊相当	

　　2010 年,GRADE 工作组为应对定性系统评价中研究质量参差不齐、结论不一致等问题,开发了一种用于定性系统评价证据的分级工具——CERQual(Confidence in the Evidence from Reviews of Qualitative Research)。该工具通过评估四个方面的因素来确定

定性研究证据的可靠性,分别是方法学局限性、相关性、结果一致性和数据充分性。最后将证据分为高、中、低、极低四个等级,其评估方法与 GRADE 的评价过程类似。

在对诊断性试验进行系统评价的证据分级时,GRADE 标准对各个因素展开调整:①目前尚无专门针对诊断试验的偏倚风险评价工具,因此 GRADE 工作组推荐使用 QUADAS-2,并依据其相关内容进行具体评价;②不直接性主要体现在人群、诊断措施或策略以及比较方法的间接性上;③不精确性包括纳入研究的样本量及合并结果的 95% 置信区间范围;④不一致性和发表偏倚的评估方法与干预性试验相似。

在对预后类研究进行证据分级时,由于预后研究的特殊性,最合适的研究设计是前瞻性队列研究,其次是大样本随机对照试验。因此,RCT 和观察性研究在初始时被视为高等级证据,通过评估五个降级因素以及大效应量、剂量反应关系和混杂因素三个升级因素,对证据的质量进行评价。预后研究中的偏倚风险主要涉及人群随访和结局测量,针对这些方面有多种评估工具和标准可供选择。不直接性则反映在人群外推性和结局适用性方面。不精确性则需结合可信区间的宽度和临床决策值来进行综合考量。不一致性和发表偏倚的判断与干预性试验的评估类似。

2014 年,澳大利亚 Joanna Briggs 循证卫生保健中心(Joanna Briggs Institute,JBI)基于 GRADE 系统和原有的 JBI 循证卫生保健模式,制定了 JBI 证据预排序及推荐级别系统。该系统充分考量医疗卫生保健领域证据的多样性,提出在对证据质量进行正式分级前,需对证据进行预排序(Pre-ranking)。对单项研究进行严格评估后,根据研究的设计类型(包括有效性、质性、诊断性、预后和经济学评价)预排序,以实现证据的快速分类。随后,根据 GRADE 标准的升降级原则,对证据进行等级调整,最后形成 JBI 证据推荐级别。JBI 的证据推荐被分为两个等级:A 级(强推荐)和 B 级(推荐),其判断依据不仅基于证据等级,还包括利弊分析、资源分配以及患者的意见。目前,该证据分级系统已在 JBI 及其 50 多个国际分中心的多项循证资源中得到广泛应用,但其在护理和卫生保健以外领域的适用性仍需进一步验证。

第四节　循证医学文献常用资源

互联网上与循证医学有关的网站非常多,有关循证医学的信息分散在各个 EBM 网站、数据库及期刊中,研究工作者在利用这些信息时应该根据检索目的加以选择。

一、系统综述注册平台

PROSPERO 是由英国国家健康研究院(National Institute for Health Research,NIHR)资助的国际前瞻性系统评价注册系统,注册范围包括任何与健康有关领域的系统评价,例如医疗与社会保健、社会福利、公共卫生、教育、犯罪、司法和国际发展等。PROSPERO 接受的系统评价类型包括:干预性研究(含定性研究与个体资料 Meta 分析)、诊断准确性评价、预后因素研究等。注册内容包括研究协议(Protocol)的几个关键部分并作为记录永久保存,主要包括:研究问题、检索策略、纳入与排除标准、数据提取方法、质量评价方法和数据合成策略等。PROSPERO 仅接受与人类健康相关的研究,动物研究、体外实验或纯粹的方法学研究不在其注册范围内。注册应在系统综述开始前或处于早期阶段时进行,以最大程度地减少偏倚。

INPLASY(International Platform of Registered Systematic Review and Meta-analysis Protocols)是一个 2020 年 3 月正式推出的专门用于注册系统评价和 Meta 分析研究计划的平台,旨在为所有人提供一个快速、无障碍的途径来注册和分享系统评价协议。INPLASY 不是免费开放平台,需要支付注册费用,注册内容由专业团队进行审核,确保信息的完整性和准确性,注册后的协议可以进行更新,但所有版本都将被保留并且可追溯。平台鼓励研究者在完成系统综述后上传最终发表的文章链接,以便追踪研究进展。

二、临床决策支持系统

(一) ProVation MD 系统

ProVation MD 是一个先进的临床决策支持系统,旨在将医疗程序文档与编码系统无缝集成。该综合性平台贯穿整个患者护理过程,从入院到出院,为医疗专业人员提供全方位的支持。从患者入院开始,系统就为医生提供结构化的病史收集策略,确保全面捕获相关临床数据,建立准确、完整的电子病历,为医生提供基于证据的诊断建议和鉴别诊断列表;推荐符合最新临床指南的最佳处理方案,自动生成详细、标准化的医疗程序报告;集成图像、视频和其他多媒体资源,丰富文档内容,自动将临床信息转换为适当的医疗编码等。通过使用 ProVation MD,医疗机构可以建立一个全面的、集临床实践、经济效益和结构化文档于一体的医疗信息系统。

(二) Zynx Health 系统

Zynx Health 成立于 1996 年,由美国著名的 Cedars-Sinai 医疗中心创立。作为临床决策支持(Clinical Decision Support,CDS)领域的先驱,Zynx Health 致力于通过电子健康记录(Electronic Health Record,EHR)系统为医疗机构提供先进的患者临床决策支持解决方案。Zynx Health 目前提供五项核心产品:①ZynxCare:是一个基于云的临床决策支持解决方案,提供全面且可定制的护理计划库。它被护理和跨学科团队广泛使用,以改善患者预后,并最大化财务绩效。②ZynxEvidence:作为 Zynx Health 其他产品的信息骨干,ZynxEvidence 提供基于证据的医学信息,支持标准化护理计划、医嘱集、文档模板和警报的开发。③ZynxAmbulatory:专为门诊环境设计的临床决策支持工具,帮助医生在日常实践中做出更好的决策。④ZynxOrder:针对医院环境的临床决策支持系统,主要面向医生使用。⑤ZynxAnalytics(原 Zynx Value＋):一套旨在优化 CDS 以改善结果和降低成本的工具集。

三、循证数据库

(一) DynaMed

DynaMed 是基于循证医学理念,帮助医疗人员快速查找临床问题答案的循证参考工具。床医学专家基于循证方法跟踪医学进展、整合临床证据并提供客观的分析,内容从 500 多种医学期刊中萃取而成,并以条列式的总结形式呈现,为临床医师提供常见疾病的概述,包括疾病的病因学和病原学、诊断、治疗、并发症、预防和筛查以及相关病人教育、临床指南等信息。为医生采取医疗行为提供以证据为基础的建议。收录超过 1 万张医学图片。其中1000 多张来自 American College of Physicians。收录药学数据库 Micromedex® Drug Content,内容包含药物治疗建议以及药物信息总结等。有超过 22 000 个临床诊疗指南的内容被引用在 DynaMed。DynaMed 还提供实用且可具操作性的建议、关键内容和概要,同时允许用户深入挖掘其信息来源、基础知识和细节。

(二) UpToDate

该数据库覆盖 25 个专科的超过 12 400 篇临床综述性专题,涵盖大部分疾病(常见病、多发病及疑难病)的诊断、治疗方法和用药指导。有 37 000 多条表格、图、诊断流程图、影像、视频等,能够为医生提供有关疾病的进一步的补充和说明。拥有 6 900 多篇英文药学信息、1 200 多篇中文药学信息,以及 3 400 多条药物说明书,可通过点击专题中的药物名称或者直接检索药物的商品名或通用名来查看相应的药物信息。UpToDate 的英文专题由世界知名医生撰写和编辑,恪守严谨的编辑流程并利用先进的专题发布平台,根据最新诊疗进展随时对专题内容进行更新,帮助用户及时掌握实用临床信息。

(三) Cochrane

Cochrane 协作网(Cochrane Collaboration)成立于 1993 年,是一个国际性的非营利民间学术团体,旨在通过制作、保存、传播和更新医疗卫生各领域的系统评价结果,提高医疗保健干预措施的效率,为临床医生制订医疗决策提供最佳证据。Cochrane 协作网作为一个国际网络,汇集了来自 190 多个国家的研究人员、健康专业人士、患者和护理人员,致力于提供可信赖的健康信息,帮助人们做出知情的健康决策。

Cochrane 图书馆(Cochrane Library)是 Cochrane 协作网的主要产品,提供一系列循证医学信息的数据库,涉及循证医学系统性评价、临床试验、评价方法学研究、健康技术评价、经济学评价等众多方面。由于 Cochrane 图书馆的信息全面、证据可信度高、定期更新、接受评论及修改错误等特点,因此一直被认为是循证医学的重要资源,被广大的临床医生、科研和教学工作者、患者以及医疗卫生行政决策人员广泛利用。在使用 Cochrane 图书馆之前,建议用户注册个人账号,以保存检索策略,同时可以设置电子邮件提醒,跟踪感兴趣领域的最新循证进展。所有访客可以免费检索及浏览 Cochrane 图书馆各数据库的摘要,付费用户则能够下载浏览全文。

1. Cochrane 系统评价数据库

(1) 简介:

Cochrane 系统评价数据库(Cochrane Database of Systematic Reviews,CDSR)是医疗保健领域系统评价的主要资源,由 Cochrane 协作网开发和维护。CDSR 提供经过同行评议的系统评价和相关研究方案,旨在为医疗保健决策提供高质量的证据支持。CDSR 是 Cochrane 成员按照 Cochrane 统一工作手册的指导,并在相应系统评价小组(Cochrane Review Groups,CRG)编辑部指导和帮助下所制作的系统评价,其内容包括对医疗干预措施、诊断测试准确性、预后研究等多方面。CDSR 的系统评价采用严格的方法学标准,通过最小化偏倚来提供更可靠的研究结果,为决策者提供最佳证据。CDSR 定期更新,新的和更新的评价和方案会在准备就绪后立即发布,每月形成新的期刊内容。这种持续更新机制确保了 CDSR 始终反映最新的研究进展和证据变化。

(2) 检索方式:

① 快速检索:将检索词键入检索栏即可。系统设定是从题名、摘要或关键词等字段进行检索,也可点选下拉菜单选择其他功能进行检索。多个检索词检索时,可使用逻辑运算符"AND"、"OR"和"NOT",默认使用"AND"相连。

② 高级检索：包括"Search Manager（检索管理器）"、"Medical Terms（医学主题词表，MeSH）"和"PICO search"（PICO 检索）。在检索管理器中，"S"代表字段检索，点击下拉可以选择"篇关摘""作者""关键词""文本"等字段（见图 5‐4‐1）。

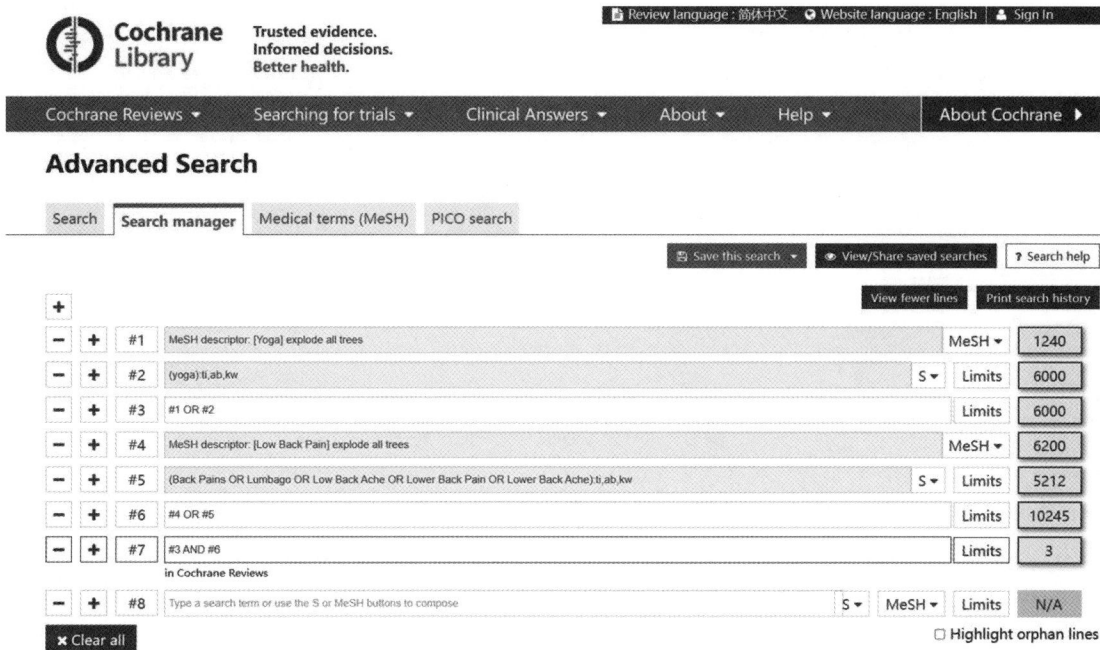

图 5‐4‐1　Cochrane 高级检索管理器

"Limits"限制字段可以对文献类型（系统综述、系统综述计划书、临床试验等）、出版时间（最近 1 个月、最近 3 个月、最近 1 年等）、所在 Cochrane 学科小组等进行选择。

Mesh 检索和 PubMed 数据库的主题词检索一致，系统会给出匹配的主题词、主题词的详细定义、主题词树状结构表等（见图 5‐4‐2）。

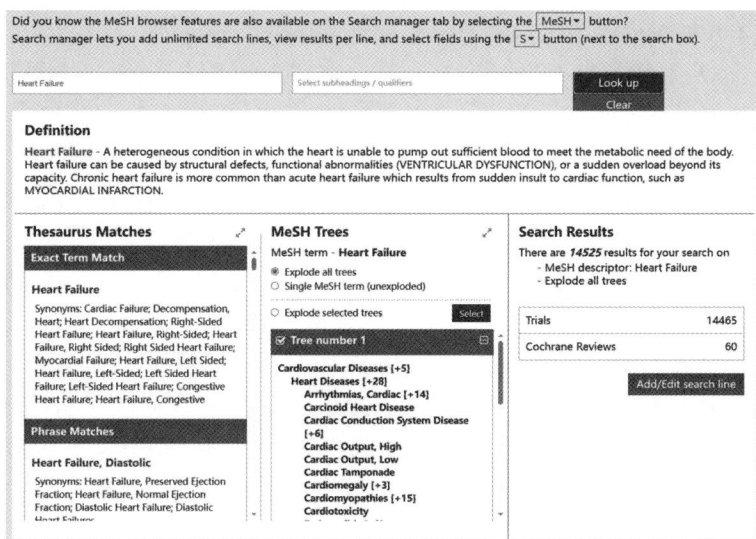

图 5‐4‐2　Cochrane Mesh 主题词检索

PICO 检索是 Cochrane 的特色检索方式,用户可自由构建 PICO 的检索词,同时勾选对应的"Population""Intervention""Comparison""Outcome",例如:胰岛素干预对糖尿病患者并发症发病率的影响,可以在"Population""Intervention""Outcome"中输入对应的检索词(图 5 - 4 - 3)。

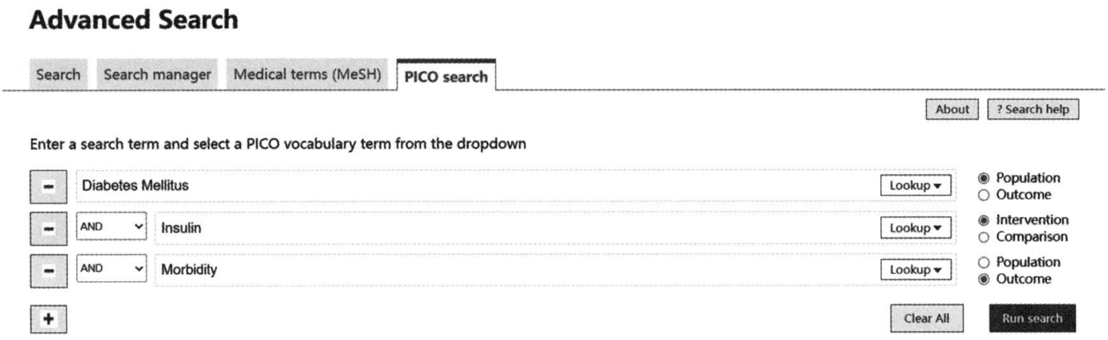

Advanced Search

Search　Search manager　Medical terms (MeSH)　**PICO search**

About　? Search help

Enter a search term and select a PICO vocabulary term from the dropdown

−		Diabetes Mellitus	Lookup ▼	● Population ○ Outcome
−	AND ▼	Insulin	Lookup ▼	● Intervention ○ Comparison
−	AND ▼	Morbidity	Lookup ▼	○ Population ● Outcome

+　　Clear All　Run search

图 5 - 4 - 3　Cochrane PICO 检索

【例】用高级检索的 Search Manager 功能,检索瑜伽改善下腰背疼痛的 Cochrane 系统评价。

第一步,点击♯1 检索框右侧的 MeSH,输入"Yoga"匹配对应的主题词后,点击"Add search line"。

第二步,点击♯2 检索框右侧的"S"选择"Title Abstract Keyword"字段,输入自由词"Yoga"。

第三步,在♯3 检索框中,用"OR"把♯1 和♯2 合并。

第四步,点击♯4 检索框右侧的 MeSH,输入"low back pain"匹配对应的主题词后,点击"Add search line"。

第五步,点击♯5 检索框右侧的"S"选择"Title Abstract Keyword"字段,输入"Back Pains OR Lumbago OR Low Back Ache OR Lower Back Pain OR Lower Back Ache"。

第六步,在♯6 检索框中,用"OR"把♯4 和♯5 合并。

第七步,在♯7 中用"AND"合并♯3 和♯6,同时点击"Limits"勾选文献类型为"Cochrane Reviews",再点击"Apply limits",即可检索出结果(图 5 - 4 - 1)。

(3) 输出结果:

在检索结果页面,可以根据相关度、出版日期和标题首字母进行排序。点击文章标题、作者下方的"show PICOs"会给出该系统综述 PICO 的具体成分(图 5 - 4 - 4)。另外,绝大多数 Cochrane 系统综述会提供简明语言摘要(Plain Language Summary),有助于非医学专业人士读懂文章内容。

2. Cochrane 临床对照试验数据库

Cochrane 临床对照试验中心注册数据库(Cochrane Central Register of Controlled Trials, CENTRAL)汇集了大量随机和半随机临床对照试验报告记录。其中大部分记录都来自题录数据库(主要是 PubMed 和 Embase),除此之外也包含有其他已发布和未发布的资源,包括 ClinicalTrials. gov 和 WHO 的国际临床试验注册平台。CENTRAL 除了题录信息

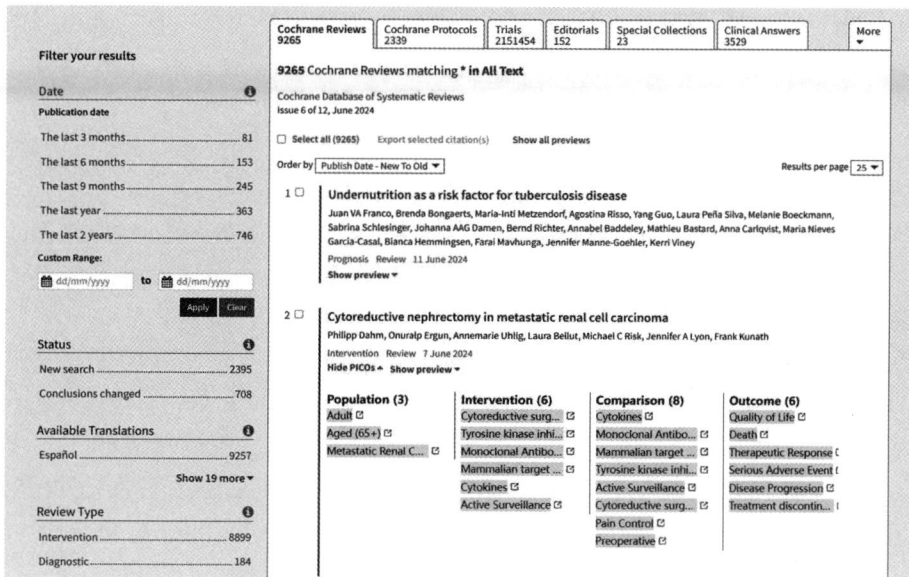

图 5-4-4　Cochrane 检索结果页面

（作者、出处、年份等）之外，CENTRAL 记录通常还包括摘要。所有的 Cochrane 系统评价小组以及一些 Cochrane 领域都会保留与其自身关注领域相关的临床对照试验报告，称为专属记录。这些专属记录的内容（即在 PubMed 中尚未标识的记录）仅在 CENTRAL 中发布。系统评价小组可能还会收集与各个感兴趣领域无关的内容，并且这些"手工搜索结果"也会添加 CENTRAL 中。一些 Cochrane 中心会搜索其所在国家或地区的一般医疗文献，并向 CENTRAL 提供记录。

3. Cochrane 临床答案

Cochrane 临床答案（Cochrane Clinical Answer，CCA）是 Cochrane 系统评价严谨研究的入口，其内容具有可读性强、易于理解以及专注临床等特点。旨在提升临床实践可操作性并为即时医疗决策提供信息。每个 Cochrane 临床答案都包含一个临床问题，一个简短答案以及相关 Cochrane 系统评价结果的数据，这些系统评价结果是与目标受众及临床专业人员最相关的。证据通过友好的表格形式显示，其中包括描述、数据和图形链接。

（四）BMJ Best Practice

1. 简介

BMJ Best Practice（以下简称 BP）临床实践数据库提供权威、实用、简明的诊疗知识为临床决策提供即时支持。通过 GRADE 证据质量评级等循证方法学，对全球高质量证据进行评价、总结、提炼并经由正规同行评议等流程产出，参考文献等证据源可供用户追溯。BP 覆盖 32 个学科，拥有 1 000 余组疾病和症状评估类专题，以及 10 000 余种诊断方法介绍和 12 500 余组细分治疗方案，囊括 80％以上临床常见疾病知识，以及部分罕见疾病知识。BP 帮助用户节约收集、筛检以及解读证据的时间，省去大量查阅繁杂文献和过时教科书的精力，建立参考证据制订决策的临床习惯。

BP 内容定期更新，这种动态更新机制使得临床医生能够在快速变化的医学环境中保持知识的前沿。数据库平台设计简洁，用户可以轻松导航和快速找到所需信息。其直观的界面和强大的搜索功能使得临床医生能够在紧急情况下迅速获取关键信息。此外,BP 还提供丰富的教育资源,帮助医学生和住院医生提升临床技能和知识水平,因此它不仅是一个信息资源库,也是一个帮助临床医生培养循证决策习惯的伙伴。

2. 主要功能

1) 内容检索

直接在检索框中输入需要查找的疾病名称、症状、体征、药物名称等,检索结果页面会显示所有相关的疾病或专题,也可以通过筛选栏,对"临床专题页面""医学计算器""多媒体资源"等进一步限定。

2) 功能区导航

功能区导航提供最新信息(what's new)、学科浏览(Specialties)、医学计算器(Calculators)、多媒体内容(Multimedia)、产品介绍(About us)、用户档案(Your profile)等常用功能。其中,最新信息包括重要更新,方便用户第一时间了解前沿动态和重要进展。BP 的主题覆盖 32 个临床学科,在"学科浏览"内按学科查找和浏览相关主题,每个学科内的主题按 A~Z 字母排序。

3) 检索途径和方法

(1) 疾病类主题:

① 标准导航:目前 BP 包含 847 个疾病类主题,可覆盖大部分临床常见疾病。每个主题包括一个具体疾病从基础理论到预防、诊断、鉴别诊断、检查治疗方案、随访、疾病预后等各环节的临床信息。通过标准导航菜单,可直接点击所需内容,一键直达相关章节主题显著位置,还标注了内容审核及更新日期、重要更新及专家点评和指南,便于即时获得最新、最权威的临床支持。小结章节涵盖本主题疾病的精粹临床诊疗信息,高度概括病史和查体、诊断性检查、诊疗流程等核心诊疗环节。右侧的主题摘要栏还提供与本主题疾病相关的鉴别诊断、指南及视频和医学计算器等资源的链接(图 5-4-5)。

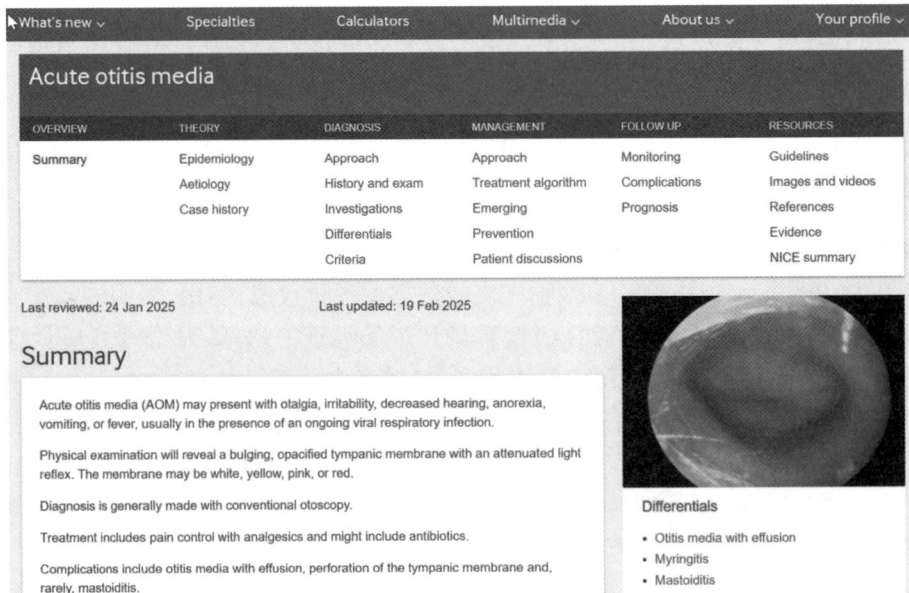

图 5-4-5 BMJ Best Practice 标准导航

② 图片和视频及参考证据：临床操作视频配有字幕以及与本操作相关的医疗设备和注意事项的描述。所有视频均与相关主题关联，并在主题小结章节页面展示。在"图片和视频"章节浏览与本主题疾病相关的视频和高质量医学图片，并可将图片下载到本地使用。参考文献涵盖本主题引用的重要文献及文献摘要的链接，并提供开放性获取文献的免费全文链接。

③ 临床指南：BP 提供相关主题的各大洲的临床指南链接，包括指南名称、指南发布方、指南最后发布的时间等，方便用户及时查阅并比较不同指南的差异。

④ 医学计算器：BP 包括 250 个医学计算器，可即时评估临床指标和疾病风险。医学计算器采用量表评分或公式的计算方式。填写相关参数后系统会自动计算结果并给出相关参考区间。所有医学计算器均与相关主题关联，并在主题小结章节页面展示。

（2）症状评估类主题：

BP 包含 129 个症状评估类主题。每个主题为一类常见临床症状或表现提供详细的评估和诊断指导。"应急考虑"章节提醒接诊患者时需优先考虑的诊疗信息，以避免疾病恶化或严重并发症的发生。"鉴别诊断"章节内容简明，且按相关疾病的发病率或类别进行排列，便于对疾病做出快速的诊断。

（五）循证期刊类

1. 新英格兰医学杂志循证医学子刊（NEJM-Evidence）

该刊聚焦循证医学，重点研究心血管，肿瘤以及传染病学方面的内容。该刊注重实验设计和统计分析，为医学生及医学科研人员提供严谨的结果分析，主要刊发：研究类论文包括临床试验和其他临床基础工作（例如流行病学研究、首次人体试验、荟萃分析）；标准综述、系统综述和其他综述类型；临床试验方法的案例研究和回顾等。

2. 循证医学杂志（Evidence-Based Medicine，EBM）

由 BMJ 和美国内科医生学院联合主办。该刊为医疗卫生工作者从大量的国际性医学杂志中筛选和提供全科、外科、儿科、产科和妇科方面的研究证据，特别专注于循证医学的工具、方法和概念，强调在医疗决策中使用高质量的证据，推动开放科学和共享决策的理念。

3. 循证牙科实践杂志（Journal of Evidence-based Dental Practice）

由 Elsevier 发行的国际高水平口腔医学专业期刊，致力于刊载循证口腔医学相关的高质量系统评价与实践指南，为口腔医疗界提供可靠、及时的证据，以推动循证口腔医学的发展。

4. 循证护理杂志（Evidence-Based Nursing）

由英国皇家护士学院与 BMJ 联合主办的季刊，筛选并刊载护理领域具有临床意义的证据性综述，精选结构化摘要与专家评论，为护理实践提供可信赖的证据支持。

第五节　循证医学案例与证据检索

一、证据检索的一般步骤

循证医学证据检索的步骤大体与一般医学文献检索的步骤相似，包括：①将所提出的临床问题分解为基本要素,如研究对象、干预措施(预防、诊断、治疗等)、对照因素、研究结果等。②确定适宜的检索方式(包括计算机检索和手工检索)、检索证据类型及数据库。在选择检索证据类型时,按照证据金字塔由上到下的顺序逐级进行。③对已分解的临床问题进行分析,选择合适的检索途径和检索用词。④针对所选数据库的特点制订检索策略,并进行检索。⑤评价检索证据,检验该证据是否能回答所提出的临床问题,如检索到的证据为原始研究,最好能对检索结果的真实性和临床应用价值进行评价或鉴别。⑥必要时再次进行检索,并在检索过程中不断修改和完善检索策略或方案,以得到当前可得到的最佳临床证据。

从以上检索步骤可以看出,循证医学证据检索要求检索者除了学习医学文献检索知识,掌握相关的检索技能外,还应学习循证医学知识,对各种证据类型的来源及其特点有更多的了解,对检出的文献是否与临床问题相关有更准确的判断和正确的评价。因此,检索循证医学证据的过程也是不断提出问题和解决问题的过程,如下"结构式问题"(structured questions)可用于指导检索者思考这类问题:该临床问题可分解成哪些要素? 哪类信息可能提供回答该临床问题的证据? 哪类研究能提供有用的信息? 哪些信息资源能给出这类研究的结论? 怎样迅速地从这些信息资源中找出能回答这些问题的最好证据?

二、证据检索思路

(一) 以应用循证医学证据为目的的证据检索

循证医学证据检索的重点是确定要检索的证据类型并选择恰当的检索数据库。目前提供临床使用的数据库及资源数量较多,选择起来容易令人迷惑。为了解决这一问题,Haynes 等人提出了一个清晰、易操作的证据检索框架,帮助临床医生按证据信度由高到低逐级进行检索。该检索框架遵循证据金字塔的分级,在选择检索资源时,按照证据分级由高到低的顺序逐步进行,以确保临床医生能够检索到高质量的证据。

(二) 以制作循证医学证据为目的的证据检索

一般而言,评价者撰写系统评价的动机有多种,例如,解决(单个)证据结论不一致的问题,回答尚无确切答案的问题或解释临床实践中所遇到的变异问题等。系统评价的检索步骤与上述检索步骤相似,但在获取信息的途径与方法、数据库的选择与使用、不断完善检索策略的制订等方面更强调检索的系统、全面、无偏倚,这一点是有别于以应用证据为目的而进行检索的关键环节。除计算机检索和手工检索外,还应注意收集正在进行的研究和未发表的临床试验信息、学术会议信息。应重视加强与临床试验的研究者或相关研究领域专家的联系,如通过电话、传真、电子邮件等方式以获取或查实相关的临床证据。

(三) 循证医学证据检索的特点

循证医学是为了提高临床诊断、治疗水平,针对传统医学中存在的问题和不足而产生的。循证医学证据检索的目的是为循证实践找出当前最好的临床研究证据,因而其检索的范围、策略、方法必然有别于传统的医学文献检索,并必然随着证据的不断增加和更新而迅速发展,以适应新的挑战,满足新的需求。与一般的医学文献检索相比,循证医学证据检索在对信息检索的数据库、检索策略及检索方法都有特殊要求,它具有如下特点。

1. 在信息的来源方面

循证医学证据检索注重多渠道检索,更多地使用网上资源,强调临床证据,注意检索正进行和未发表的临床研究文献;一般医学文献检索虽说是多渠道检索,但以使用网络电子版期刊文献数据库和浏览杂志为主,较少检索未发表文献。

2. **在检索范围方面**

循证医学证据检索强调尽可能多地检索当前可以获得的全部相关文献,包括多国别、多语种的文献;一般医学文献检索则只要检索出与临床问题相关的文献即可,不强调当前的全部相关文献,对语种、国别要求不太严格。

3. **在检索策略的制订方面**

循证医学证据检索策略的制订通常经过专家的审定,因此更加严谨;一般医学文献检索无严格要求,检索质量主要取决于检索者制订检索策略的经验。

4. **在检索结果的评估方面**

循证医学证据检索关注临床证据的级别,尤其重视证据设计类型、偏倚、精准性、不一致性等因素的评价;一般医学文献检索主要关注内容表达,不要求偏倚风险等质量评估,对可信度和临床适用性等方面也较少涉及。

参考文献

[1] 商洪才. 循证医学[M]. 北京:科学出版社,2024.
[2] 王吉耀. 循证医学与临床实践[M]. 4版. 北京:科学出版社,2019.

（丁文婧）

第六章　特种文献检索

本章主要介绍专利文献与学位论文这两类特种文献的检索方法。通过系统介绍专利文献的独特性质及其检索工具，为医学技术创新和知识产权保护提供重要参考；同时详细阐述学位论文的获取途径，为医学领域的科研工作者和学术研究提供全面的知识支持。

第一节　专利文献检索

在现代医学研究中，专利文献不仅涵盖了新颖的技术信息，还包含了大量的实验数据、技术参数、实施方案及医学技术的独创性描述。相较于其他形式的学术文献，专利文献的公开性和系统性使得它成为医学科研人员、临床医生的重要信息来源之一。尤其在药物研发、医疗器械创新、基因治疗等方面，专利文献信息能帮助研究人员明确当前技术的前沿，提高创新效率。此外，专利信息能够揭示尚未公开发表的科研数据和创新思路，为新药开发及治疗方法的改进提供宝贵的参考。

一、概述

(一) 专利的定义、属性及类型

1. 专利（patent）

专利是专利权的简称，是指一项发明创造向国家专利局提出专利申请，依法审查合格后，向专利申请人授予的在规定时间内对这项发明创造享有的专有权。

2. 专利的属性

专利权属于知识产权，具有独占性、地域性和时间性。

（1）独占性也称专有性或排他性。专利权人对他的发明创造享有的独占性的制造、使用、销售和进口等实施权。

（2）地域性指一个国家授予的专利权，只在本国有效，对其他国家没有约束力，任何国家都没有保护别国专利的义务。

（3）时间性指任何专利的保护有一定的法律期限。专利权人对其发明创造所拥有法律赋予的专有权只在法律规定的期限内有效。多数国家自专利申请日之日起，发明专利的保护期限为 20 年。在中国和一些其他国家，实用新型专利的保护期为 10 年，而外观设计专利在中国的保护期限自 2021 年起由 10 年延长至 15 年。此外，药品专利在某些条件下可以适

当延长,以补偿药品研发和审批过程中消耗的时间。美国规定药品在获得 FDA 批准后,原专利保护期可延长最多 5 年,但自产品首次上市之日起不超过 14 年。欧盟规定药品在获得相关卫生部门的生产许可后,如果专利保护期不足 15 年,可以申请最多 5 年的补充保护证书,以延长保护期。日本的药品专利保护期延长规定与美国类似。通过申请,药品专利的保护期可以延长最多 5 年。

3. 专利的类型

具体划分各国不尽相同,我国分为发明专利、实用新型专利和外观设计专利三种类型。

(1)发明专利:是对产品、方法或者其改进所提出的新的技术方案。

(2)实用新型专利:是对产品的形状、构造或者其结合所提出的适于实用的新的技术方案。

(3)外观设计专利:是对产品的形状、图案、色彩或者其结合所作出的富有美感并适于工业上应用的新设计。

(二)专利文献

1. 专利文献的定义

通常说的专利文献是包括请求书、说明书、权利要求书、摘要在内的专利申请文件和已经批准的专利文件资料。广义上的专利文献还包括专利申请在审批过程中涉及的所有法律文件。

专利文献是技术创新和知识产权保护的重要载体,具有技术公开和法律保护的双重作用。它不仅记录了新发明的详细技术内容,公开了最新的科研成果,还在法律上为发明人提供了专有权保护,防止他人未经许可使用。此外,专利文献是技术发展的重要信息源,包含大量技术细节和发展趋势,能够帮助科研人员避免重复研究。

2. 专利分类体系

国际专利分类(International Patent Classification,IPC)体系是全球广泛使用的专利分类标准之一,是一种层次化分类系统,主要用于根据专利文献(专利申请、已授权专利说明书、实用新型等)所属技术领域对其进行分类和检索,旨在为全球专利文献提供统一的分类框架,由世界知识产权组织(WIPO)制订和维护,是目前许多国家普遍采用的专利文献分类工具。它是有序排列专利文献的工具以及检索特定技术领域最新技术的基础。IPC 定期修订,以完善体系反映技术发展。1968—2006 年期间,IPC 大约每 5 年修订一次,每次修订后都会发布新版本。自 2010 年起,IPC 每年修订一次,每个新版本于 1 月 1 日生效。一个完整的 IPC 分类号由代表部(1 个字母)、大类(2 个数字)、小类(1 个字母)、大组(1~3 个数字)或小组(2~4 个数字)的符号构成。

部(Section):由 8 个部组成,用字母 A 到 H 表示,例如 A 表示人类生活需要,B 表示作业、运输等。

大类(Class):每个部下分为若干个大类,大类用两位数字标记,例如 A61 表示医学或兽医学;卫生学。

小类(Sub-Class):由一个大写字母组成,如 A61B 诊断;外科;鉴定。

组:每个小类细分为许多组,包括大组(Group)和小组(Sub-Group)。每个组的类号由小类类号加上用“/”分开的两个数组成。大组由小类类号加上一个 1~3 位的数及“/00”组成,如 A61B3/00“表示测试眼睛的设备;检查眼睛的仪器”。小组由小类类号加上一个 1~3

位的数,后跟一个"/"符号,再加上除 00 以外的两位数组成,如:A61B3/02"表示主观型的,即要求患者主动配合的测试装置"。

3. 专利文献书目数据

专利文献书目数据是记录专利技术信息、法律信息和形式信息的结构化数据集合,包含专利的各项著录项目,如专利申请号、公开号、申请人、发明人、申请日期、公开日期、优先权信息、国际专利分类号(IPC)等。专利书目数据通过规范的格式和层次化结构展示,以便于快速检索、引用和管理。

(1)专利技术信息:涵盖专利技术的核心内容,包括标题、摘要、分类号、技术领域和附图说明等,帮助理解专利的技术方案和创新点。

(2)专利法律信息:涵盖专利的法律保护范围,反映专利的动态法律状态,包括专利分类号(专利保护的范围)、申请人、发明人、专利权人、专利申请号、申请日期、优先申请号、优先申请日期、优先申请国家、专利或专利申请的公布日期、国内相关申请数据等专利文献著录项目。

(3)专利的形式信息:主要关注专利文献的物理与数据表现形式,便于专利文献的识别和管理,包括申请号、公开号、申请文献、授权文献、文献种类的名称、公布专利文献的国家机构等。

二、中文专利文献检索系统

中文专利检索系统有国家知识产权局的专利检索与分析系统、中国知识产权网的专利信息服务平台、中国专利信息中心的专利之星等。这些平台由官方或专业机构开发,提供丰富的专利信息检索、数据分析和法律状态查询功能,旨在为用户提供高效、全面的专利信息服务,以支持创新研发和知识产权管理。

(一)国家知识产权局专利检索系统

1. 系统简介

由国家知识产权局(China National Intellectual Property Administration,CNIPA)建立的"专利检索及分析"系统,向公众提供专利检索和专利分析服务。数据范围收录了 100 多个国家、地区和组织的专利文献数据,以及引文、同族、法律状态等数据信息,其中涵盖了中国、美国、日本、韩国、英国、法国、德国、瑞士、俄罗斯等国家的专利局,欧洲专利局和世界知识产权组织。专利检索及分析系统需要注册后,方能进行专利检索和分析。

2. 检索核心功能介绍

主要包括分类导航、专利检索、专利分析、药物检索以及热门工具五大板块,在分类导航下有 A 到 H 部的分类表,点击进入后,实质上就是专利检索下的导航检索,能够逐个进行分类号中文含义以及英文含义的查询,或者根据中文、英文含义关键词进行相关分类号的查询;专利检索功能包括常规检索、高级检索、命令行检索、药物检索、导航检索等;数据库还提供专利分析功能,包括维护分析文献库查询、申请人分析、发明人分析、区域分析、技术领域分析、中国专项分析、高级分析及日志报告等;在热门工具中,还提供同族查询、引证/被引查询、法律状态查询、国家/地区/组织代码查询、关联词查询、双语词典、分类号关联查询及申请人别名查询等服务等功能。

(1)常规检索:

提供一种方便、快捷的检索模式,帮助快速定位检索对象(如一篇具体的专利文献或一个专利申请人/发明人的专利申请等）。如果检索目的十分明确，或者初次接触专利检索，可以以常规检索作为检索入口进行检索。为了便于进行检索操作，在常规检索中还提供了基础的、智能的检索入口，主要包括自动识别、检索要素、申请号、公开（公告）号、申请（专利权）人、发明人以及发明名称。常规检索界面如图 6-1-1 所示。

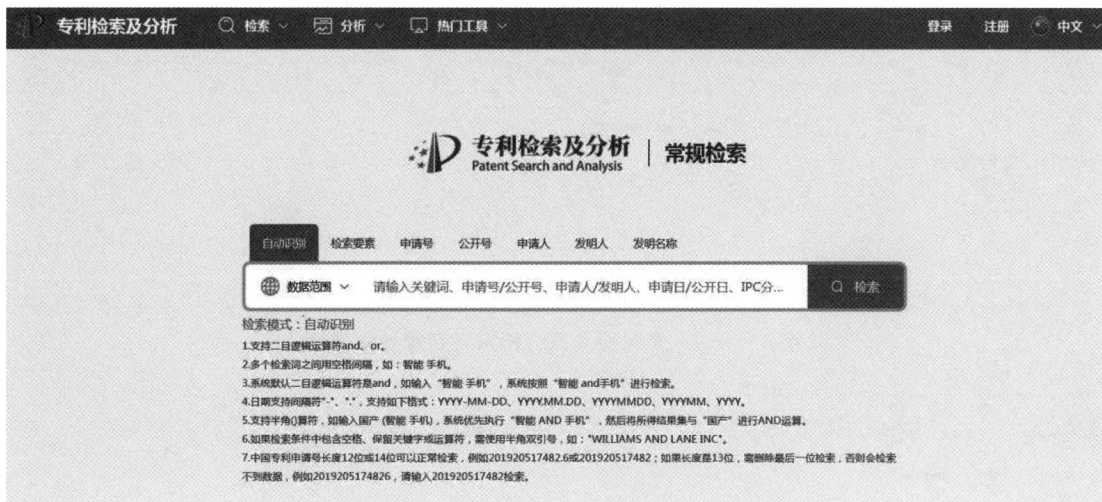

图 6-1-1　专利检索及分析系统常规检索界面

（2）高级检索：

根据收录数据范围提供了丰富的检索入口以及智能辅助的检索功能。可以根据自身的检索需求，在相应的检索表格项中输入相关的检索要素，每一个检索表格项，针对的都是一个特定的字段进行的检索，并确定这些检索项目之间的逻辑运算，进而拼成检索式进行检索。如果希望获取更加全面的专利信息，或者对技术关键词掌握得不够全面，可以利用系统提供的"智能扩展"功能辅助扩展检索要素信息，以及"跨语言"功能辅助进行中外文专利文献的检索。为了保证检索的全面性，充分体现数据的特点，系统根据专利数据范围的不同提供了不同的检索表格项，高级检索界面如图 6-1-2 所示，提供了丰富的字段入口，如发明名称、IPC 分类号、摘要、权利要求、说明书、关键词等，只要在对应的表格项中输入对应的内容，点击检索就可以获得相应的检索结果。

（3）药物检索：

基于药物专题库的检索功能，为从事医药化学领域研究的用户提供检索服务。可以检索出西药化合物和中药方剂等多种药物专利。系统提供高级检索、方剂检索和结构式检索等多种检索模式。其中药物检索的高级检索界面如图 6-1-3 所示，相比普通高级检索，药物专题高级检索的字段更为丰富，具有很多与药物检索相关的特定字段，如分析方法、生物方法、制剂方法、化学方法、联合方法、新用途、物理方法、提取方法、治疗应用、相似疗效、治疗作用、相互作用、毒副作用、诊断作用，以及方剂味数、方剂组成等。

点击图 6-1-3 药物专题检索高级检索界面的方剂检索，则可以由高级检索界面切换到方剂检索界面如图 6-1-4 所示，可以对方剂的味数进行设定以及相应的包含种类进行输入来进行检索。

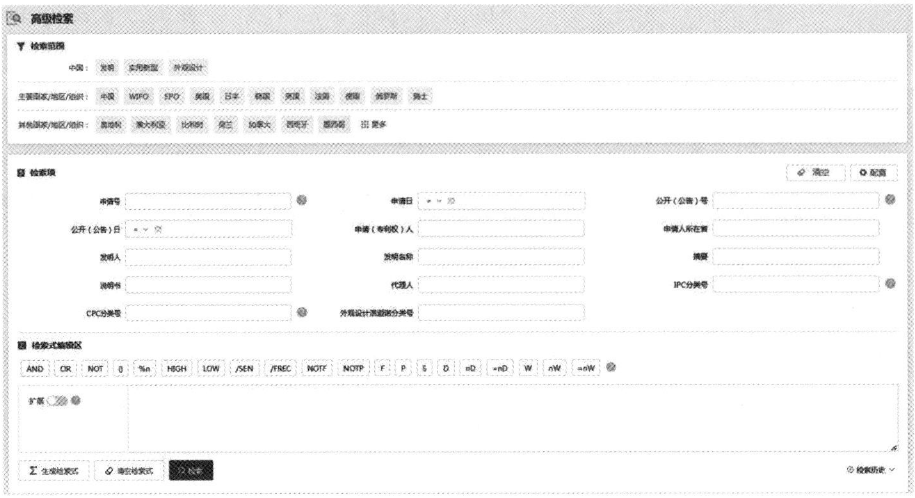

图6-1-2　专利检索及分析系统高级检索界面

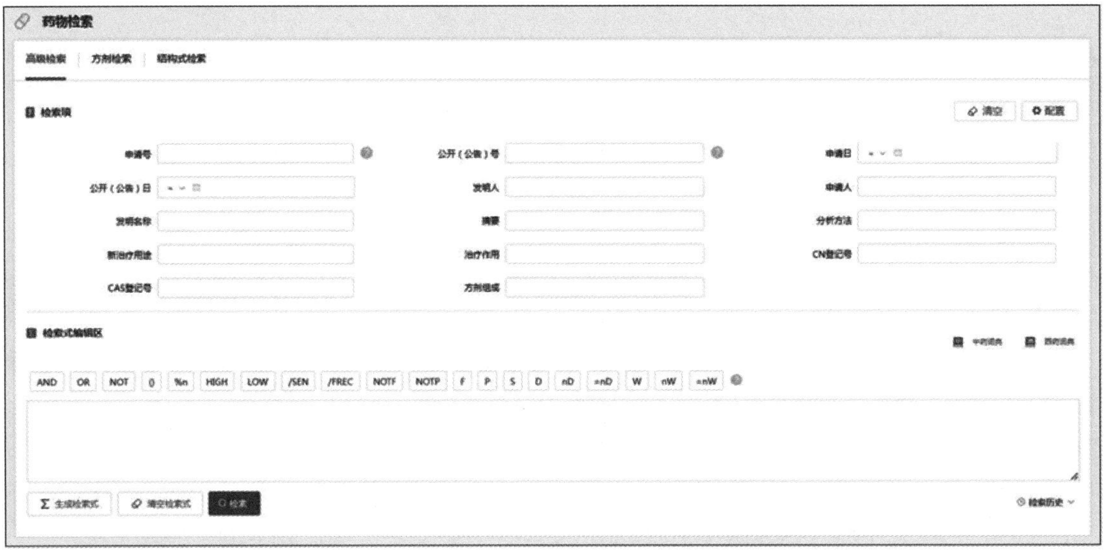

图6-1-3　专利检索及分析系统药物检索的高级检索界面

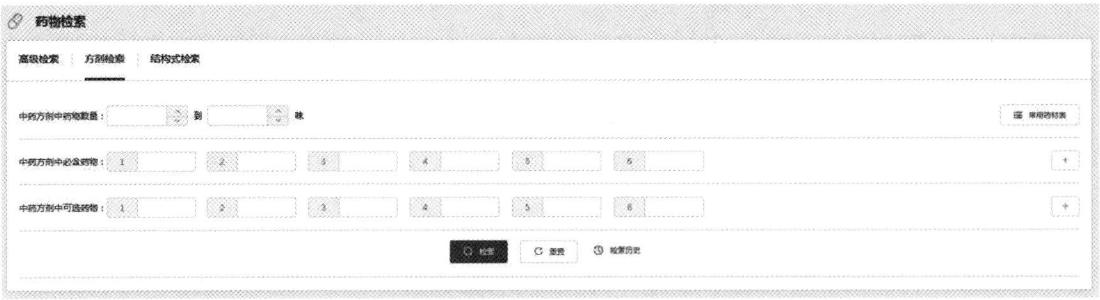

图6-1-4　专利检索及分析系统药物检索的方剂检索界面

（4）其他检索核心功能：

导航检索，实质就是分类号的查询与获取，分类号包括 IPC、CPC（联合专利分类）、国民经济分类三部分。对于常规检索、高级检索、导航检索、药物检索，在专利检索及分析系统的下方的帮助中心均有详细的操作样例和注意事项以及更多与检索相关的其他内容，可以根据需要从帮助中心获得更多信息。

3. 专利分析

包括主要从区域、技术领域、申请人、发明人等维度分析其趋势、分布、构成等，并以可视化图表的形式直观显示，如图 6 - 1 - 5 所示。每一个维度下还可进一步分析，如"区域分析"进一步还可进行区域构成分析、区域趋势分析、区域技术领域分析、区域申请人分析、区域发明人分析等。

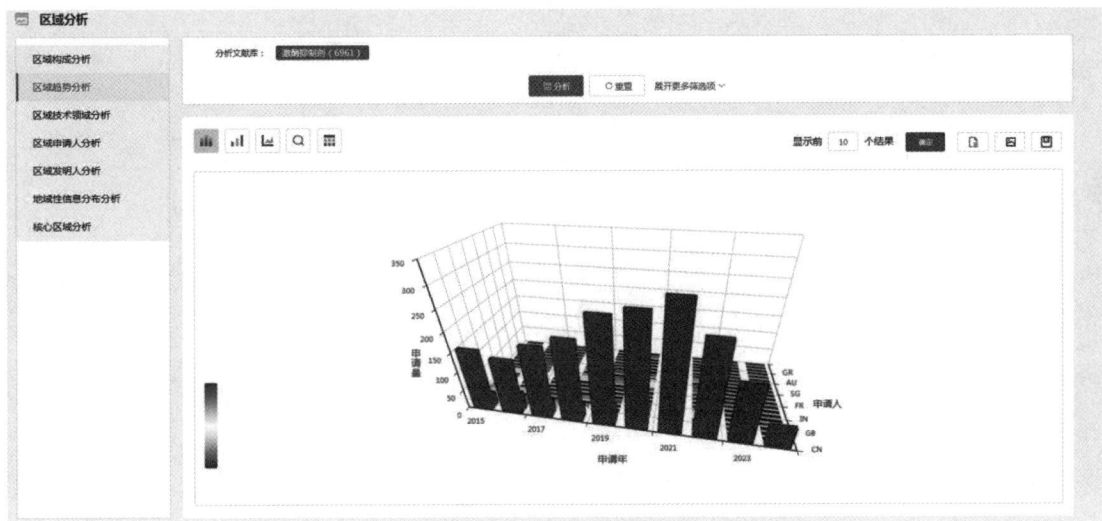

图 6 - 1 - 5　专利检索及分析系统药物检索的专利分析界面

4. 热门工具

包括同族查询、引证/被引证查询、法律状态查询、国别/地区/组织代码查询、关联词查询、双语词典、分类号关联查询、申请人别名查询八部分内容。其中引证/被引证查询有助于把握某一项技术的发展脉络，对现有技术有足够的认知；申请人别名查询，则有利于追踪检索的全面性。

（二）中国知识产权网专利信息服务平台

1. 系统简介

专利信息服务平台如图 6 - 1 - 6 所示，主要提供对中国专利和美国、日本、英国、德国、法国、加拿大、EPO（European Patent Office）、WIPO（World Intellectual Property Organization）、瑞士等 98 个国家和组织专利的检索。

2. 主要功能与使用方法

提供中外专利检索、浏览、下载、预警及管理等功能。

检索功能包括简单检索、高级检索、失效专利检索、热点专题、法律状态检索、运营信息检索等服务；包括中外专利混合检索、法律状态联合检索、即时统计筛选、高亮显示、语义检

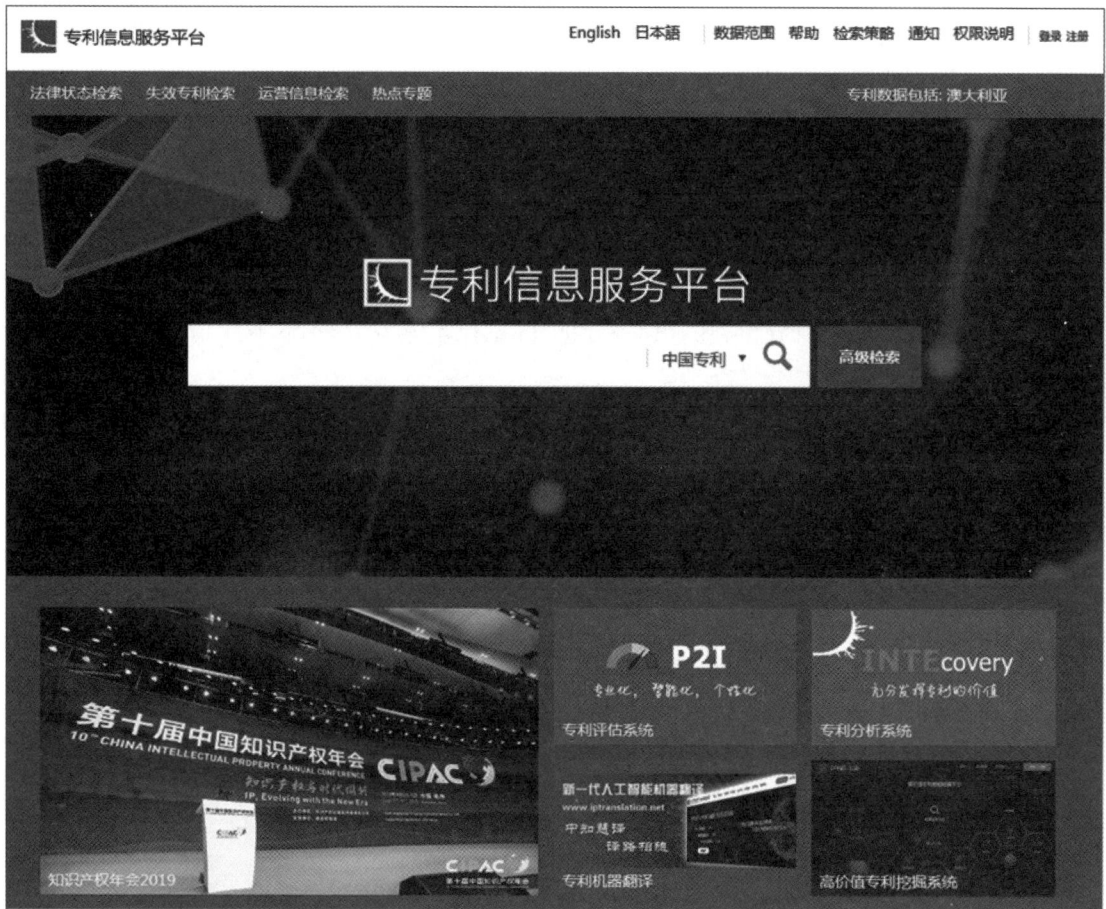

图 6-1-6　中国知识产权网专利信息服务平台检索首页

索、相似性检索、公司代码检索、IPC 分类导航检索、运营信息检索。

检索方式除了表格检索、逻辑检索外,还提供二次检索、过滤检索、同义词检索等辅助检索手段。

浏览功能包括中国专利概览、中国专利细览、国外专利概览和国外专利细览;还提供专利在线分析系统、专利评估系统、专利机器翻译、高价值专利挖掘系统等多个产品,为众多企业、科研机构、政府组织提供专利跟踪、专利分析、专利文献翻译、专利数据加工等专业咨询与服务。

3. 简单检索

提供的检索字段,包括关键词、申请(专利)号、公开(公告)号、申请(专利权)人、发明(设计)人、申请日、公开(公告)日、IPC 分类号等。可检索范围包括:全部中国专利,国外及港澳台专利。

4. 高级检索

包括三种检索功能:表格检索、逻辑检索和号单检索。如图 6-1-7 所示。

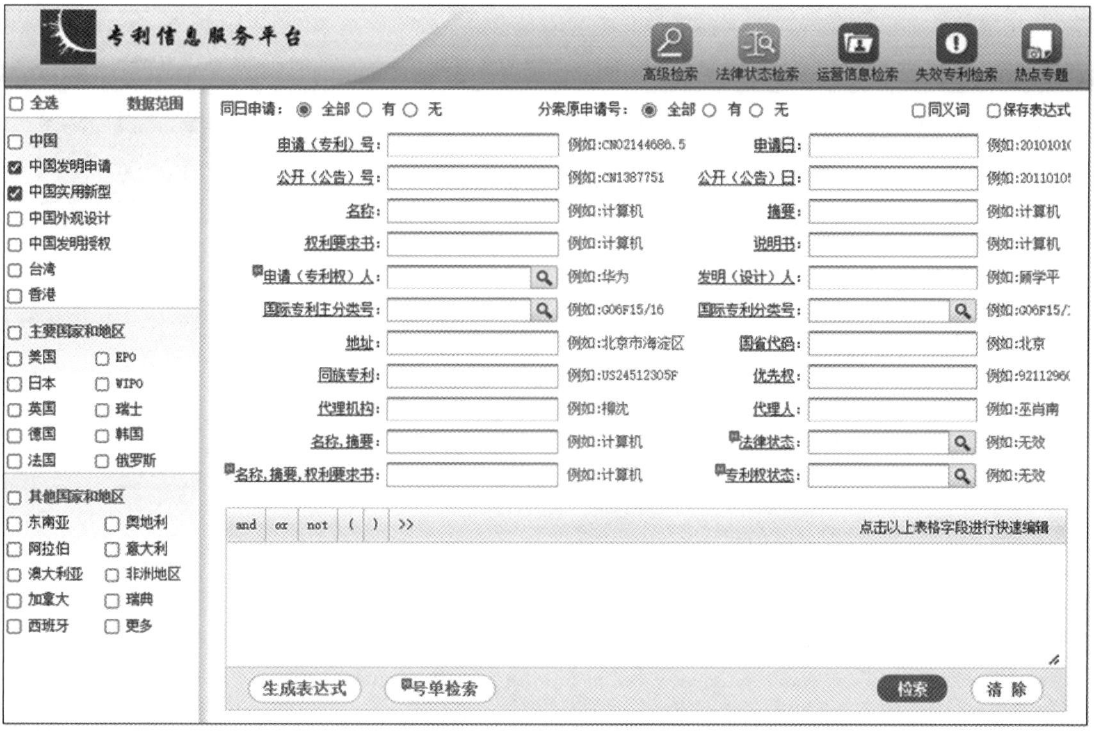

图 6-1-7 中国知识产权网检索高级检索

(1) 表格检索:检索字段主要包括:发明名称、摘要、权利要求、名称,申请号、公开号、法律状态、优先权号、主分类号、分类号、申请人、发明(设计)人、专利权人、申请(优先权)日、申请日、公开(公告)日等。

(2) 逻辑检索:可以输入一个复杂的表达式,用布尔逻辑算符组合连接各个检索选项,构建检索策略。点击表格检索中的检索字段可以辅助快速地编辑表达式(注意当使用逻辑检索框时,上面的表格检索框失效,此时所有检索结果以逻辑检索框里的输入为准)。

在表达式输入框的下方是历史表达式列表,它直接显示已保存过的检索表达式,用户可以对以前保存的历史表达式进行查看、删除、检索、导出、合并历史表达式等操作。

(3) 号单检索:批量输入申请号或者公开(公告)号进行检索的方式。批量的号单之间可以使用分号、逗号或者空格进行间隔,每次进行号单检索的上限为 2 000 个。

5. 检索结果显示

分为普通浏览模式和图文浏览模式,如图 6-1-8 所示,显示内容均为:名称、申请号、申请日、公开(公告)号、公开(公告)日、申请(专利权)人、IPC 分类号、优先权、摘要、摘要附图、专利类型、专利状态(有效、无效或者在审)。可对申请日、公开日分别进行升序降序排序。在概览检索结果页面中,可以进行下列操作。

(1) 重新检索:根据输入条件(关键词、名称、摘要等)执行一次全新的检索。

(2) 二次检索:可以进一步限定字段,缩小检索范围(即对第一次检索的结果进行筛选)。

(3) 过滤检索:可以进一步限定字段,缩小检索范围,点击后下次检索将在原检索结果的基础上再次排除本次过滤检索内容的结果。

(4) 即时统计和结果筛选:检索结果按照专利种类、申请人、发明人、分类号、公开年、专

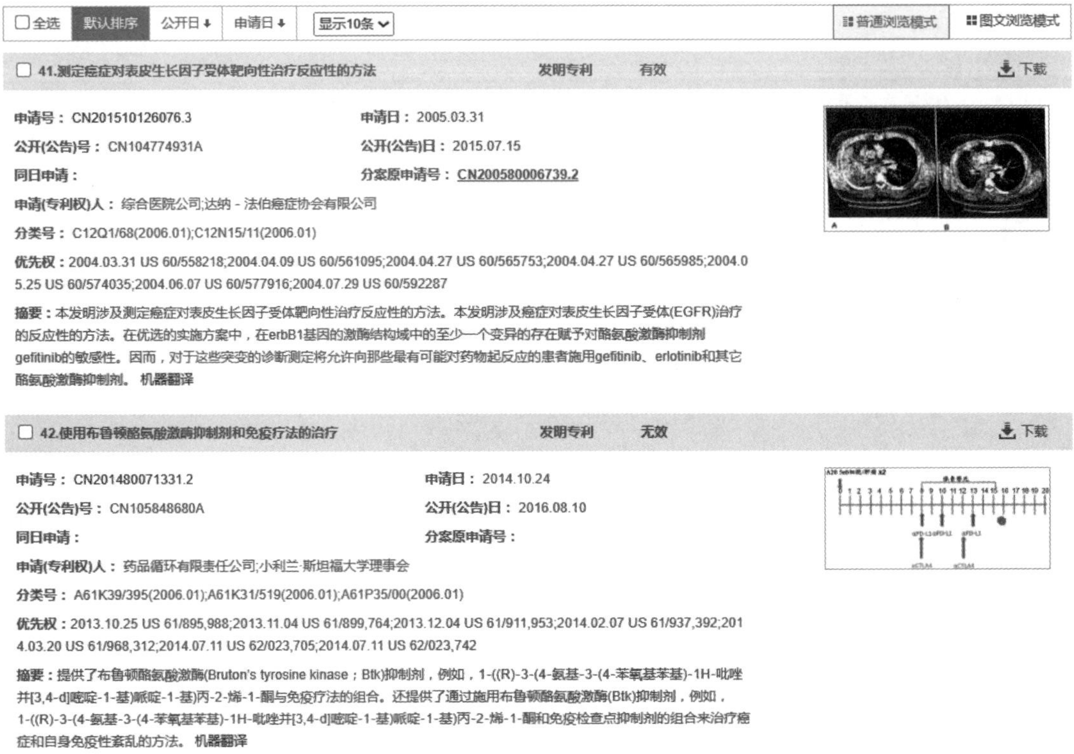

| □全选 | 默认排序 | 公开日 ↓ | 申请日 ↓ | 显示10条 ∨ | | ⊞普通浏览模式 | ⊞图文浏览模式 |

□ 41.测定癌症对表皮生长因子受体靶向性治疗反应性的方法　　　　发明专利　　有效　　　　　　　　± 下载

申请号：CN201510126076.3　　　　　　　申请日：2005.03.31
公开(公告)号：CN104774931A　　　　　　公开(公告)日：2015.07.15
同日申请　　　　　　　　　　　　　　　分案原申请号：CN200580006739.2
申请(专利权)人：综合医院公司;达纳 - 法伯癌症协会有限公司
分类号：C12Q1/68(2006.01);C12N15/11(2006.01)
优先权：2004.03.31 US 60/558218;2004.04.09 US 60/561095;2004.04.27 US 60/565753;2004.04.27 US 60/565985;2004.0
5.25 US 60/574035;2004.06.07 US 60/577916;2004.07.29 US 60/592287
摘要：本发明涉及测定癌症对表皮生长因子受体靶向性治疗反应性的方法。本发明涉及癌症对表皮生长因子受体(EGFR)治疗
的反应性的方法。在优选的实施方案中,在erbB1基因的激酶结构域中的至少一个变异的存在赋予对酪氨酸激酶抑制剂
gefitinib的敏感性。因而,对于这些突变的诊断测定将允许向那些最有可能对药物起反应的患者施用gefitinib、erlotinib和其它
酪氨酸激酶抑制剂。 机器翻译

□ 42.使用布鲁顿酪氨酸激酶抑制剂和免疫疗法的治疗　　　　　　发明专利　　无效　　　　　　　　± 下载

申请号：CN201480071331.2　　　　　　　申请日：2014.10.24
公开(公告)号：CN105848680A　　　　　　公开(公告)日：2016.08.10
同日申请　　　　　　　　　　　　　　　分案原申请号：
申请(专利权)人：药品循环有限责任公司;小利兰 斯坦福大学理事会
分类号：A61K39/395(2006.01);A61K31/519(2006.01);A61P35/00(2006.01)
优先权：2013.10.25 US 61/895,988;2013.11.04 US 61/899,764;2013.12.04 US 61/911,953;2014.02.07 US 61/937,392;201
4.03.20 US 61/968,312;2014.07.11 US 62/023,705;2014.07.11 US 62/023,742
摘要：提供了布鲁顿酪氨酸激酶(Bruton's tyrosine kinase；Btk)抑制剂,例如, 1-((R)-3-(4-氨基-3-(4-苯氧基苯基)-1H-吡唑
并[3,4-d]嘧啶-1-基)哌啶-1-基)丙-2-烯-1-酮与免疫疗法的组合。还提供了通过施用布鲁顿酪氨酸激酶(Btk)抑制剂,例如,
1-((R)-3-(4-氨基-3-(4-苯氧基苯基)-1H-吡唑并[3,4-d]嘧啶-1-基)哌啶-1-基)丙-2-烯-1-酮和免疫检查点抑制剂的组合来治疗癌
症和自身免疫性紊乱的方法。 机器翻译

图 6-1-8　中国知识产权网检索结果界面

利权状态进行即时统计。

（5）查看表达式：点击表达式链接，可以查看或复制此次表达式详细信息。

（6）定期预警：可保存当前检索的表达式，并在日后持续跟踪该表达式所对应的新专利。

6. 定期预警

通过设定检索条件，周期性地检索指定领域的文献信息，从而跟踪了解关注领域的技术发展动态。在完成一次检索后，可点击结果预览界面下方的【定期预警】按钮，系统弹出创建定期预警对话框，如图 6-1-9 所示，填写定期预警名称后确认即完成预警定制。可在"专利管理"模块对定制的预警进行管理。

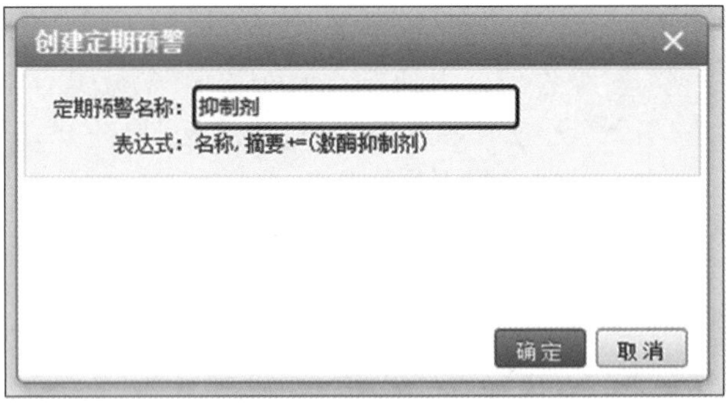

图 6-1-9　中国知识产权网检索创建定期预警界面

此外,中国知识产权网还开发了专利信息分析功能,对专利数据进行深度加工及挖掘,并分析整理出其所蕴含的统计信息或潜在知识,以直观易懂的图或表等形式展现出来。

(三)其他中文专利检索系统

除了上述两个专利检索系统外,中国专利信息中心的专利之星检索系统也是一个重要平台,该系统收录了中国自 1985 年以来的全部专利数据及全球 105 个国家、地区的 1 亿余件专利文献数据,是集专利文献检索、统计分析、机器翻译、专利专题库、定制预警等功能为一体的多功能综合性服务平台,用户通过免费注册即可进行基本检索;另外值得一提的是由国家知识产权局牵头建设、聚焦新能源和生物医药等战略性新兴产业的国家重点产业专利信息服务平台系统,该系统提供深度加工的高价值专利数据,涵盖 105 个国家、地区共计 1.5 亿多条专利数据以及中国法律状态数据信息,在功能上针对科技研发人员和管理人员提供集一般检索、高级检索、分类导航检索、IPC 分类导航检索、法律状态检索、数据统计分析、机器翻译等多种功能于一体的集成化专题数据库系统,有效服务于产业创新。

三、外文专利文献检索系统

在全球范围内,多个国家和地区建立了专利检索系统,提供本国及国际专利的查询服务。国外的专利检索系统,如美国专利商标局(USPTO)、欧洲专利局(EPO)的 Espacenet、日本特许厅(J-PlatPat)以及世界知识产权组织(WIPO)的 PATENTSCOPE 等,支持多语言、多维度的专利信息查询,有助于进行技术研发、知识产权分析和市场竞争研究。各国专利局官方或国际组织提供的检索系统大多免费提供检索以及下载。

(一)美国专利商标局专利检索系统

美国专利商标局网站是美国专利商标局建立的政府性官方网站,该网站向公众提供全方位的专利信息服务,其中除了提供专利数据库服务外,还提供如专利概述、专利申请、文献公布程序、US 专利分类体系等。美国专利商标局收录了 1790 年起的美国专利文献。2023 年 9 月正式推出了新的 Patent Public Search(PPUBS)系统,旨在为用户提供更便捷、统一的免费检索、查阅和下载美国专利申请公布文献和美国专利文献的检索体验。PPUBS 已成为美国专利商标局唯一的官方在线专利检索平台,该平台提供快速检索(Quick Search)、基本检索(Basic Search)和高级检索(Advanced Search)三种检索模式。

1. 快速检索

主要用于快速、简单地查找专利信息,适合需要快速获取专利信息的用户,方便了解相关技术领域的专利情况。快速检索模式下,界面类似于搜索引擎,操作简单。即便用户不太熟悉专利文献,过往没有专利数据库的检索体验,也可以快速上手操作。直接在检索输入框中输入技术关键词、公司名称、专利文献编号等任何与待检专利有关的信息,就可以得到初步的检索结果。专利号一般为 7 位数或者 8 位数;已公布的专利申请编号为 11 位,出版年份为前 4 位。例如,已知 10245122 号美国专利申请,用户不需要事先了解申请号检索字段代码(具体字段代码请见表 6-1-1),只要在输入框中直接输入"10245122"即可。如图 6-1-10 所示。

2. 基本检索

提供了两个检索框,检索范围包括授权专利和已公布的专利申请如图 6-1-11 所示,具体来说,系统会在三个数据库中检索查询框中输入的关键词。这三个数据库是:

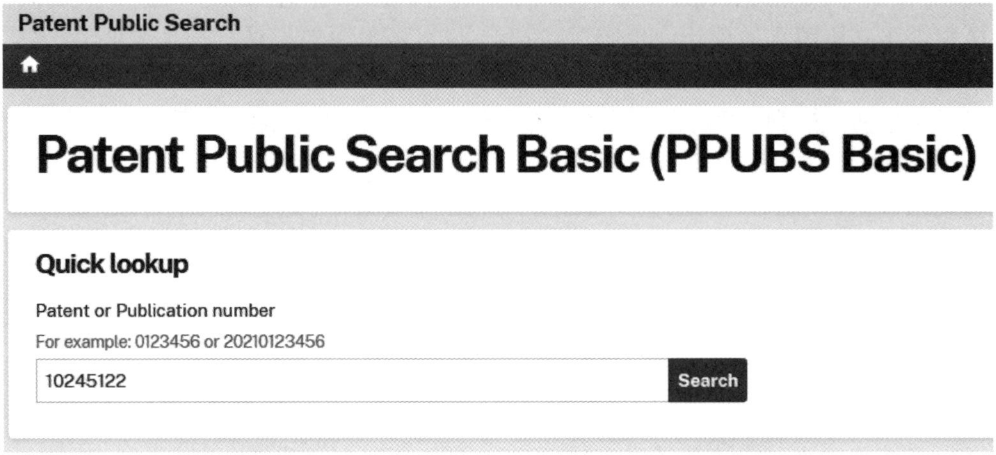

图 6‑1‑10　Patent Public Search 专利快速检索主界面

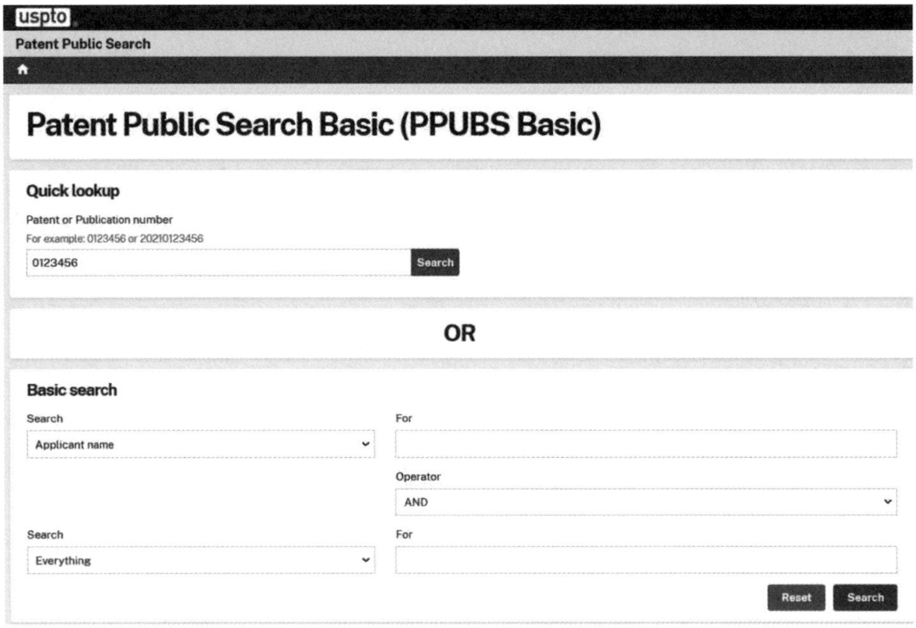

图 6‑1‑11　Patent Public Search 专利基本检索主界面

USPAT（授权美国专利数据库）：包含自 1971 年至今的大部分授权专利的完整文本。对于 1790—1971 年之间的早期专利，提供有限的信息，如专利号、日期和分类信息。

USOCR（扫描授权美国专利数据库）：包含 1836—2000 年之间的专利文件，这些文档通过光学字符识别（OCR）技术扫描处理，支持有限的字段特定文本搜索。还包括 1790 年至 1836 年的专利，但仅提供有限的检索信息，如专利号。

US‑PGPUB（美国专利申请公开数据库）：包含了自 2001 年 3 月以来公开的美国专利申请文件。数据库支持全文检索，涵盖申请的所有文本内容，便于用户查找尚未授权的专利申请。

在“任意字段(everything)”检索模式下,如果输入关键词,系统会在这三个数据库的任意字段中检索关键词,确保全面覆盖所有相关专利和公开的专利申。进行多关键词的组合检索时,可以在多个检索框中分别输入不同的关键词。例如在第一个查询框中输入“fusion”,在第二个查询框中输入“protein”。如果只在一个检索框中输入关键词,系统将只使用该关键词进行检索。如果结果文件必须同时包含关键词 1 和关键词 2,则选择“and”;如果结果文件包含关键词 1 和关键词 2 任何一个即可,则选择“or”;如果结果文件必须有关键词 1,而不是关键词 2,则选择“not”。选择“检索”以生成专利和已发布的专利申请的结果列表。

在基本检索中,检索字段可以为专利文献的特定字段或部分(权利要求部分、说明书部分)。通过这种方式,系统可以生成一个只包含该关键词或数字出现在特定字段中的文献结果列表,可以更精确地查找到包含所需信息的专利文献。比如系统提供了两个下拉菜单,可以选择不同的检索字段。可以在每个字段的下拉菜单中选择检索区域,比如标题、摘要、发明人等特定区域。这样设置的目的在于提高检索的精确性,让用户能够更高效地找到包含特定信息的专利文献。

在检索结果页面中,如图 6 - 1 - 12 所示,可以选择不同的方式来查看专利文档的内容。

Search results

Results for query **"protein"**　　Showing 1 to 50 of 1182988 records

Result #	Document/Patent number	Display	Title	Inventor name	Publication date	Pages
1	US-20240352120-A1	Preview PDF Text	COSTIMULATORY B7-H1 IN RENAL CELL CARCINOMA PATIENTS: INDICATOR OF TUMOR AGGRESSIVENESS AND POTENTIAL THERAPEUTIC TARGET	Chen; Lieping et al.	2024-10-24	21
2	US-20240352517-A1	Preview PDF Text	Compositions, Devices, Systems, and Methods for Using a Nanopore	Akeson; Mark A. et al.	2024-10-24	61
3	US-20240352447-A1	Preview PDF Text	High Fidelity Restriction Endonucleases	Zhu; Zhenyu et al.	2024-10-24	113
4	US-20240352625-A1	Preview PDF Text	LIBRARIES OF GENETIC PACKAGES COMPRISING NOVEL HC CDR3 DESIGNS	Ladner; Robert Charles	2024-10-24	180
5	US-20240350604-A1	Preview PDF Text	Combination Immunotherapy Compositions Against Cancer and Methods	Hodge; James et al.	2024-10-24	43
6	US-20240350584-A1	Preview PDF Text	Gene Therapy For Neurodegenerative Disorders	PASSINI; Marco A. et al.	2024-10-24	38
7	US-20240352377-A1	Preview PDF Text	METHODS FOR PRODUCING A HIGH PROTEIN CORN MEAL FROM A WHOLE STILLAGE BYPRODUCT AND SYSTEM THEREFORE	Lee; Chie Ying	2024-10-24	23
8	US-20240355604-A1	Preview PDF Text	DATA INDEPENDENT ACQUISITION OF PRODUCT ION SPECTRA AND REFERENCE SPECTRA LIBRARY MATCHING	Bonner; Ronald F. et al.	2024-10-24	16
9	US-20240350731-A1	Preview PDF Text	Medicament Delivery Device and Actuation Mechanism for a Drug Delivery Device	Riedel; Stephan	2024-10-24	8
10	US-20240350732-A1	Preview PDF Text	Medicament Delivery Device and Actuation Mechanism for a Drug Delivery Device	Riedel; Stephan	2024-10-24	8
11	US-20240350490-A1	Preview PDF Text	ANTAGONIST OF THE FIBROBLAST GROWTH FACTOR RECEPTOR 3 (FGFR3) FOR USE IN THE TREATMENT OR THE PREVENTION OF SKELETAL DISORDERS LINKED WITH ABNORMAL ACTIVATION OF FGFR3	LEGEAI-MALLET; Laurence et al.	2024-10-24	26
12	US-20240350740-A1	Preview PDF Text	SYRINGE	BRYANT; Andrew et al.	2024-10-24	8
13	US-20240352413-A1	Preview PDF Text	ISOLATED HUMAN LUNG PROGENITOR CELLS AND USES THEREOF	RAJAGOPAL; Jayaraj et al.	2024-10-24	52
14	US-20240350369-A1	Preview PDF Text	METHODS, COMPOSITIONS, AND DEVICES FOR SUPPLYING DIETARY FATTY ACID NEEDS	MARGOLIN; Alexey L. et al.	2024-10-24	68

图 6 - 1 - 12　Patent Public Search 专利基本检索结果界面

Preview(预览):可以选择仅查看文档的首页,通常包括标题、申请人、发明人、摘要等关键信息。

PDF:可以下载并查看专利文档的完整 PDF 文件,以便获得文档的全部内容,包括详细的说明书和附图。

Text(HTML 全文):可以选择以 HTML 文本格式查看完整的专利文档,便于快速浏览和复制文本内容。

此外,检索结果列表可以通过浏览器的网页打印功能进行打印,便于保存或离线查看。

3. 高级检索

分为快速检索和增强检索两种方式,其中快速检索(Quick Search)格式有三个可自定义的面板,预先激活了最常用的工具功能,如检索、检索历史、帮助、检索结果和文档查看器,关键字以单一颜色突出显示,如图 6 - 1 - 12 所示。增强检索(Enhanced Search)包含四个可自定义面板,并激活了所有工具功能,包括三种常用于深入检索的附加工具,已标记文档 (Tagged Documents)、笔记查看器(Notes Viewer)和命中词(Hit Terms),检索结果中的关键词会以不同颜色高亮显示,以便区分多个关键词,如图6-1-13所示。

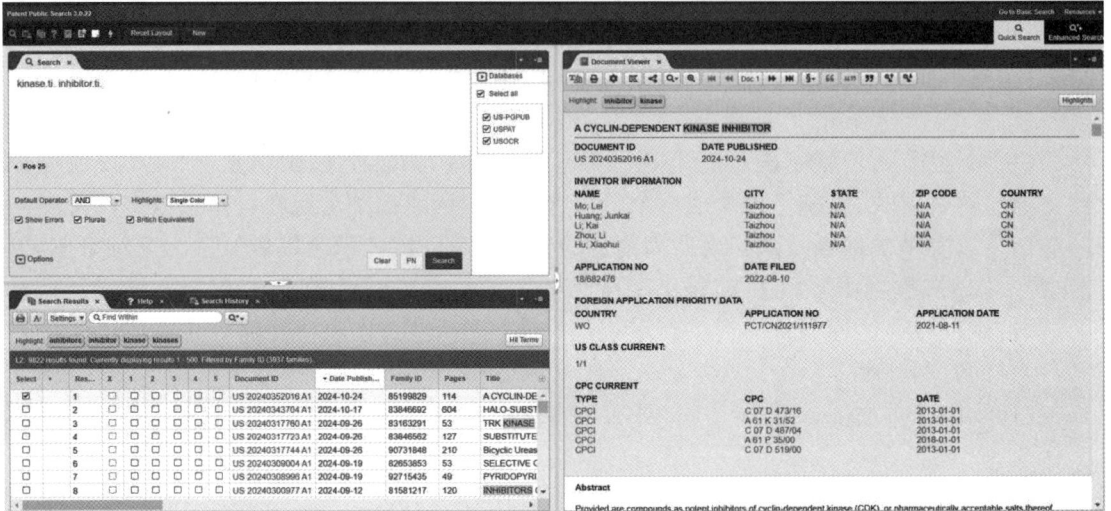

图6-1-13 Patent Public Search 高级检索中的快速检索界面

(1) 快速检索:

可以在检索面板的文本框中输入查询词,例如"kinase""inhibitor",选择布尔逻辑算符 and,然后点击"Search"按钮,系统会在整个文档中检索该词,并在检索结果面板中显示结果列表。如果检索语句中没有指定任何字段标签(如"ti"),系统会默认在文档的所有字段中查找该关键词。也可以通过在关键词后加上特定的字段代码(如"ti"代表标题)来限定搜索范围。例如,输入"kinase. ti.""inhibitor. ti. "会让系统只在文档标题中查找包含"kinase"和"inhibitor"的文献。字段代码可以使用"."(点)或"[]"(方括号)包裹,例如"kinase. ti. "或"kinase[ti]",表示只在标题字段中进行检索,其他字段代码请看表6-1-1。这样可以让检索更聚焦,帮助用户生成一个仅包含关键词出现在特定字段(例如标题)中的结果列表。

表6-1-1 Patent Public Search 字段代码索引

后缀代码	描述	示例
AB	检索摘要文本	amethyst. ab.
AD	检索申请日期	20120616. ad.
APP	检索申请号	10/501576. app. 或 10/501576. app
AS	检索受让人名称	Microsoft. as.
ATT	检索律师名称	(john NEAR3 smith). att.
ATTY	检索律师/代理人/事务所名称	(cantor NEAR3 colburn). atty.
AY 或 FY	检索申请年份	2006. ay.
BSUM	检索简要摘要部分	medicinal. bsum.

（续表）

后缀代码	描述	示例
CCLS	检索美国专利分类及子分类	138/26. ccls.
CLAS	检索美国专利分类文本	435. clas.
CLM 或 CLMS	检索权利要求部分	tube. clm 或 tube. clms
CPC	检索所有合作专利分类	F16L11/00. cpc.
DID	检索特定的文档 ID（使用连字符）	US‐11449323‐B2. did. 或 US‐20220297635‐A1. did.
FD	检索申请日期	20110811. fd.
IN 或 INV	检索发明人名称	(Smith NEAR2 John). in.
IPC	检索所有国际专利分类	G06F17/00. ipc.
PD	检索公开日期	20150217. pd.
PN	检索特定的公开编号	7557042. pn.
SPEC	检索说明书部分	collar. spec.
TI	检索标题	concrete. ti.
UPRN	检索引用的专利编号	8055207. uprn
XA	检索助理审查员姓名	smith. xa.
XP	检索主审查员姓名	hook. xp.

用户可以根据检索逻辑关系自行创建检索表达式，来进行更加精准地检索。可以使用布尔逻辑运算符、位置算符和截词符等来扩大和缩小检索范围，从而满足多种检索需求。例如：检索在 2020—2022 年间公布的辉瑞公司的专利文献。可以在检索框中直接输入检索式：

(Pfizer ADJ inc). as. AND (2020 or 2021 or 2022). py.

其中，as 字段含义为发明人姓名或名称，py 字段含义是文献公布的年代。逻辑运算符 AND 表示逻辑"与"的关系。位置算符可用于表示词与词之间的相互关系和前后次序，通过对检索词之间位置关系的限定，排除噪音文献，提高查准率。系统中可使用的位置算符有 ADJ、NEAR、WITH、SAME。例如 ADJ，表示其两侧的检索词必须紧密相连，词序不可颠倒；NEAR，表示其两侧的检索词必须紧密相连，词序可颠倒；WITH，表示其两侧的检索词必须出现在文献的同一句中；SAME，表示其两侧的检索词必须出现在文献的同一段中。

在检索中，在检索词的合适位置使用截词符进行截断，既可节省输入的字符数目，又可预防漏检、达到较高的查全率。主要应用场景有：词的单复数，动词的词尾变化，英美拼写不同，单复数拼写不同。系统中可使用的截词符有：?，可代替 1 个字符，可放在词首、词中或词尾；$［♯］，可代替指定个数的字符；* 或 $，可代替任意个字符。

（2）检索结果的浏览与处理：

检索结果显示界面的布局为一屏多视图，更方便文献的快速浏览和查阅。检索历史、检索框、命中记录列表框和文献浏览框等部分同时在一个页面中展示，如图 6-1-14 所示。命中结果以列表形式展示，每个专利族作为一条记录给出，并提供基本信息，如文献号、发明名称、专利分类号、发明人、申请人、公布日等。

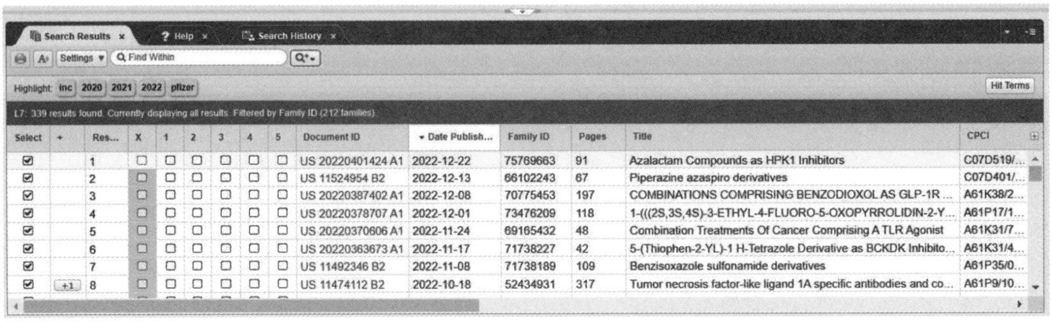

图 6-1-14 Patent Public Search 高级检索的检索结果界面

用户可在命中记录列表框中快速筛选文献。当需要详细浏览某一条文献时,点击检索结果记录中对应的文献号,右侧文献浏览框中就会展示该专利文献的全部内容,包括说明书、权利要求、摘要和附图;可以选择 HTML 文本或图像的形式查看文档内容;支持在文档中高亮显示检索关键词,关键字以单一颜色突出显示;提供快速导航工具,用户可以在文档的不同部分之间快速跳转,例如从说明书跳转到权利要求部分。

申请人在提交专利申请文件时,会在说明书背景技术部分引用在先的现有技术,用以说明现有技术中的缺陷和不足。审查员在检索报告中也会引用现有技术,来评价待审申请的新颖性和创造性。例如,某专利申请 B,申请人在说明书中引用了文献 a1,审查员在检索报告中引用了文献 a2。而专利申请 B 又被在后的专利申请 C 所引用。那么在 PPUBS 中检索专利申请 B 的相关引文信息,"Backward citation search"检索会给出引用文献 a1 和文献 a2,"Forward citation search"会给出施引文献 C。专利文献之间的引文关系,可以帮助用户了解技术的发展。

美国专利申请过程中,申请人可以基于临时申请提交正式申请,也可能基于多种原因在母案基础上提交继续申请,或依照专利局的要求提出分案申请。这些专利申请相互关联,公布文献互为美国国内专利同族。结果显示列表中,如果"+"栏目下,显示了"+"和数字,则表示有美国国内专利同族。如图 6-1-15 所示。

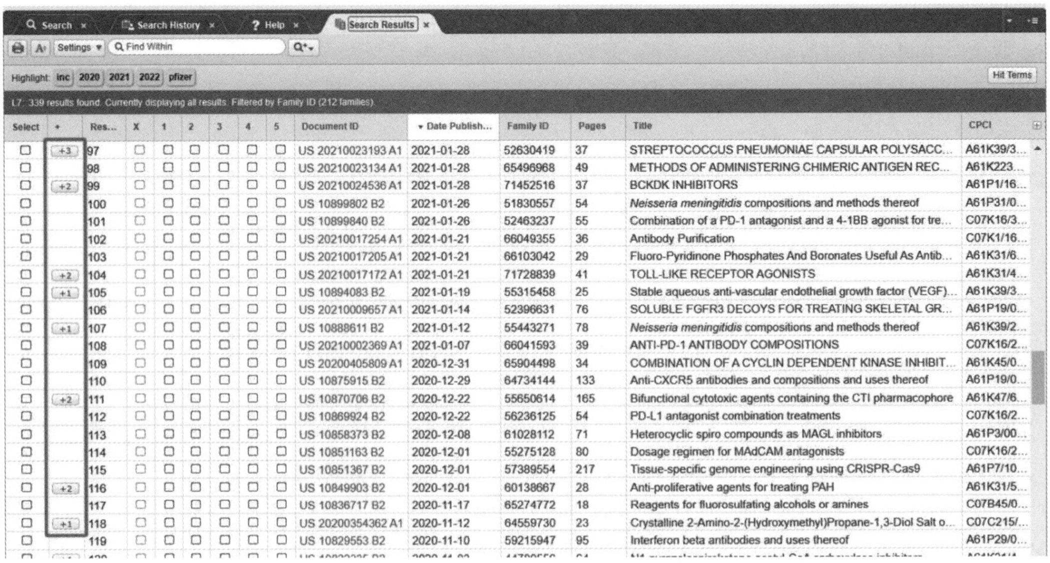

图 6-1-15 Patent Public Search 检索结果中的美国专利族

（3）增强检索：

为用户提供多种实用工具，帮助更高效地管理和分析检索结果，主要包括标引文档（Tagged Documents）、注释查看器（Notes Viewer）和突出显示（Hit Terms）等功能。

标引文档：允许用户将检索结果中的特定文档进行标记，以便后续查找、整理和分析。用户可以对有兴趣或需要进一步研究的文档添加标签，形成一个独立的"已标记文档"列表，方便快速访问。

注释查看器：允许用户在特定文档上添加和查看个人注释。用户可以在专利文档中添加笔记，以记录分析结果、想法、关键技术细节等。适用于需要深入阅读和解读的专利文档。

突出显示：在检索结果的专利文档中高亮显示用户查询关键词，系统会为每个关键词分配不同的颜色，使用户能够一目了然地看到关键词在文档中的分布位置。有助于快速定位关键词在文档中的具体位置。

（二）欧洲专利局专利检索系统

Espacenet 是欧洲专利局 EPO 开发的免费专利信息检索数据库，收录了全球 100 多个国家的超 1 亿件专利文献，其拥有全球覆盖范围和搜索功能，免费提供从 1782 年至今的发明和技术发展的相关信息。自 1998 年 10 月发布以来，EPO 根据用户需求的发展持续改进和完善 Espacenet。2019 年 11 月，EPO 上线了新版 Espacenet，在界面显示、检索功能、结果浏览等方面有较大变化，并新增 Filters（筛选）等功能，提高了用户检索和获取专利信息的便利性。Espacenet 数据库提供的主要功能包括专利信息的检索、浏览、筛选分析等。

Espacenet 提供英语、德语和法语三种检索界面。同时，EPO 为其成员国提供了支持各自官方语言的访问界面。系统语言和不同国家/地区访问入口可点击其首页右上角"Office/Language"进行切换（系统界面如图 6 - 1 - 16 所示），截至 2024 年 10 月，Espacenet 共收录全球 100 多个国家的 1.5 亿多专利文献的书目数据和 1.2 亿多件专利文献全文献的全文。

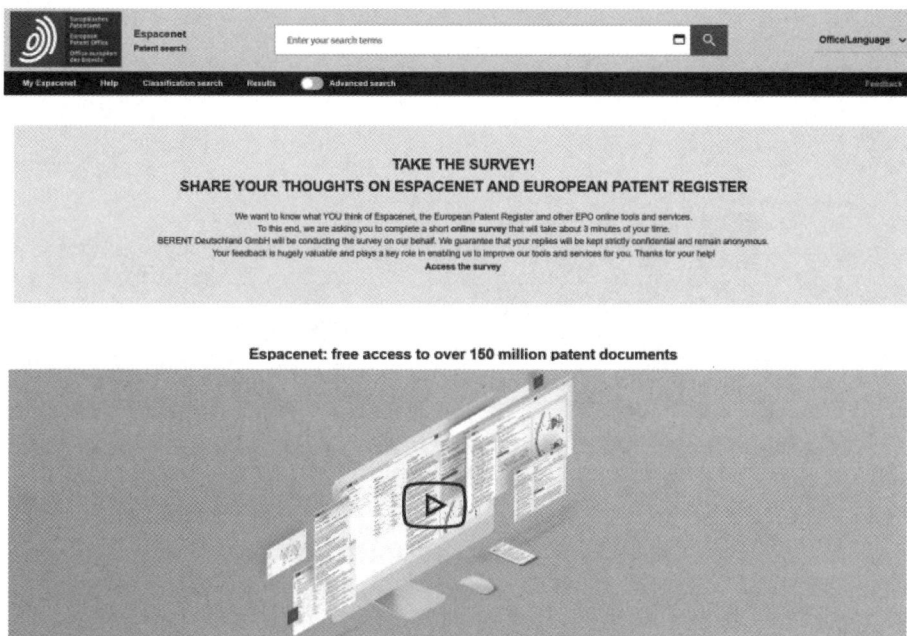

图 6 - 1 - 16　Espacenet 检索界面

Espacenet 的检索功能包括两部分,分别为智能检索/高级检索和分类检索。检索式可最多包括 500 个检索词,并受到浏览器或电子邮件提供商支持的最大 URL 长度限制。

1. 智能检索

系统默认为智能检索模式。可在界面上方的检索框中直接输入检索词,自动为其匹配默认的检索字段。智能检索也分为三种检索方式:

(1) 基本模式(Basic mode),即直接输入检索条件,如关键词、分类号、国别代码、专利文献号、发明人或公司的名称、专利申请的日期或年代等。

(2) 专家模式(Expert mode):输入包含字段代码和布尔逻辑算符/邻近位置算符的检索式。例如,想查找发明名称、摘要中出现单词"neuron"(神经元)和"inhibitors"(抑制剂),两个词无顺序限制且间隔不到 3 个单词的美国申请专利,可输入"ta=(neuron prox/distance<3 inhibitors) AND pn=USA"。

(3) 智能检索编辑器(Smart search editor):支持对较长检索式的可视化和编辑。点击界面上方的检索框旁的小方块图标即可使用编辑器,进行编辑和检索。

Espacenet 支持的字段、运算符、截词符如图 6 - 1 - 17 所示。

Espacenet 支持 nftxt(所有文本字段或人名)、ctxt(发明名称、摘要或权利要求)、ti(发明名称)、in(发明人)、pa(申请人)、pd(公告日)等 20 余个字段,其中 nftxt 和 ctxt 是新增的字段。支持的运算符包括布尔逻辑运算符、比较算符、位置算符、下位算符等。截词符包括"*""?""♯",其中"*"代表的是任意长度的一串字符,"?"代表的是 0~1 个字符,"♯"表示精确的一个字符。

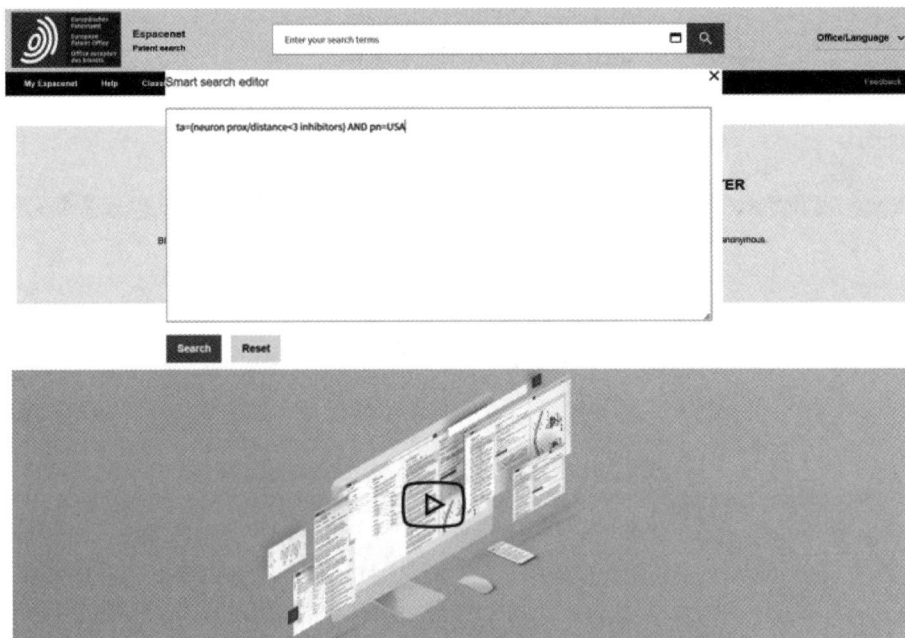

图 6 - 1 - 17　Espacenet 智能检索编辑器

2. 高级检索

在导航栏点击"Advanced search"左边的按钮可进入高级检索模式,如图 6 - 1 - 18 所示。高级检索通过树状图的形式,支持不同字段和运算符之间的复杂组合,可实现检索式的个性化构建。用户可以通过点击"+Field"添加预设字段点击字段、布尔逻辑运算符、比较算符右侧的下拉箭头进行选择相应字段和运算符。不同字段默认用布尔逻辑运算符"AND"连接。高级检索支持的字段分为 7 类,即 All(所有字段)、Text fields(文本字段)、Names(人名)、Dates(日期)、Numbers(号码)、Classifications(分类号)和 Other(其他)。支持英语、法语和德语等三种检索语言的选择,可点击"Query language"选择相应的检索语言。

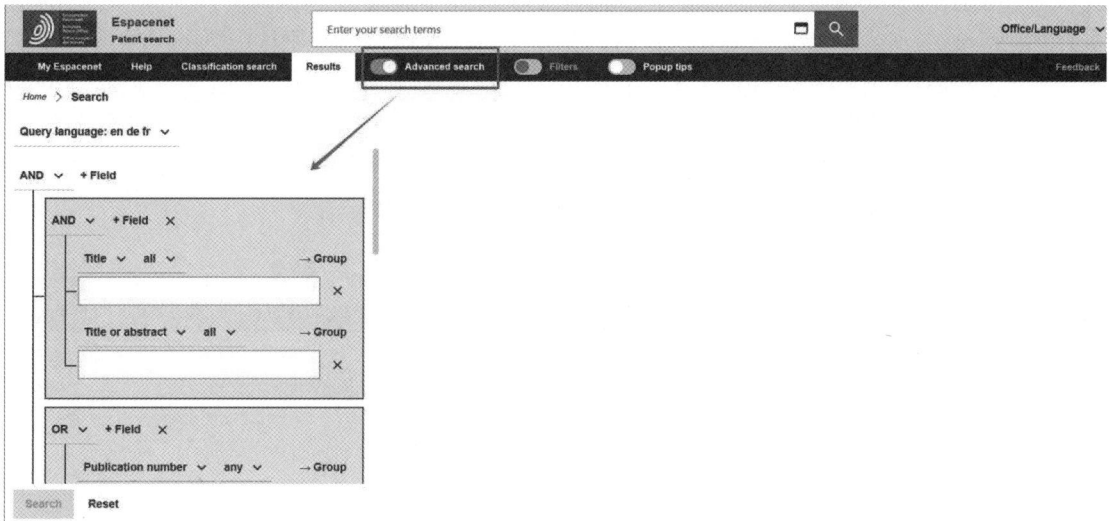

图 6 - 1 - 18　Espacenet 高级检索界面

3. 分类检索

在导航栏点击"Classification search"即可进入分类检索模式(如图 6 - 1 - 19)。分类检索提供对 CPC(联合专利分类)的浏览和检索。点击类名,系统会显示进一步细分类。在检索框中输入主题词或分类号,可以查找主题词和分类号之间的对照或分类号的详细类名。

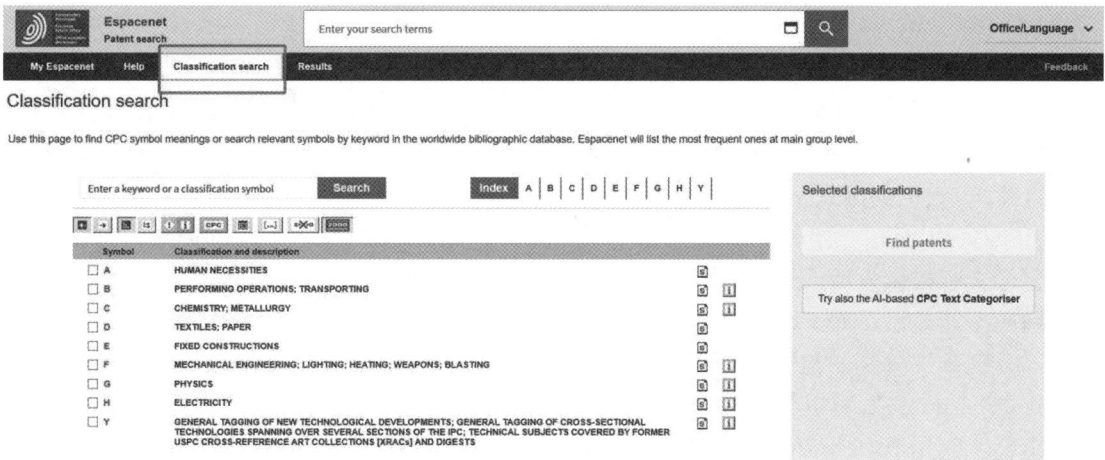

图 6 - 1 - 19　Espacenet 分类检索界面

4. 检索结果浏览功能

支持检索结果列表和文献详情在同一页面中并排显示,方便用户浏览检索结果,如图 6-1-20 所示。能显示精准的检索结果数量,且检索结果列表中可显示的结果最大量增长到 2 000 条。在检索结果页面提供"List view"(列表显示)、"List content"(列表内容)、"Sort by"(排序依据)三个选项,帮助用户根据习惯查看检索结果列表。在检索结果中选择任一篇专利文献后,可在页面的右边查看该文献具体的内容。在显示专利具体内容窗口,默认显示选中专利文献的"Bibliographic data"(著录项目数据)。点击"Bibliographic data"右侧的箭头,可在"Bibliographic data"(著录项目数据)、"Description"(说明书)、"Claims"(权利要求)、"Drawings"(附图)、"Original document"(原文文献)、"Citations"(引文文献)、"Legal events"(法律状态)、"Patent family"(专利族)等不同内容之间切换查看。如该专利文献有同族专利,可通过"Available in"查看不同语种的同族专利文献。Espacenet 提供专利文献的翻译功能。点击"Patent Translate"可将专利的摘要翻译为除英语外的 30 余种语言。

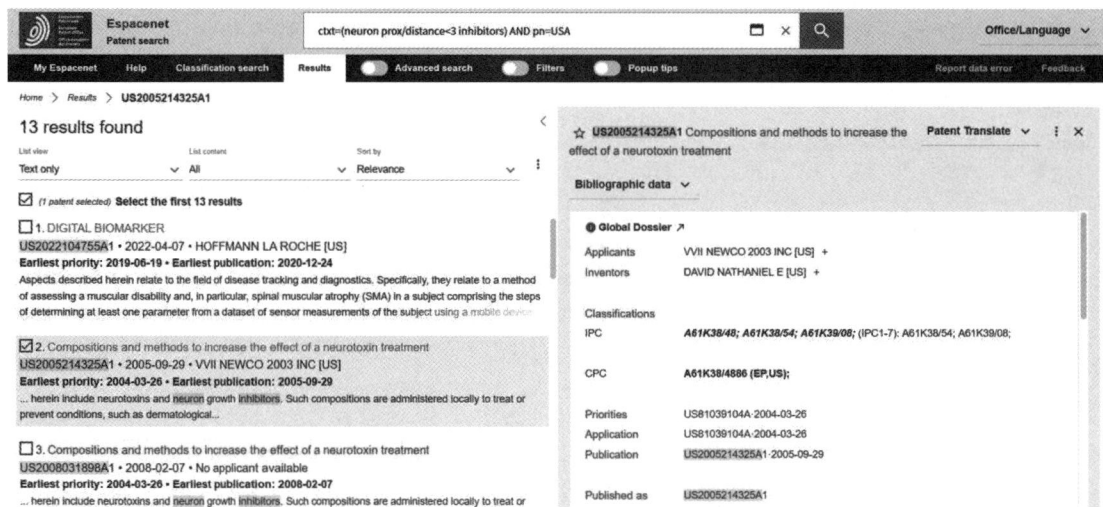

图 6-1-20　Espacenet 检索结果界面

5. 筛选统计功能

"Filters"(筛选)可帮助用户对检索结果进行统计分析和筛选优化。在检索结果页面,点击"Filters"左侧的按钮则进入此功能,如图 6-1-21 所示。可按专利族或按单个公告文献进行筛选,提供的筛选条件包括国别、语种、公告日。此外,按专利族的筛选提供最早优先权日、IPC 大组、IPC 小组、CPC 大组、CPC 小组、CPC 分类局、申请人、发明人等筛选类别;按单个公告文献提供发明人国家、申请人国家等筛选类别。除日期相关的筛选类别外,其他筛选类别最多能显示 100~150 个筛选项目。点击每个筛选类别的最右侧的下拉箭头,可以查看按该类别条件分组的检索结果,勾选复选框,用户可选择保留或剔除符合该筛选条件的专利。点击"+query",可以将选择的筛选条件添加到检索框中,与现有检索式用"and"运算符进行组合。利用 Filters 功能还能实现检索结果的可视化,如图 6-1-22 所示。点击 Filters 页面右上角的图表图标,可以条形图和折线图的形式查看不同筛选条件下的检索结果。点击各筛选条件右上角的图表图标也可以查看统计图。

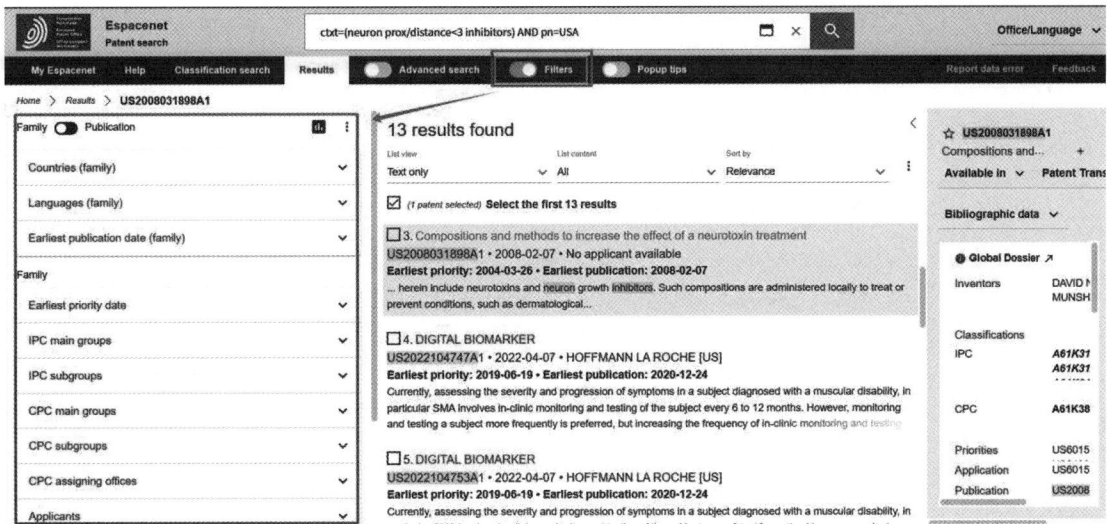

图 6-1-21　Espacenet 筛选统计功能界面

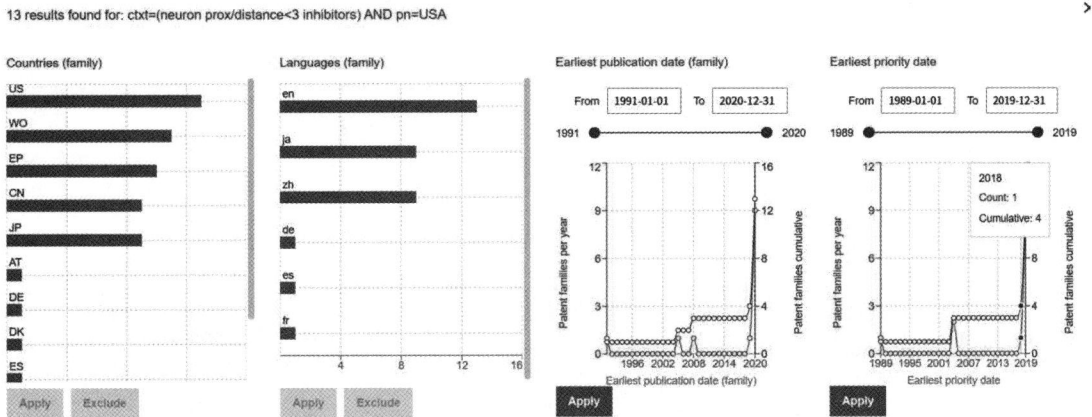

图 6-1-22　Espacenet 筛选统计功能可视化界面

（三）世界知识产权局专利检索系统

世界知识产权局（WIPO）的专利检索系统为 PATENTSCOPE（图 6-1-23），该数据库提供数百万专利文献和非专利文献，具体包括：通过专利合作条约（Patent Cooperation Treaty，PCT）提交的国际专利申请。通过 WIPO 系统共享，覆盖全球范围内的技术创新；来自众多参与国家和组织的区域和国家专利数据集合，这些文献记录了不同国家和地区专利局发布的专利内容，使用户能够在一个平台上检索到全球范围内的专利信息；非专利文献（NPL），主要来自 IEEE、Nature、维基百科的开放获取内容和 MDPI 期刊中的文献。该数据库支持简单检索、高级检索、字段组合检索、跨语种扩展、化合物检索。其中，化合物检索需注册后才能使用。化合物检索界面中不仅提供了化合物名称检索，还可以实现化学结构式检索。用户可以使用编辑器来绘制化学结构式，也可直接上传描述化合结构的文件或化学结构式图形,实现精确结构检索和子结构检索。

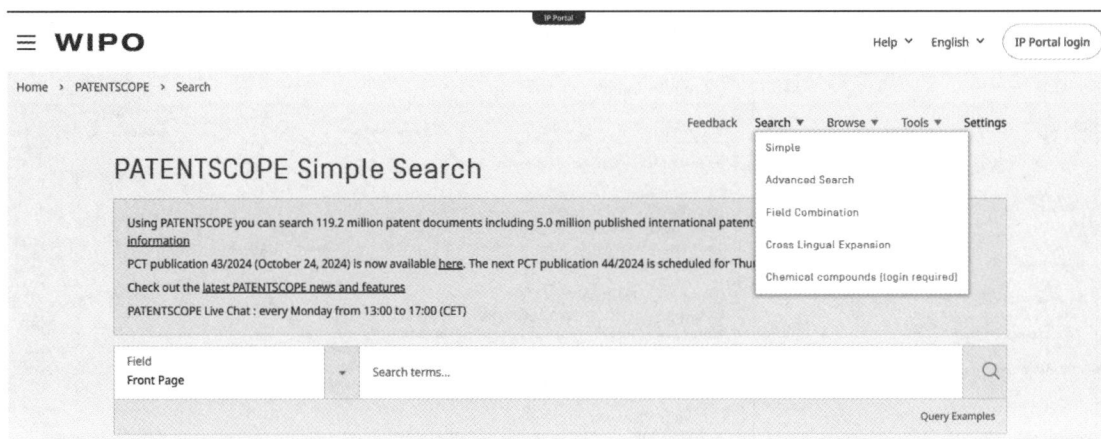

图 6-1-23　PATENTSCOPE 检索界面

(四) PubChem 化合物专利检索系统

由美国国立医学图书馆提供的化合物专利检索,PubChem 的专利数据涵盖全球多个专利机构的化学信息资源,包括来自 USPTO、EPO 和 JPO 等机构的专利序列和化学结构数据(图 6-1-24)。专利信息的整合主要通过多个渠道,包括 SureChMBL、Google Patents 和 WIPO 等来源,这些专利数据被 PubChem 用于标识和关联化合物、序列信息以及相关的生物活性数据。检索功能主要包括:

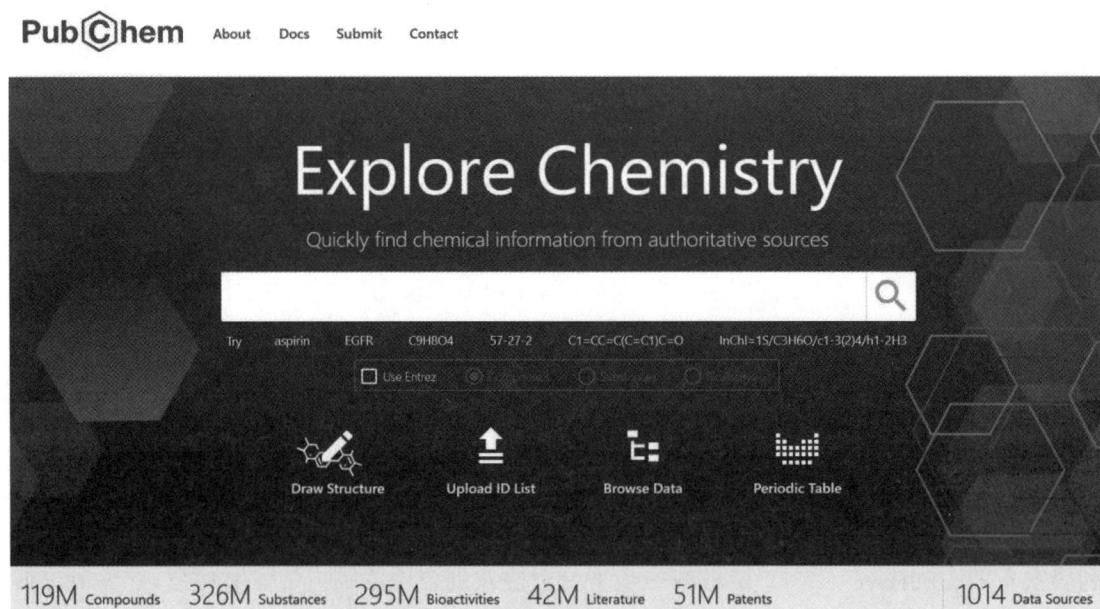

图 6-1-24　PubChem 专利检索页面

化学结构检索:支持化合物的精确结构、子结构和马库什(Markush)结构的检索功能,

使用户能够找到相关专利和化合物信息;

化合物和序列检索:用户可以通过结构相似性或特定化学标识符(如 CAS 号、SMILES)来检索与专利相关的化合物记录。此外,PubChem 与 NCBI 的基因组数据紧密集成,允许用户在 Nucleotide 或 Protein 数据库中检索与特定专利相关的序列记录。

专利文献链接和一键访问:PubChem 的专利数据与 Google Patents 和 WIPO PATENTSCOPE 都有集成,Google Patents 为 PubChem 提供了大量的化合物专利记录,使其能够展示包含专利文献的化学数据。此外,WIPO 通过 PATENTSCOPE 为 PubChem 用户提供化学结构的全球专利信息,并支持在 PubChem 页面直接进入 PATENTSCOPE 执行特定化合物的专利查询。

PubChem 已经将专利检索和文献检索集成在一个窗口里,用户可以在同一平台中同时访问与化合物相关的专利数据(通常来自 Google Patents 或 WIPO PATENTSCOPE)和学术文献信息(如学术研究论文和科学数据库)。

(五) 其他专利检索系统

1. 日本工业产权数字图书馆专利数据库

该库也称为 J-PlatPat(Japan Platform for Patent Information),是由日本特许厅(JPO)提供的官方专利检索平台,涵盖了日本的专利、实用新型、外观设计和商标的相关数据。数据库提供两部分数据:1922—1970 年间的专利数据多为简略信息,可能缺少详细的全文或图示,但基本的著录项目信息和法律状态仍可查询;从 1971 年开始的数据更加完整,提供了详细的专利说明书、图示、法律状态等信息。有日文和英文两种界面。在多种查询方式中,日本专利摘要查询(PKI)比较方便,可以通过关键词、发明日期、国际专利分类(IPC)以及专利号查询相关专利。可以下载和打印专利文件的图像文件(bmp 格式),年代较近的专利说明书还有对应的英文文本。

2. 加拿大知识产权局专利数据库(CPD)

该库包括 1920 年以来的加拿大专利文献,包括专利的著录项目数据、专利的文本信息、专利的扫描图像。1978 年 8 月 15 日以后的专利可提供 PDF 文本形式。提供基本查询(Basic)、专利号检索(Number)、布尔查询(Boolean)和高级查询(Advanced)四种形式。该数据库输出结果采用网页的形式,主页面内容为专利名称、摘要、发明者、申请和授权时间、优先权等基本信息,可以通过链接选择显示或下载专利申请书的各项内容,使用非常简便,另外该数据库还可以查询到该专利授权的当前状态。欧洲专利组织(EPO)的世界专利库中的加拿大专利数据仅涵盖加拿大 1970 年以后的专利文献,如果需要系统地查询加拿大更早或更全面的专利信息,首选 CPD 专利数据库。

第二节　学位论文检索

一、学位论文概述

学位论文是学生为获得学位向高等院校或其他学术研究机构提交的学术研究论文,包括学士论文、硕士论文、博士论文等。硕士及以上学位论文内容相对专深,有一定学术参考价值。

学位论文具有科研论文的科学性、学术性、新颖性,绝大多数不公开发表或出版等特性。其中博硕士论文的特点为:①选题新颖,带有独创性;②问题专一,论述系统;③来源分散,大多不正式出版,使用难度较大;④具有连续性和继承性。

学位论文数据库主要有:①万方数据中国学位论文全文数据库;②CNKI 硕士与博士学位论文库;③CALIS 高校学位论文库等。

二、国内学位论文检索

(一)万方数据《中国学位论文全文数据库》

由中国科技信息研究所万方数据中心研建。中国科技信息研究所是国家法定的学位论文收藏机构,各高等院校(包括研究生院)、研究所均向该机构送交硕士、博士和博士后的论文,截至 2024 年,收录自 1980 年以来 900 余家学位授予单位的 675 余万篇学位论文,年增42 余万篇,覆盖重点高校、中国科学院、农业科学院、医学科学院、林业科学院等重点机构,涵盖基础科学、理学、工业技术、人文科学、社会科学、医药卫生、农业科学、交通运输、航空航天和环境科学等各学科领域。可在检索框中可输入题名、关键词、摘要、作者、学位授予单位、专业、导师等进行检索,也可点击检索框右侧高级检索,进入高级检索页面,同时可按照学科、专业、授予单位进行浏览检索。检索界面如图 6-2-1 所示。

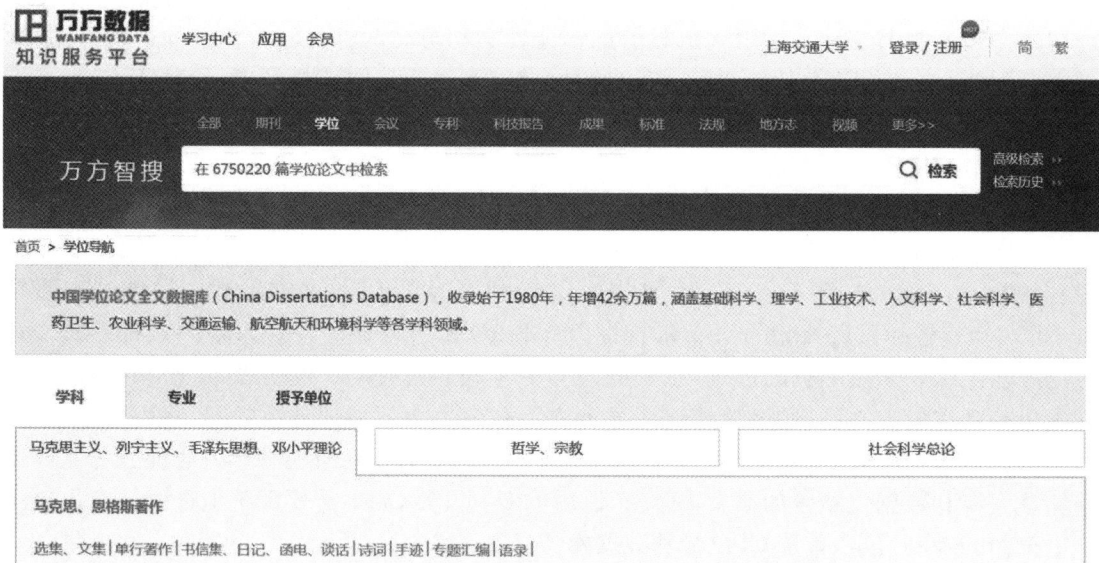

图 6-2-1 万方数据中国学位论文全文数据库检索界面

(二)中国知网硕士与博士学位论文数据库

中国知网的学位论文数据库包括《中国博士学位论文全文数据库》和《中国优秀硕士学位论文全文数据库》(即原中国优秀博硕士学位论文全文数据库分化而来),是目前国内相关资源较完备的中国硕博士学位论文全文数据库。收录 530 余家博士培养单位的博士学位论文 58 余万篇以及 800 余家硕士培养单位的硕士学位论文 618 余万篇,最早回溯至 1984 年,覆盖基础科学、工程技术、农业、医学、哲学、人文、社会科学等各个领域。

学位论文库个性化首页设置有一框式检索输入框、高级检索页面入口（还包括专业检索、句子检索）及出版物检索（学位授予单位导航）入口。除了一框式检索可在个性化首页输入检索词直接进行检索之外，其他检索则链接到学位论文库的高级检索页面。网站界面右侧展示优秀学位授予单位 logo 图，点击图片可进入该学位授予单位的详情页。检索界面如图 6-2-2 所示。

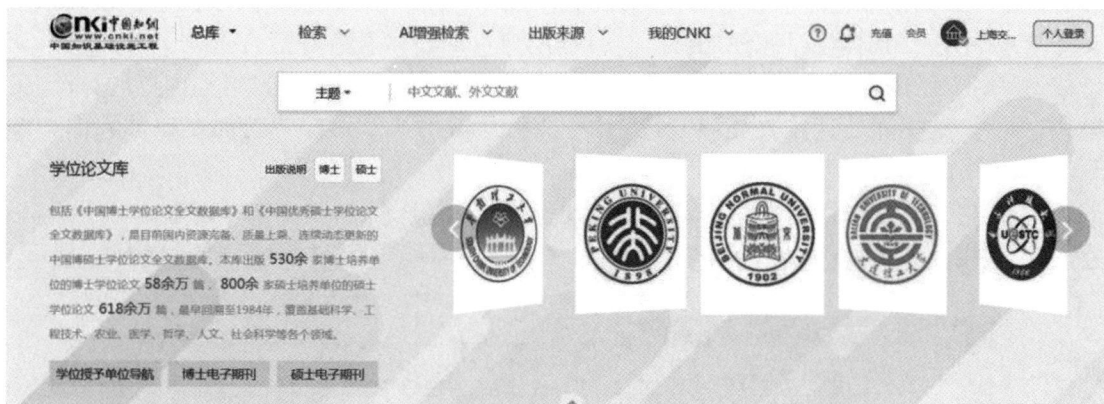

图 6-2-2 中国知网硕士与博士学位论文数据库检索界面

（三）CALIS 学位论文中心服务系统

这是由中国高校学位论文库（China Academic Library & Information System，CALIS）提供的一个专门收录和服务于中国高校学位论文资源的平台。CALIS 学位论文中心服务系统收录包括北京大学、清华大学等全国著名大学在内的近百个 CALIS 成员馆的博士、硕士学位论文，提供中文学位论文百万余篇，提供跨学校、跨学科的学位论文资源，满足学术研究和学习需求。内容涵盖自然科学、社会科学、医学等各个学科领域。用户可从题名、论文作者、导师、作者专业、作者单位、摘要、分类号、主题和全字段等不同角度进行检索（图 6-2-3）。

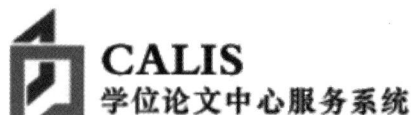

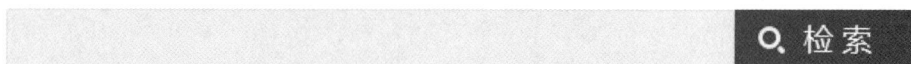

高等教育文献保障系统（CALIS）管理中心 版权所有

图 6-2-3 Calis 学位论文中心服务系统检索界面

（四）华艺学位论文数据库

华艺学位论文数据库是中国台湾地区最具规模的学位论文全文数据库，收录自 2004 年起中国台湾地区的 57 家高校 17 万余篇优质硕博士学位论文，包括台湾大学、台湾清华大学等顶尖大学的科学论文和人社论文，涵盖人文学、基础与应用科学、医药卫生、生物农学、工程学、社会科学等领域。

数据库提供多样化的检索功能，包括浏览检索、一框式简易检索和高级检索。检索系统支持简繁中文互相检索及两岸用语自动转换，用户可通过多种条件组合查询。检索结果支持按学科、年代、期刊、地区等维度进行二次筛选，并提供"简目列表"与"单笔详目"两种浏览模式。此外，数据库还具备关键词链接、参考文献及被引文献追踪等功能。检索界面如图 6-2-4 所示。

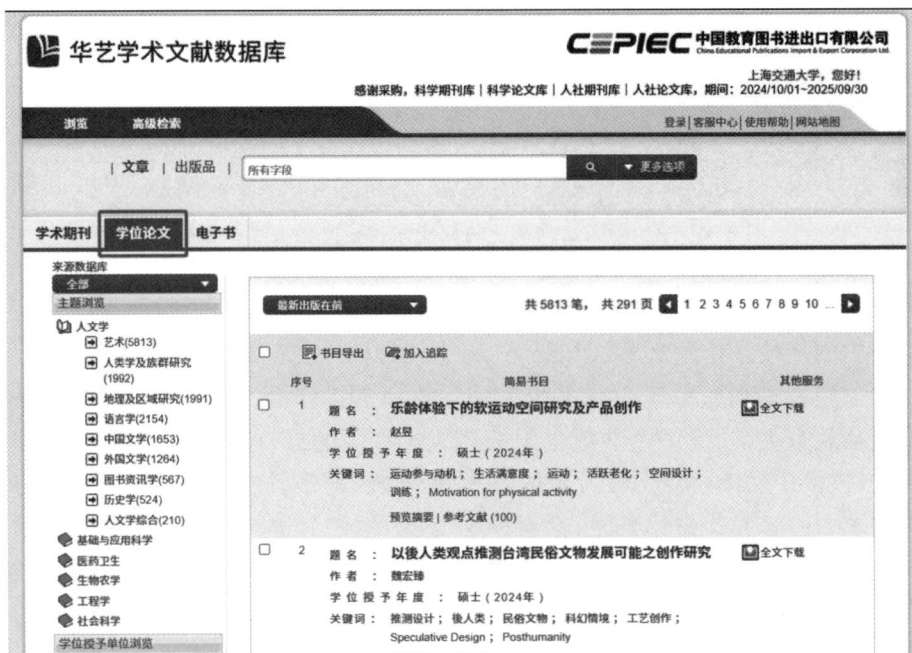

图 6-2-4　华艺学位论文数据库检索界面

三、国外学位论文检索

（一）ProQuest 学位论文全文数据库

ProQuest 公司是世界上最早及最大的博硕士论文收藏和供应商，该公司出版的全球硕博士论文数据库（ProQuest Dissertations & Theses Global，PQDT Global），原名为 ProQuest Digital Dissertation（PQDD），截至 2024 年，该数据库包含来自全球 60 多个国家的 4 100 多所高校的学术论文，总量超过 550 万篇，其中 300 万篇提供全文 PDF 下载，适合深入的文本和数据挖掘分析。PQDT Global 涵盖的文献最早可追溯至 1637 年，而完整的全文覆盖主要从 1997 年开始。其收录不仅限于北美的学位论文，还包含欧洲、亚太、非洲和南美洲等多个地区的学术成果。每年约有 25 万篇新论文被添加至数据库中，为全球学术界和研究人员提供了丰富的研究资源。博士论文收录从 1861 年开始，其中包括在 1861 年全世界首篇获得通过的博士论文（美国），回溯至 17 世纪的欧洲培养单位的博士论文，内容覆盖科学、工程学、经济与管理科学、健康与医学、历史学、人文及社会科学等各个领域。每周更新，年增论文逾 20 万篇，检索界面如图 6-2-5 所示。

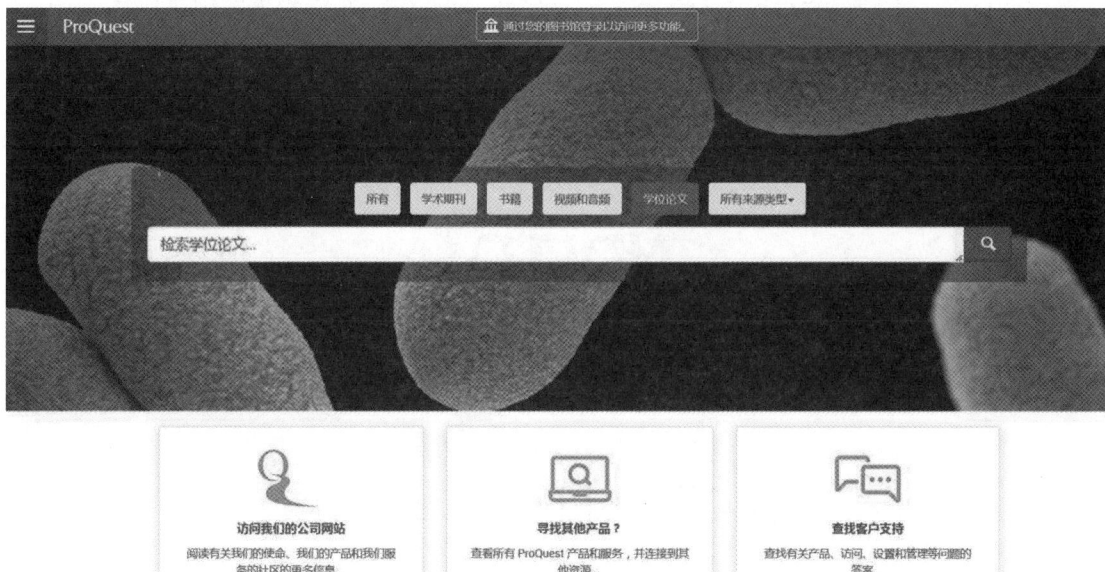

图 6-2-5 ProQuest 学位论文数据库检索界面

ProQuest 国外学位论文中国集团全文库是为了满足国内高校教学科研对全球硕博士论文全文的广泛需求，从 2002 年起，中国高等教育文献保障系统（CALIS）文理中心、中科公司组织国内各高等院校、学术研究单位等建立 ProQuest 学位论文全文数据库中国集团联盟，采用了单馆采购、集团共享的订购模式，实现了学位论文的网络共享。截至 2024 年，中国集团全文检索平台可以共享访问的全文论文已超过 80 万篇，涵盖文、理、工、农、医等高质量的学术研究领域，检索界面如图 6-2-6 所示，可进行基本检索、全文检索和分类导航检索等。

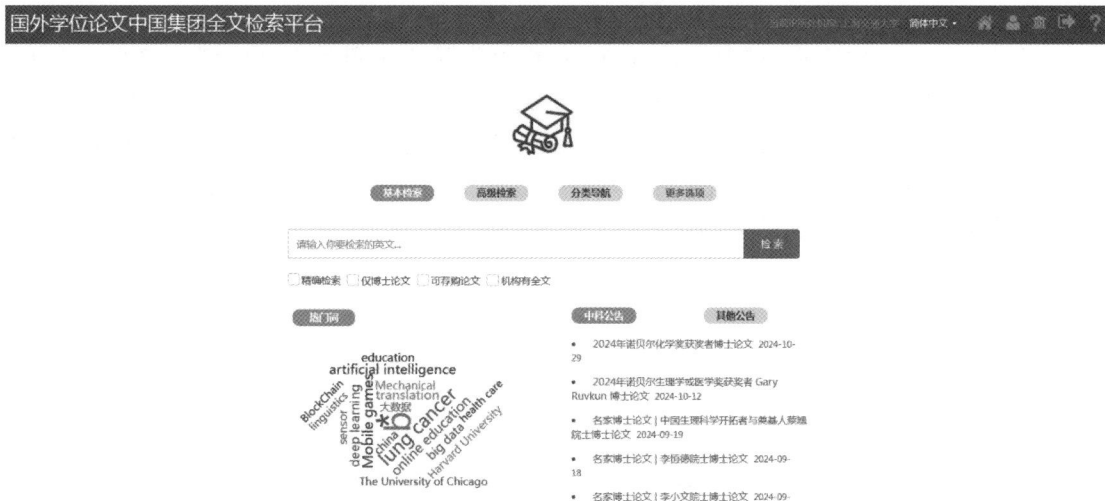

图 6-2-6 ProQuest 学位论文中国集团全文检索平台界面

(二) NDLT

NDLTD(Networked Digital Library of Theses and Dissertations，NDLTD)是由美国国家自然科学基金支持的"电子学位论文"(Electronic Theses and Dissertations，ETD)基础上发展起来的一个网上学位论文共建共享的开放联盟，为用户提供免费的学位论文文摘，还有部分可获取的免费学位论文全文(根据作者的要求，NDLTD 文摘数据库链接到的部分全文分为无限制下载、有限制下载、不能下载几种方式)，以便加速研究生研究成果的利用，检索界面如图 6-2-7 所示。

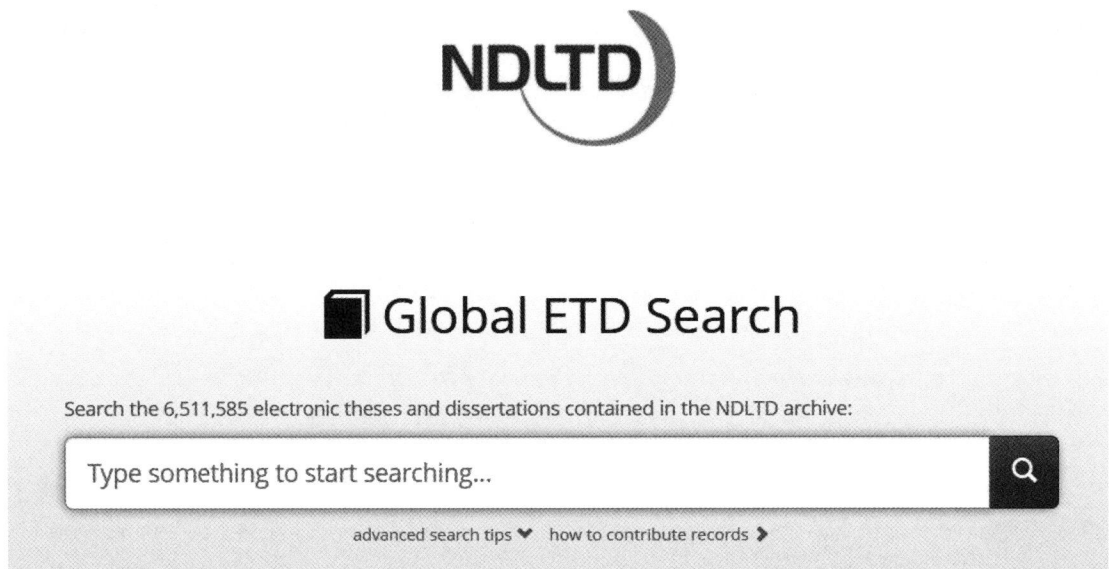

图 6-2-7　NDLTD 网络博硕士学位论文数字图书馆检索界面

自 1996 年 NDLTD 每年收集超过 4 万篇博士论文和 36 万篇硕士论文，同时邀请国际上的各种大学团体、图书馆协会等组织加入，如贝勒大学、耶鲁大学等，以达到共建共享的目的。截至 2024 年，拥有学位论文数量达 650 余万篇，包括来自美国、欧洲国家、亚洲国家等多个国家的高校。内容涉及广泛的学术领域，提供了从理工科到人文学科的多学科资源。用户可以使用关键词、学科、作者、学校等多种方式来检索学位论文。该平台还支持跨库检索，可以将全球范围内的学位论文数据库整合在一起，为用户提供一个综合性的信息检索体验。此外，NDLTD 还支持与各机构的开放存取仓库的互联互通，让用户能够直接访问文献的全文，促进研究成果的全球共享。

（王庆稳）

第七章 网络信息资源

随着信息技术的快速发展,网络信息资源在医学文献的检索中发挥了关键作用。网络资源不仅极大地拓展了医学文献信息的获取渠道,还为医学研究人员提供了丰富的资源类型和高效的检索工具。面对日益庞杂的医学研究成果,网络信息资源的有效利用,不仅能够提升文献检索的精准性,还为临床决策和科研创新提供了科学依据。

第一节 主要医学网络资源

政府和学术机构网络资源往往是经过科学审查和验证的数据来源,信息权威可靠,这些网络资源涵盖大量的医学领域信息,提供最新的研究、指南、统计数据和病历报告。同时,政府和学术机构网络资源不仅专注于临床医学,还涵盖生物学、公共卫生、心理学等多个学科领域,便于研究人员进行跨学科的医学研究,推动科学进展。

一、政府机构网络资源

(一) 世界卫生组织

世界卫生组织(World Health Organization,WHO)简称世卫组织或世卫,是联合国系统内国际卫生问题的指导和协调机构,是世界上最大的政府间公共卫生组织,总部设于瑞士日内瓦,成立于1948年4月7日。WHO目标是为世界各地的人们创造一个更美好、更健康的未来。该组织给健康下的定义为"身体、精神及社会生活中的完美状态"。

WHO网站是一个重要的检索平台,尤其是在检索全球健康问题相关文献、疾病防控策略和公共卫生数据时,网站上的多个资源库可以提高检索效率。该网站设有多语言界面,包括阿拉伯文、中文、英文、法文、俄文和西班牙文六种语言版本。WHO主页包括的栏目主要有"Health Topics"(健康主题)、"Countries"(国家)、"Newsroom"(媒体中心)、"Emergencies"(突发卫生事件)、"Data"(数据),以及"About WHO"(关于世界卫生组织)。还可通过点击WHO主页上的"Library",链接至WHO图书馆和数字信息网络(World Health Organization Library and Digital Information Networks)。该网站提供了世界卫生组织和全世界其他来源的生物医学和公共卫生科学文献。网站包含多个重要资源库,如IRIS档案库、全球医学索引和WHO日内瓦图书馆印刷目录等。IRIS档案库收录了自1948年以来WHO发布的所有材料和技术信息的全文,且所有资源都可免费访问,支持以八种官方语言(包括阿拉伯文、中文、英文、法文、俄文、西班牙文、德文和葡萄牙文)进行检索。全球医学索引则为全球用户提供了低收入和中等收入国家出版的生物医学及公共卫生领域文献。WHO 日内瓦图书馆印刷目录则列出了 WHO 图书馆所有印刷版资源,为用户提供完整的馆藏资料。

(二) 医学科研机构

1. 美国国立卫生研究院

美国国立卫生研究院(National Institutes of Health,NIH)创建于 1887 年,隶属于美国卫生与公众服务部,是美国的医学研究机构,由 27 个研究所和研究中心组成。NIH 致力于探索生命本质和行为学方面的基础知识,并充分运用这些知识来促进健康、延长寿命,以及减少疾病和残障。NIH 网站包括的栏目主要有:"Health Information"(健康信息)、"Grants & Funding"(资助与拨款)、"News & Events"(新闻与活动)和"Research & Training"(研究与培训),为学者和公众提供了关于医学研究、临床试验、资助机会及最新科研动态等详细信息。

2. 中国医学科学院

中国医学科学院(Chinese Academy of Medical Sciences,CAMS),简称医科院,成立于 1956 年,与北京协和医学院院校一体,是一所医学科学学术中心和综合性医学科学研究机构。现已发展成为拥有 21 个研究所、6 家附属医院、10 个学院、105 个院外研发机构,集医教研产为一体的综合性医学科学研究机构。中国医学科学院网站主页提供的内容有院校概况、党的建设、科学研究、体系建设、教育教学、智库建设、临床医疗、人才建设、合作交流、产业开发、直属院所、信息公开等,用户可以通过该网站了解各类研究成果、科研基地、教育培训资源及临床医疗服务,为学术研究和临床工作提供了重要支持。

3. 英国医学研究委员会

英国医学研究委员会(Medical Research Council,MRC)是英国政府下属的主要医学研究资助机构,成立于 1913 年,隶属于英国研究与创新(UK Research and Innovation,UKRI)。MRC 致力于支持和推动基础医学、临床医学及公共健康等领域的研究,以促进科学发现、改善人类健康和福祉。MRC 主页包括的栏目主要有:"Apply for funding"(申请资助)、"Manage your award"(管理您的资助)和"News and events"(新闻与活动),为研究人员提供有关资助申请、资助管理以及最新科研资讯等重要资源。

4. 欧洲分子生物学实验室

欧洲分子生物学实验室(European Molecular Biology Laboratory,EMBL)成立于 1974 年,是欧洲领先的基础生命科学研究机构,总部位于德国海德堡,并在欧洲多个国家设有分支机构。EMBL 致力于推动分子生物学及相关领域的前沿研究,通过国际合作和高水平的科研平台,促进科学发现和技术创新,以改善人类健康和福祉。EMBL 主页包括的栏目主要有:"Research"(研究)、"Services"(服务)、"Training"(培训)和"Careers"(职业发展),为学术界和研究人员提供关于其研究项目、技术服务、培训机会及职业发展的详细信息。

(三) 公共卫生管理机构

1. 美国疾病控制与预防中心

美国疾病控制与预防中心(Centers for Disease Control and Prevention,CDC)隶属于美

国卫生与公众服务部，总部位于佐治亚州亚特兰大。作为美国联邦政府行政机构，CDC致力于通过科学研究、健康信息传播以及公共卫生防护，保护公众健康并应对各种健康威胁。CDC网站提供多个栏目，包括"Health Topics"（健康话题）、"Outbreaks"（爆发）、"About CDC"（关于CDC）等。通过这些栏目，用户可以迅速获取关于特定健康问题的详细信息、疾病爆发情况等，为科研人员、公共卫生工作者和普通公众提供了权威的健康信息资源。

2. 中国疾病控制与预防中心

中国疾病预防控制中心（Chinese Center for Disease Control and Prevention，China CDC）是国家疾病预防控制局直属的事业单位，负责国家级的疾病预防控制与公共卫生技术管理服务。其使命是通过有效的疾病控制与预防，创造健康环境，保障国家安全和社会稳定，促进人民健康。该网站为用户提供了多个栏目，包括机构信息、党建园地、疾控应急、科学研究、教育培训、全球公卫、人才建设、健康数据、健康科普和学术期刊等。用户可以检索疾病预防控制的最新研究成果、健康主题的相关资料以及各类教育培训资源，尤其在健康数据与科学研究部分，为公共卫生和医学研究提供了丰富的支持信息。

（四）药品管理机构

1. 美国食品药品监督管理局

美国食品药品监督管理局（Food and Drug Administration，FDA）隶属于美国卫生与公众服务部，主要负责对食品、药品、医疗设备、疫苗、生物制剂、烟草制品等多个领域进行监管，确保公众健康安全。FDA网站设有多个栏目，包括："Food"（食品）、"Drugs"（药品）、"Medical Devices"（医疗设备）、"Radiation-Emitting Products"（放射性产品）、"Vaccines，Blood，and Biologics"（疫苗、血液和生物制剂）、"Animal and Veterinary"（动物与兽医）、"Cosmetics"（化妆品）和"Tobacco Products"（烟草制品）。通过这些栏目，用户可以轻松获取关于各类产品的监管政策、审批流程、市场准入要求及最新的科研信息。

2. 中国国家药品监督管理局

国家药品监督管理局（National Medical Products Administration，NMPA）负责药品、医疗器械、化妆品等产品的安全监督与管理，涵盖标准管理、注册管理、质量管理等多个方面。该网站为用户提供了六个主要栏目，分别是："机构概况""政务公开""政务服务""药品""医疗器械"以及"化妆品"。这些栏目为公众、行业从业者及学者提供了关于监管政策、法规要求、产品质量监控及市场准入等重要信息，尤其对于药品和医疗器械的最新法规和行业动态有着重要的参考价值。

3. 欧洲药品监督管理局

欧洲药品监督管理局（European Medicines Agency，EMA）成立于1995年，是欧盟的主要药品监管机构。EMA负责评估和监督人用药品及兽用药品的安全性、有效性和质量，确保这些药品符合高标准的公共健康要求。其网站提供多个重要栏目，包括"Medicines"（药品）、"Human Regulatory"（人用药品监管）、"Veterinary Regulatory"（兽用药品监管）、"Committees"（委员会）、"News & Events"（新闻与活动）以及"Partners & Networks"（合作伙伴与网络）。这些栏目为用户提供了关于药品审批流程、监管政策、委员会工作和行业动态的详细信息，帮助学术界、研究人员以及行业从业者了解最新的药品监管趋势和法规要求。

二、学术机构网络资源

(一) 主要基础医学协会

1. 美国解剖学协会

美国解剖学协会(the American Association for Anatomy，AAA)成立于 1888 年,总部位于马里兰州罗克维尔,旨在推动解剖学的研究和教育。该协会的成员包括来自医学基础教育、细胞生物学、神经科学、遗传学等领域的生物医学研究人员和教育工作者,致力于探索人体结构与疾病的基础。AAA 官网提供多个重要栏目,包括 Membership(会员)、Career Vevelpment(职业发展)、Meetings & Events(会议和活动)、News & Journals(新闻与期刊)、Resources(资源)等。这些栏目为学术界和科研人员提供了丰富的学术资源、专业发展机会和行业动态,帮助他们更好地开展研究和教育工作。用户也可以访问 AAA 主办的三种同行评审期刊:即 "The Anatomical Record"(《解剖学记录》)、"Anatomical Sciences Education"(《解剖科学教育》)和 "Developmental Dynamics"(《发育动力学》),这些期刊为学术研究人员提供了宝贵的最新研究成果和学术进展。

2. 美国生理学会

美国生理学会(the American Physiological Society，APS)成立于 1887 年,旨在推进科学发现、增进对生命的理解并促进健康。APS 汇聚了来自全球近 10 000 名科学家和教育工作者,组成一个多学科合作团体,推动生理学及其相关领域的科学发现与进步。APS 提供的服务包括出版 16 种全球认可的学术期刊和一个备受推崇的专著系列;赞助探索生物医学前沿的科学会议和研讨会;倡导有益于会员和公众的科学政策;授予奖项、赠款和研究资金,表彰科学卓越成就;支持生理学教育和教育工作者,促进重大科研发现和更好的临床成果;并提供职业资源和服务,帮助会员实现职业发展。APS 官网为生理学界的研究人员、教育工作者以及学生提供了全面的学术支持和职业资源,提升自身的学术水平和职业发展机会。该网站包括多个重要栏目:Membership & Community(会员与社区)、Publications & News(出版物与新闻)、Professional Development(专业发展)、Advocacy & Resources(宣传与资源),以及 About APS(关于 APS)。在 Publications & News 栏目中,收录了 APS 出版的 16 种学术期刊,其中包括自 1898 年创刊的 American Journal of Physiology(《美国生理学杂志》)。这些期刊包含了生理学及相关领域的前沿研究,支持学术人员获取最新的科研成果。

3. 美国病理学家学会

美国病理学家学会(College of American Pathologists，CAP)成立于 1946 年,是全球最大的经美国病理学委员会认证的病理学家联合会,拥有约 18 000 名会员。作为实验室医学质量保证的领导者,CAP 致力于促进病理学和检验医学的最佳实践,服务患者、病理学家和公众。CAP 网站设有多个实用板块,包括 Member Resources(会员资源)、Advocacy(宣传)、Laboratory Improvement(实验室改进)、Education(教育)、Protocols/Guidelines(指南)和 Publications/Podcasts(出版物/播客)等,为会员提供全面的专业支持。其中,Publications/Podcasts 栏目下包含有 CAP 的官方出版物 Archives of Pathology & Laboratory Medicine(《病理学与实验医学档案》),该刊是一本国际性同行评审月刊。作为美国执业病理学家最广泛阅读的期刊,该刊实行完全开放获取政策,免费向读者提供全文内容,有效促进了病理学领域的学术交流与发展。

4. 美国药理学与实验治疗学会

美国药理学与实验治疗学会（the American Society for Pharmacology and Experimental Therapeutics, ASPET）成立于 1908 年, 是一个拥有 4 000 余名会员的国际性药理学组织。该学会汇集了来自学术界、制药行业和政府部门的研究人员与学生, 他们专注于基础药理学和临床药理学研究, 致力于新药研发与疾病治疗。ASPET 主页内容主要有"About Us"（关于我们）、"Membership & Community"（会员与社区）、"Meetings & Awards"（会议与颁奖）、"Education & Careers"（教育与职业）、"Journals"（期刊）、"Advocacy"（宣传）和"News"（新闻）等。其中,"Journals"栏目包括该学会出版的 4 种期刊, 以及该学会与英国药理学学会和 Wiley 共同出版的一本完全开放获取期刊 Pharmacology Research & Perspectives（《药理学研究与展望》）。该学会出版的 4 种期刊分别是 Drug Metabolism and Disposition（《药物代谢与处置》）、The Journal of Pharmacology and Experimental Therapeutics（《药理学与实验治疗杂志》）、Molecular Pharmacology（《分子药理学》）和 Pharmacological Reviews（《药理学评论》）。这些期刊分别聚焦药物代谢动力学、实验治疗研究、分子作用机制及学科前沿综述, 共同构建了一个从分子机制到临床应用的完整知识体系, 为药物研发全流程提供科学依据。

5. 美国生物化学与分子生物学学会

美国生物化学与分子生物学学会（American Society for Biochemistry and Molecular Biology, ASBMB）成立于 1906 年, 是一个国际非营利科学和教育组织。ASBMB 拥有超过 11 000 名成员, 由学生、研究人员、教育工作者和行业专业人士组成, 是世界上最大的分子生命科学学会之一。ASBMB 的使命是推进生物化学和分子生物学的发展, 并促进对生命过程分子本质的理解。ASBMB 主页的内容主要包括 Membership（会员）、Journals & News（期刊与新闻）、Meetings & Events（会议与活动）、Career Resources（职业资源）、Advocacy（宣传）、Education（教育）等。ASBMB 主页的 Journals & News 栏目展示了该学会出版的三本期刊: Journal of Biological Chemistry（《生物化学期刊》）、Molecular & Cellular Proteomics（《分子与细胞蛋白质组学》）和 Journal of Lipid Research（《脂质研究杂志》）。这些期刊自 2021 年 1 月起采用完全开放获取模式, 涵盖从基础生物化学到专业研究领域的广泛内容。它们不仅是学者发表研究成果、了解学科前沿的关键渠道, 也通过开放获取政策促进了科研成果的广泛传播, 推动着生命科学领域的创新发展。

6. 美国实验生物学联合会

美国实验生物学联合会（Federation of American Societies for Experimental Biology, FASEB）成立于 1912 年, 作为美国科学协会的非营利组织, 代表全球 26 个科学协会和超过 110 000 名研究人员。FASEB 致力于促进生物和生物医学领域的研究与教育, 推动健康与福祉发展。FASEB 主页设置的栏目主要有"Science Policy and Advocacy"（科学政策与宣传）、"Meetings and Events"（会议与活动）、"Professional Development"（专业发展）、"Resources"（资源）、"Journals and News"（期刊与新闻）、"Data Management and Sharing"（数据管理与共享）、"Awards（奖项）、"Diversity, Equity, and Inclusion"（多样性、公平性和包容性）, 以及"Partnerships and Outreach"（伙伴关系和外展）。其中,"Journals and News"栏目下列出了由 FASEB 出版发行的 2 种同行评审期刊, The FASEB Journal（《FASEB 期刊》）和 FASEB BioAdvances（《FASEB 生物进展》）。两本期刊涵盖了生物医学领域最新的实验研究成果和创

新性发现,为生命科学研究提供重要参考,同时为研究者构建了一个专业的学术交流平台。

(二) 主要临床医学学(协)会

1. 美国内科医师学会

美国内科医师学会(American College of Physicians,ACP)成立于1915年,是一个拥有16.1万名全球会员的专业组织,汇集了内科医师、专科医生、住院医师、研究人员和医学生。ACP致力于提高医疗保健质量和效果,在教育、标准制订和知识共享方面引领行业发展。ACP网站的内容涉及临床、科研和教育等方面,主要栏目为"MEMBERSHIP"(成员信息)、"CME & MOC"(继续医学教育与维持认证)、"MEETINGS & COURSES"(会议与课程)、"CLINICAL INFORMATION"(临床信息)、"PRACTICE & CAREER"(实践与职业)、"ADVOCACY"(宣传)。其中"CLINICAL INFORMATION"(临床信息)栏目通过提供临床指南、医学出版物,以及其他工具来帮助临床医生获取最新信息并有效治疗患者。该栏目包含"Clinical Guidelines & Recommendations"(临床指南和建议)、"Performance Measures"(绩效衡量标准)、"Journals & Publications"(期刊和出版物)、"Clinical Resources & Products"(临床信息资源和学习资料)、"High Value Care"(高价值护理),以及"Ethics & Professionalism"(道德与专业精神)等。其中,"Journals & Publications"部分收录了ACP的四种官方期刊:Annals of Internal Medicine(《内科学年鉴》)、Annals of Internal Medicine:Clinical Cases(《内科学年鉴:临床案例》)、I. M. Matters from ACP(《来自ACP的信息》)和ACP Hospitalist(《ACP住院医生》)。这些期刊涵盖了从基础研究到临床实践的全面内容,推动内科学领域的发展与创新。

2. 美国心脏协会

美国心脏协会(American Heart Association,AHA)创立于1924年,是美国最大且历史最悠久的志愿组织,拥有3 500多万名志愿者和支持者及2 900多名员工。AHA致力于心脏病和卒中的预防与治疗,为建设更长寿、更健康的世界而努力。AHA网站的主要栏目有:"Healthy Living"(健康生活)、"Health Topics"(健康主题)、"Professional Resources"(专业资源)、"Learn CPR"(学习心肺复苏)。其中"Professional Resources"(专业资源)提供面向心血管和卒中领域的专业医疗人员的资源与内容。其"Professional Heart Daily"栏目下包含了丰富的子栏目,分别为"Research"(科研项目)、"Professional Membership"(会员服务)、"Meetings"(会议)、"Education"(继续医学教育)、"Guidelines & Statements"(AHA和美国卒中协会ASA发布的有关各种心血管疾病和卒中主题的指南和声明)、"Journals"(期刊)、"Communities"(29个心血管疾病和卒中的交流社区)、"Science News"(科学新闻)等。在Journals栏目中,收录了AHA与美国卒中协会(ASA)共同出版的多本权威期刊:Arteriosclerosis, Thrombosis, and Vascular Biology(《动脉粥样硬化、血栓形成和血管生物学》)、Circulation(《循环》)、Circulation Research(《循环研究》)、Hypertension(《高血压》)、Stroke(《卒中》)、Journal of the American Heart Association(《美国心脏协会杂志》)和Annals of Internal Medicine:Clinical Cases(《内科学年鉴:临床案例》)。这些期刊涵盖心血管和卒中领域的前沿研究,为医疗专业人员提供最新研究成果和临床指导。

3. 美国心脏病学会

美国心脏病学会(American College of Cardiology,ACC)成立于1949年,是拥有54 000多名全球会员的非营利性医学协会。ACC致力于提供高质量继续教育、制订权威临床实践指南，促进心血管疾病研究，以改善所有人的心脏健康。ACC 官方网站设有多个栏目：Clinical Topics（临床主题）、Latest In Cardiology（心脏病学最新进展）、Education and Meetings（教育与会议）、Tools and Practice Support（工具与实践支持）、Guidelines（指南）和 JACC（JACC 系列期刊）。在 JACC 栏目中，设有 ACC 出版的 JACC 系列期刊，包括 Journal of the American College of Cardiology（《美国心脏病学会杂志》）及其他九种专业期刊，这些期刊涵盖心血管医学的各个领域，是世界上阅读广泛、颇具影响力的心血管期刊。

4. 美国国家心肺血液研究所

美国国家心肺血液研究所（National Heart，Lung，and Blood Institute，NHLBI）是美国国立卫生研究院的下属机构，致力于心、肺、血液和睡眠相关疾病的预防与治疗研究，推动全球健康发展。NHLBI 官方网站设有多个实用板块：Health Topics（健康主题）、Health Education（健康教育）、Research（研究）、Grants and Training（资助和培训）和 News and Events（新闻和活动）。其中，Health Education（健康教育）栏目下设 Education Programs and Initiatives（教育项目与倡议）和 Publications and Resources（出版物与资源）。Research（研究）栏目包含 Research Focus Areas（研究重点领域）、Research Topics（研究主题）和 Clinical Trials and Studies（临床试验与研究）。Grants and Training（资助和培训）提供政策指南、资助机会和培训发展信息。NHLBI 通过这些板块为专业人员和公众提供全面的健康教育资源、研究动态和临床指导，推动心肺血液领域的科研创新与发展。

5. 心胸外科网

心胸外科网（the Cardiothoracic Surgery Network，CTSNet）是一个非营利组织，由胸外科医师学会（The Society of Thoracic Surgeons，STS）、美国胸外科协会（American Association for Thoracic Surgery，AATS）和欧洲心胸外科协会（The European Association for Cardio-Thoracic Surgery，EACTS）联合主办，由来自世界各地的许多其他心胸外科组织参与协办，拥有世界上最大的心胸外科医生在线社区。CTSNet 网站的信息包罗万象，提供了许多与心胸外科专业相关的重要电子资源，该网站的主要栏目有：Videos（视频）、Podcasts（播客）、Journals（期刊）、Careers（职业）以及 Profiles（简介资料）等。在 Journals 栏目中共收录了该专业的 20 种期刊，例如 The Annals of Thoracic Surgery（《胸外科年鉴》）、European Journal of Cardio-Thoracic Surgery（《欧洲心胸外科杂志》）、The Journal of Thoracic and Cardiovascular Surgery（《胸心血管外科杂志》）、Artificial Organs（《人工器官》）、Annals of Cardiothoracic Surgery（《心胸外科年鉴》）、ASAIO Journal（《美国人工内脏器官学会杂志》）、Asian Cardiovascular and Thoracic Annals（《亚洲胸心血管外科年鉴》）等。这些期刊涵盖心胸外科领域的基础研究、临床实践和最新进展，为专业人员提供高质量的学术交流平台。

6. 胸外科医师协会

胸外科医师协会（the Society of Thoracic Surgeons，STS）成立于 1964 年，是一个非营利性专业组织，在 110 个国家拥有 7 700 多名会员，包括心胸外科医生、研究人员和相关医疗保健专业人员，致力于确保心脏、肺、食管的手术，以及胸部内的其他手术取得最佳结果。STS 的使命为改善心胸疾病患者的生活。STS 设有很多栏目，其中最重要的栏目为"STS National Database"（STS 国家数据库），该数据库由四个专业数据库组成，包括成人心脏外科（ACSD）、普通胸外科（GTSD）、先天性心脏病外科（CHSD）和机械辅助循环支持注册中心（Intermacs/

Pedimacs)。这些数据库共收录了数百万份手术记录和临床数据,为心胸外科医生提供重要的临床研究和质量评估资源,是全球最大、最具影响力的心胸外科专业数据库系统之一。

7. 美国胸外科协会

美国胸外科协会(American Association for Thoracic Surgery,AATS)成立于 1917 年,是由 46 个国家 1500 多名顶尖心胸外科医生组成的国际组织,致力于提升胸心血管外科的学术水平、创新能力和领导力。AATS 官方网站设有多个栏目,包括 Digital Education & Resources(数字教育与资源)、Meetings and Webinars(会议和网络研讨会)和 JTCVS & Journals(JTCVS 与期刊)等。在 JTCVS & Journals 栏目中设有 AATS 出版的六种专业期刊,包括 the Journal of Thoracic and Cardiovascular Surgery(《胸心血管外科杂志》,JTCVS)、Open(《JTCVS 开放》)、JTCVS Techniques(《JTCVS 技术》)等期刊。这些期刊涵盖心胸外科领域的临床研究、手术技术和最新进展。其中,JTCVS 作为 AATS 和西方胸外科协会的官方期刊,重点关注心脏外科手术、技术创新和发展动态。

8. 美国骨科医师学会

美国骨科医师学会(American Academy of Orthopaedic Surgeons,AAOS)成立于 1933 年,是全球最大的骨科专业组织之一,总部位于美国伊利诺伊州芝加哥。AAOS 致力于提升骨科医疗水平,通过教育、研究、出版和政策倡导,支持骨科医生和医疗专业人士的发展,推动骨科领域的科学进步和临床实践优化。AAOS 主页包括的主要栏目主要有:"Annual Meeting"(年度会议)、"Education"(教育)"Publications"(出版物)、"Quality & Practice Management"(质量与实践管理)、"Advocacy"(政策倡导)等。其中在 Publications(出版物)栏目中,提供两本专业期刊:JAAOS:Global Research and Reviews(《JAAOS:全球研究与评论》)和 Journal of the American Academy of Orthopaedic Surgeons(《美国骨科医师学会杂志》)。这些期刊涵盖骨科领域的研究成果和临床实践,为医疗专业人员提供最新研究进展和临床指导。

9. 美国癌症协会

美国癌症协会(American Cancer Society,ACS)成立于 1913 年,是全球领先的非营利性癌症研究组织,总部位于佐治亚州亚特兰大。ACS 致力于通过研究、教育和患者支持,降低癌症发病率和死亡率,提升患者生活质量。ACS 官方网站的主要栏目有 All About Cancer(关于癌症的一切)、Programs & Services(项目与服务)、Our Research & Journals(我们的研究与期刊)等。这些板块为癌症患者及其家属提供全面支持,同时推动癌症研究创新与科学进步。通过整合医疗、经济和心理支持服务,帮助患者克服治疗挑战,实现康复目标。

10. 美国精神医学学会

美国精神医学学会(American Psychiatric Association,APA)成立于 1844 年,总部位于芝加哥,是全球领先的精神健康专业组织。APA 致力于提升精神疾病诊疗研究水平,支持专业人员和患者需求。APA 官方网站设有以下栏目:Psychiatrists(精神科医生)、Residents & Medical Students(住院医师与医学生)、Patients and Families(患者与家庭)。在 Psychiatrists 栏目中提供 Conference Publications(会议出版)、Policy Finder(政策检索)以及 APA 的官方期刊 American Journal of Psychiatry(《美国精神病学杂志》)的检索和使用。这些资源为精神健康专业人员提供最新研究成果和临床指导,推动精神健康领域的发展。

11. 美国传染病学会

美国传染病学会(Infectious Diseases Society of America，IDSA)成立于 1963 年，总部位于纽约，致力于提升传染病防治水平和公共健康。IDSA 官方网站设有多个实用板块：Foundation(基金会)、IDWeek(传染性疾病周)、HIVMA(艾滋病毒医学协会)、Journals(期刊)、Events(活动)、Multimedia(多媒体)、News(新闻)等。在 Journals 栏目中公开了 IDSA 出版的三本专业期刊：Clinical Infectious Diseases(《临床传染病》)、Journal of Infectious Diseases(《传染病杂志》)、Open Forum Infectious Diseases(《传染病开放论坛》)，这些期刊为传染病学专家和医疗人员提供最新研究成果和临床指导，推动传染病学领域的发展与创新。

12. 美国儿科学会

美国儿科学会(American Academy of Pediatrics，AAP)成立于 1930 年，是全球领先的儿科专业组织，总部位于美国伊利诺伊州芝加哥。AAP 致力于通过教育、研究、政策倡导和临床实践指南，增进儿童和青少年的健康与福祉，确保他们获得最佳的医疗照护。主要栏目包括：PediaLink(在线教育平台)、Patient Care(患者护理)、Practice Management(实践管理)等。其中，Practice Management(实践管理)栏目提供丰富的儿童健康信息，用户仅需在检索框输入主题名称即可找到相关信息，主题名称包括急性弛缓性脊髓炎、青少年健康、青少年性健康、过敏免疫学、炭疽病、特应性皮炎、注意缺陷多动障碍(ADHD)、孤独症谱系障碍、生物恐怖主义、出生缺陷及哺乳等重要主题。

13. 国际放射学会

国际放射学会(International Society of Radiology，ISR)成立于 1962 年，是全球放射学领域的主要学术和专业组织，总部位于美国。ISR 致力于促进全球放射学的进步，推动医学影像学技术和应用的研究与教育，确保放射科医生和相关专业人员能够提供高质量的医疗服务。主要栏目包括：Quality & Safety(质量与安全)、Education(教育)、Illuminations(新闻通信)等。

14. 国际眼科理事会

国际眼科理事会(International Council of Ophthalmology，ICO)是全球眼科学领域的领先国际组织，致力于通过教育、培训和倡导活动，促进全球眼科专业人员的能力建设与眼健康服务的提升。ICO 成立于 1857 年，总部位于瑞士，为世界各地的眼科医生和眼科专业人士提供支持，帮助改善全球视力健康。主要栏目包括：Education(教育)、ICO Examinations(ICO 考试)、World Ophthalmology Congress(世界眼科学大会)、Advocacy(倡导)等。其中，World Ophthalmology Congress(世界眼科学大会)栏目会提供每两年举办的眼科大会的详细内容，用户可以了解国际眼科前沿技术。Advocacy(倡导)栏目提供视力健康相关的重要文献和工具，包括 ICO 立场文件、世界视力报告、卫生大会决议、视力障碍研究、评估工具、标准清单等资源，为眼科医疗专业人员和研究者提供政策指导和专业参考。

（郑一宁、王庆稳）

第二节 公共数据库

公共数据库是指由政府机构、研究机构或其他组织收集、整理并向公众开放的大规模数据集合。这类数据库通常具有以下特点：①数据来源可靠：由权威机构通过严格的方法学收集和整理；②公开可用：向研究人员、学者和公众开放使用，通常免费或低成本获取；③大规模：包含大量样本和变量，涵盖广泛的人群或长时间跨度；④标准化：数据采集、处理和存储遵循统一的标准和规范；⑤定期更新：数据库会定期添加新数据或更新现有数据；⑥多用途：可用于多种研究目的，不限于特定研究领域；⑦保护隐私：采取措施保护个人隐私和敏感信息；⑧提供文档：包含详细的数据字典、调查方法和使用指南等文档。

在众多公共数据库中，监测、流行病学和最终结果项目（Surveillance，Epidemiology，and End Results Program，SEER）、英国生物银行（UK Biobank）、重症监护医疗信息库（Medical Information Mart for Intensive Care，MIMIC）和国家健康和营养调查（National Health and Nutrition Examination Survey，NHANES）等尤为知名。每个数据库都有其独特的特点，涵盖从癌症登记到人口健康调查的多个研究领域。利用这些数据库进行科研工作已成为趋势，有助于科研人员探索未知领域，也使临床医生在繁忙工作之余能够高效地开展科研项目。

公共数据库的优势在于庞大的样本量、数据的多样性以及开放共享的特性，使得研究人员可以轻松获取大量有价值的信息，提高科研效率。然而，在使用过程中，研究者同样需要注意这些数据的局限性，如样本偏倚、数据缺失、数据质量参差不齐等问题。特别是，由于某些公共数据库的数据来源可能并非随机抽样，导致研究结果的外推性受到影响。此外，数据的收集时间和更新频率也可能影响其适用性。因此，研究者在使用这些数据时应当对数据来源和质量进行严格审查，以确保结果的科学性和可靠性。此外，遵守相关的伦理规范和数据隐私规定也是开展数据研究的重要前提。研究者在使用时必须严格遵循数据使用协议，确保参与者的隐私得到保护，并在研究设计和成果发布过程中遵守伦理委员会的指导原则。

一、SEER

SEER 数据库是由美国国家癌症研究所创建和维护的一个大型癌症报告系统，旨在收集并提供来自美国各地不同癌症登记处的临床和流行病学数据，涵盖了超过 30% 的美国人口（图 7-2-1）。SEER 数据库的数据包括癌症患者的人口统计学信息、病理学特征、诊断和治疗信息、生存数据等。这些数据可用于研究癌症的发病率、病理特征、生存率等方面，以及评估新的治疗方法和公共卫生政策的影响。

SEER 数据库中广泛的癌症案例数据来自具有代表性的美国地区的癌症登记处，信息涵盖了多个纬度，例如：癌症案例的发生率、癌症患者的生存数据、癌症特定的人口统计信息、癌症的临床和病理特征、跟踪数据和死亡原因等。研究人员在使用之前需要提交申请、完成在线注册表单并获得批准。通过申请后，才可以免费访问和下载数据。SEER 数据库的数据可以通过 SEER* Stat 软件进行访问和分析。SEER* Stat 是一款专为癌症统计数据

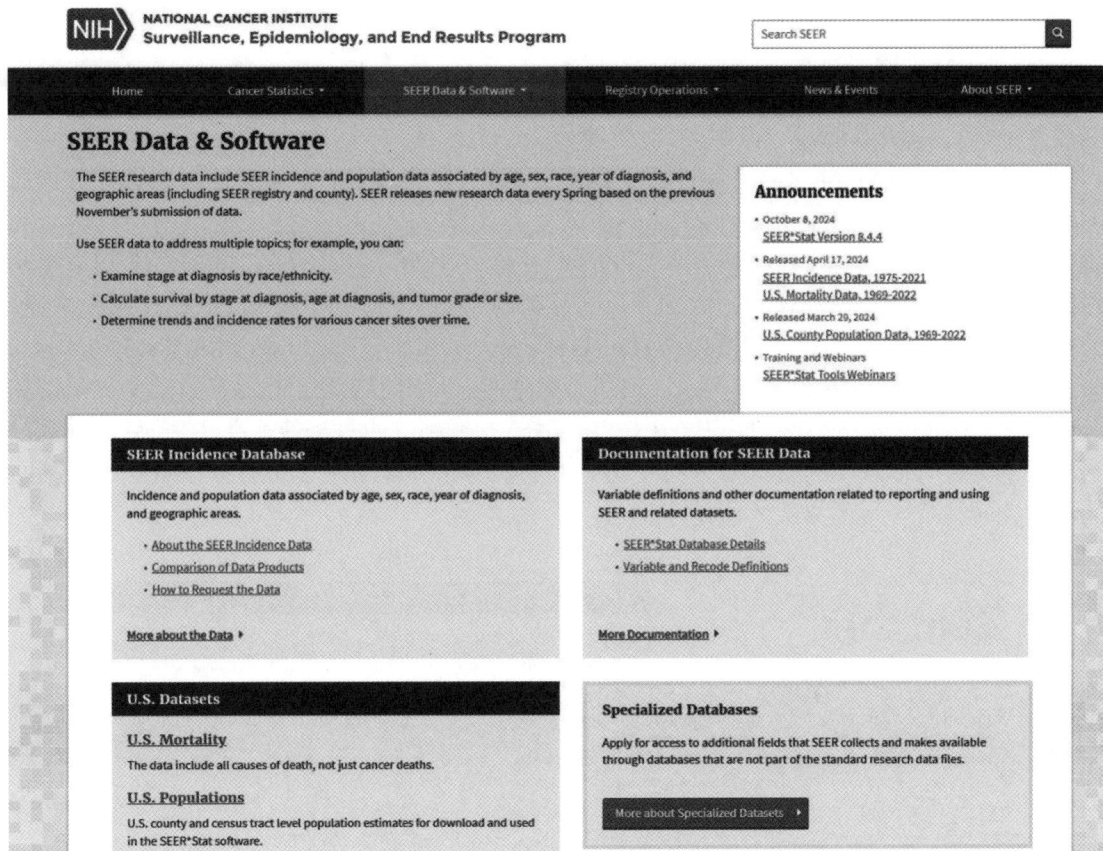

图 7-2-1　SEER 数据库主界面

分析设计的强大工具,通过该软件可进行多种统计分析,包括癌症趋势分析、生存分析等。

使用 SEER 数据库时,需要特别注意数据的伦理使用和隐私保护。所有研究需符合相关伦理标准,保护患者隐私。研究者在发布结果时,不得透露任何可能识别个人身份的信息,并且严格遵守 SEER 数据使用协议中的规定。分析 SEER 数据库得出的结果需要仔细解释,研究者应考虑影响结果的潜在因素,如抽样误差、报告偏差。另外,需要将发现与现有文献和研究进行比较,评估其一致性和可靠性,并基于当前发现,规划进一步的研究,以填补知识空白。

二、UK Biobank

UK Biobank(UKB)是一个大规模的生物医学数据库,收集了 50 万名英国志愿者的健康信息,是英国迄今以来规模最大的有关致病或预防疾病的基因和环境因子的信息资源库。UKB 设立目的是探求一些特定基因、生活方式和健康状况之间的关系,提高对一些遗传类疾病致病基因的理解,包括癌症、心脏病、糖尿病和一些特定的精神疾病。

UKB 在 2006—2010 年间共收集英国各地年龄在 40～69 岁人群中 50 万例志愿者的数据信息,包括基因信息和血液样本、生活方式及环境暴露数据,并跟踪记录他们之后数十年的健康医疗档案信息。UKB 于 2014 年启动了一项新的医疗成像数据收集计划,使用磁共振成像(MRI)和 X 射线技术对超过 10 万名志愿者的大脑、心脏和骨骼进行了分析。

UKB 数据来源包括:①基线数据:问卷调查、体格检查等;②生物样本:血液、尿液、唾液等;③基因组数据:基因型、外显子组、全基因组测序等;④医疗记录:NHS 电子病历、死亡和癌症登记等;⑤影像学数据:MRI、X 射线等。

UKB 提供者都在英国国家医疗服务体系注册,这使得 UKB 能够通过国家医疗数据详细跟踪所有志愿者的健康状况。UKB 的前瞻性和大样本量以及与健康记录的持续整合为研究人员提供了一个解决各种研究问题的绝佳平台。值得注意的是,样本提供者必须填写详细的基本情况问卷,包括姓名、性别、NHS 号码、疾病信息等,不可避免地存在隐私泄露。因此,对申请使用 UKB 具有较高门槛,特别对研究人员和研究机构的研究背景、研究目的和研究动机有很高的要求,需要提供个人科研背景信息、学术简历及最近发表的学术成果证据等(图 7-2-2)。此外,通过 UKB 的申请后,需要支付相应的数据使用费用,随后会收到一封校验子邮件,UKB 中的数据都是保存在一个安全的在线存储库中所有标准数据下载后必须解密并转换成合适的格式才能使用。

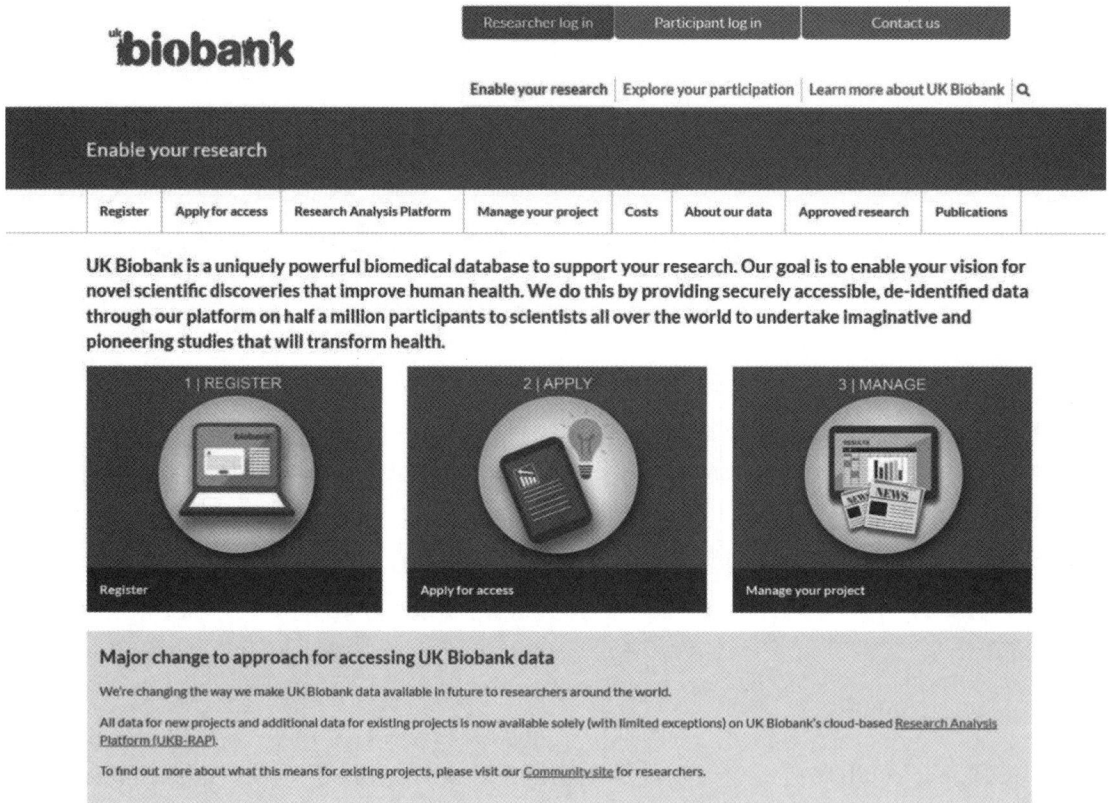

图 7-2-2　Biobank 注册页面

三、MIMIC

MIMIC 数据库包含了来自麻省理工学院贝斯以色列女执事医疗中心(Beth Israel

Deaconess Medical Center，BIDMC）ICU 患者的临床数据，目前已有 MIMIC－Ⅱ、MIMIC－Ⅲ和 MIMIC－Ⅳ等版本。MIMIC 是一个公开数据库，所有患者的信息都经过脱敏处理，研究者用于研究发文不需要临床伦理审查。

MIMIC－Ⅱ收集了 2001—2008 年的数据，数据来源于 CareVue 床旁监护系统。虽然 MIMIC－Ⅱ已不再公开使用，但其数据部分被保留在 MIMIC－Ⅲ中。MIMIC－Ⅲ涵盖 2001—2012 年的数据，数据来自 Metavision 和 CareVue 床旁监护系统，包含 53 423 名年满 16 岁的 ICU 患者，以及 7 870 名 2001—2008 年间的新生儿。

MIMIC－Ⅳ最新版本为 v3.0，于 2024 年 7 月 19 日发布。该版本新增 2020—2022 年的住院数据，患者数量从 299 712 增加至 364 627，住院次数从 431 231 增加至 546 028。新增数据改进了语言信息的标准化，扩展了保险类别，增加了最长 1 年的院外死亡率数据，时间跨度扩展为 2008—2022 年。

MIMIC－Ⅳ数据库主要包含三类数据：

（1）电子健康记录数据：包括患者的人口统计学信息、疾病诊断、实验室检测结果、药物治疗、生命体征等。

（2）ICU 床旁监护数据：包括波形数据、生命体征、液体管理和事件记录，数据主要来源于 IMDSoft MetaVision 系统。

（3）死亡随访数据：通过社会保险系统获得患者的院外死亡日期，评估患者的预后。

MIMIC－Ⅳ数据表分为五个模块：Hosp、ICU、ED、CXR、Note。

（1）Hosp 模块：包含医院范围内的数据，包括患者基本信息、入院/出院/转院记录、诊断和手术编码等。主要数据表有 patients、admissions、transfers、services、diagnoses_icd、procedures_icd 等，数据来源于医院电子健康记录系统。

（2）ICU 模块：包含重症监护病房的详细数据，如生命体征、治疗措施、输入输出等，数据来源于 ICU 床旁监护系统（MetaVision）。主要数据表包括 icu stays、chart events、output events、input events 等。

（3）ED 模块：包含急诊科的数据，是 MIMIC－Ⅳ新增的模块，扩展了急诊数据的覆盖范围，主要数据表有 edstays、diagnosis、medrecon、triage 等。

（4）CXR 模块：包含胸部 X 线片影像数据，主要包括影像文件和相关元数据，并与 MIMIC－CXR 数据集相链接。

（5）Note 模块：包含临床医生记录的自由文本注释，主要包括出院记录（discharge）和放射学报告（radiology）两类，经过去识别化处理以保护患者隐私。

用户需在官方网站注册并完成培训课程后才能访问 MIMIC 数据。合格的用户可以通过安全的在线平台访问数据，数据需进行解密并转换格式后方可使用。平台还提供在线工具用于浏览和筛选变量，支持使 SQL 语言进行数据查询和提取。基本查询语句包括如"SELECT * FROM mimic_core. patients"，条件筛选如"WHERE anchor_age>0"等。

熟悉数据库结构和各表之间的关系至关重要，用户可以通过"subject_id""hadm_id""icustay_id"等字段将不同表关联起来。此外，利用官方提供的数据字典和文档可以帮助理解变量的含义，GitHub 上也有开源代码包可辅助数据分析。MIMIC 数据库支持多种数据分析工具和编程语言，如 R、Python 等，研究人员可以利用这些工具对数据进行深度分析，助力临床研究和医疗决策的改进。

四、NHANES

NHANES 是美国一项全国性健康与营养调查,旨在通过综合访谈、体格检查和实验室测试,系统性地评估美国居民的健康和营养状况(图 7 - 2 - 3)。NHANES 自 1956 年《全国健康调查法》授权实施以来,一直致力于收集关于美国人口健康的重要信息,并逐步形成了一个具有深远影响力的全国性营养监测体系。20 世纪 60 年代起隶属于美国疾病控制与预防中心的国家卫生统计中心负责进行一系列健康与营养调查。1971—1994 年间,NHANES 以定期项目的形式进行,并于 1999 年起转变为年度连续实施模式。

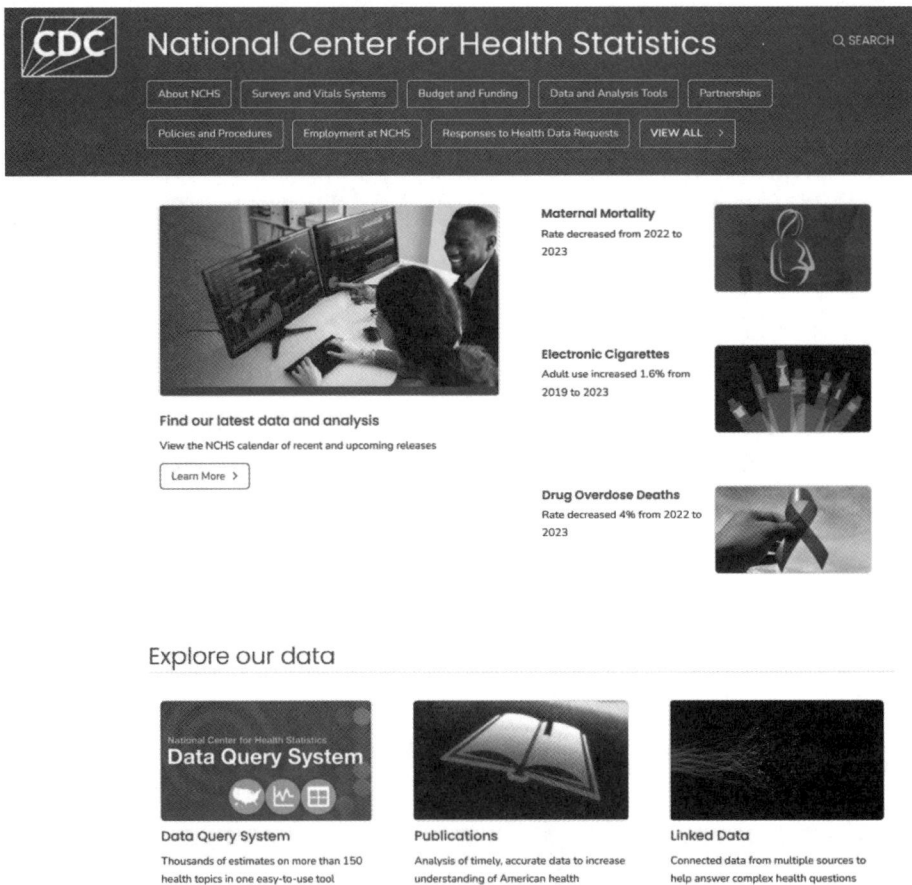

图 7 - 2 - 3　NHANES 数据库主界面

NHANES 调查每年对大约 5 000 名各年龄段人群进行家庭访谈,并在移动体检车中完成体格检查和生物样本采集。其目标人群涵盖全美 15 个固定城市的常住人口,包括非裔、亚裔和西班牙裔等族裔群体。此外,NHANES 还在部分年份开展了队列随访研究,以进一步了解特定人群的长期健康状况变化及其影响因素。

NHANES 的研究内容涉及广泛的健康领域,包括身体成分与骨密度、营养与饮食状况、肥胖、身体活动与功能、健康相关的环境因素、生殖史与性行为、口腔健康、贫血、心血管疾病、糖尿病、传染病、肾脏疾病、呼吸系统疾病(如哮喘、慢性支气管炎、肺气肿)、性传播疾病等。这些内容涵盖多种与公众健康密切相关的疾病和健康风险因素,为美国居民的健康状况提供了全面的评估,揭示疾病的流行趋势、不同人群的健康状况差异以及相关的社会经济因素。NHANES 的主要目标包括:估计美国人口和少数族裔中特定疾病的患病率及其危险因素的分布;监测特定疾病的流行趋势和控制状况;监测健康风险行为和环境暴露的水平和趋势;研究饮食、营养与健康之间的关系;探索新兴公共卫生问题以及新技术的应用。

NHANES 数据库的六大数据模块分别是:

(1) 参与者问卷调查模块(Survey Participant Questionnaire):

针对调查对象的个体问卷,涵盖 40 个子模块,包括人口统计(如性别、年龄、教育、婚姻、收入等)、肾脏健康、口腔健康、睡眠情况等。这些数据有助于了解不同人口群体的基本健康状况和生活方式,并与体检及实验室数据结合,以提供全面的健康评估。

(2) 家庭问卷模块(Family Questionnaire):

针对调查对象家庭情况的问卷,包含 9 个子模块,包括消费者行为、人口背景、职业状况、健康保险等。家庭背景对于理解个体健康有着重要的影响,通过对家庭层面的信息收集,研究人员能够评估家庭环境对个体健康的影响,如家庭经济状况与健康结果之间的关联。

(3) 移动体检车问卷模块(Mobile Examination Center Questionnaire):

在移动体检车上进行的问卷调查,包含 33 个子模块,包括肾脏疾病/泌尿外科调查、前列腺疾病调查、饮酒与吸烟情况等。MEC 调查是 NHANES 数据收集的重要组成部分,通过这些问卷可以深入了解受访者的健康行为及其对健康状况的影响。

(4) 体检模块(Examination Components):

在移动体检车中进行的体检,包含 39 个子模块,相当于一个小型健康体检中心,由医生为受访者提供专业的检查,如骨密度检测(髋关节与脊柱)、听力检查、口腔检查、心血管健康检查等。这些体检数据可以为流行病学研究提供客观的健康指标,用于分析体检结果与健康状况之间的关系。

(5) 检查后随访模块(Post-examination Follow-up Questionnaire Components):

在体检之后进行的随访,包含 6 个子模块,包括消费者行为调查、第二天饮食情况、丙型肝炎随访、前列腺特异抗原的后续随访等。随访调查能够帮助研究人员了解特定健康行为或健康状况在一定时间内的变化,以及评估健康干预措施的效果。

(6) 实验室检查模块(Laboratory Components):

涵盖 131 个子模块,包括疾病诊断相关的生物标志物检查,如血液检查、尿液分析等,是全面且有价值的实验室数据来源。这些实验室数据为研究不同健康状况和疾病的生物学基础提供了支持,并可以用于疾病的早期检测和预防。

NHANES 数据可从 CDC 官网免费下载,数据文件通常以 SAS XPT 格式提供,包含每个数据表的 HTML 文档以描述变量和格式。用户可以使用 R 包 NhanesA 直接从 CDC 服务器下载数据,数据表名通常包含基本名称与后缀(如 DEMO_A,DEMO_B 等),以标识不同的周期。

五、CHNS

中国国民健康调查(China National Health Survey,CNHS)是一项由美国北卡罗来纳大学人口中心与中国疾病预防控制中心联合进行的大规模社会健康调查。它是一项纵向调查,收集中国居民健康、营养和社会经济状况的数据。CHNS 提供中国居民健康和营养状况的长期追踪数据,可用于分析中国社会经济变化对健康和营养的影响。CHNS 支持跨学科研究,如健康经济学、营养政策等。

与 NHANES 不同,CHNS 是纯调查数据,不包含体检结果。涵盖多个学科领域,包括健康学、营养学、社会学、人口学、经济学等。CHNS 数据开放性强,无须注册即可直接下载使用。同时包含农村和城镇数据,提供全面的人口覆盖。数据内容:健康调查、营养和体质测验、食品市场调查、计划生育调查、社会经济状况调查等。调查周期从 1989 年开始,每 2～4 年进行一次调查。最新的公开数据可能覆盖到 2015 年。调查范围起初覆盖 8 个省份,后来扩展到 12 个省份,包括城市和农村地区。

(丁文婧)

第三节 开放获取资源

医学领域作为关乎人类健康与福祉的重要领域,对知识的获取和交流有着极高的需求。开放获取(Open Access, OA)资源的出现,为医学研究、临床实践以及教育教学带来了前所未有的机遇。开放获取资源打破了传统学术资源获取的限制,使学术成果能够以更快的速度、更广泛的范围传播开来。这不仅有助于提高医疗服务的质量和水平,使临床医生能够及时将最新的研究成果应用于实际诊疗中,为患者提供更精准、更有效的治疗方案;还能极大地促进医学科研的发展,激发更多的创新思维和跨学科合作,加速医学知识的积累和更新。

一、概述

(一)开放获取资源的特点

开放获取资源在学术界和科研领域中发挥着日益重要的作用,其独特的特点不仅改变了学术信息的传播方式,也极大地提升了知识的共享与应用效率。开放获取资源的主要特点如下。

1. 免费获取

这是开放获取资源最显著的特点之一。任何人在任何时间、任何地点,只要具备网络连接,便可免费访问和下载开放获取的学术文献、研究数据、教学资料等资源,无须支付订阅费用或购买版权。这一特性大大降低了知识获取的门槛,使更多人能够受益于学术研究成果,尤其是那些无法承担高昂订阅费用的个人研究者、学生、发展中国家的科研人员以及广大普通公众。通过消除经济障碍,开放获取促进了知识的普及与民主化,推动了全球范围内的学术平等。

2. 广泛传播与共享

开放获取资源打破了传统版权限制的束缚,允许作者在保留版权的同时,授权他人在一定条件下自由复制、分发、传播和使用其作品。这种广泛的传播和共享机制使得学术成果能够更快地在全球范围内扩散,促进了不同地区、不同学科之间的学术交流与合作。通过开放获取,研究成果能够迅速传达给更多的受众,推动知识的创新和转化,进而加速科学进步和技术革新。此外,开放获取还支持多种形式的知识再利用,如教育资源开发、政策制订参考以及公众科普传播,进一步提升了学术研究的社会价值。

3. 提高学术影响力

研究表明,开放获取的文献通常比传统订阅模式下的文献具有更高的引用率。这主要因为开放获取资源更容易被发现和获取,吸引了更多的读者阅读和引用,从而有助于作者提升其学术声誉和研究成果的影响力。更高的引用率不仅能够增强研究者在学术界的地位,还能促进其研究成果更快地转化为实际应用,推动相关学科的发展和社会的进步。此外,开放获取通过增加研究的可见性和可访问性,有助于缩短科研成果从发表到应用的时间,提升科研工作的整体效率和效益。

(二)开放获取资源的实现途径

开放获取资源主要有以下三种实现途径。

1. 开放获取期刊

依托网络技术,采用发表付费、阅读免费的形式,即作者承担出版物的费用,读者免费获取开放出版期刊上的文献全文。许多开放获取期刊与传统出版刊物一样须经过严格的同行评审才能出版,保证了开放获取期刊的学术质量。

2. 开放获取仓储

通过开放获取仓储,学者可以利用自我归档技术提交、保存自己的研究成果,甚至是发表的文章,从而使其文献可以迅速、便捷地在其学科领域内被传播、检索。开放获取仓储中可以包括:电子文档、课程资料、数据文件、声像文件、机构记录以及任何类型的数字文档。其中电子文档是以数字形式存储的研究性文章,包括预印本(preprin)和后印本(postprint)。后印本是指经过同行评议,多次校对并已经正式发表的文章。开放获取仓储中的文献都具有可获取的高度便捷性,且对于作者和读者都是完全免费的,充分体现了开放获取的基本理念,也是推动其发展的根本动力所在。开放获取仓储主要有两种类型:学科范围的开放仓储(学科知识库)和机构专属的开放仓储(机构知识库)。

3. 开放教育资源

开放教育资源包括教材、课程讲义、教学视频、在线课程(如慕课)、实验手册等,支持多种学习需求,资源涵盖基础学科到前沿交叉学科。读者可以免费获取、使用、修改和分享开放教育资源,以此促进个性化学习与教学创新。

二、国内常用开放获取资源

在我国,随着对学术资源共享和知识传播重视程度的不断提高,开放获取资源也得到了长足的发展。国内的开放获取资源涵盖了多个学科领域,尤其在医学领域,众多机构和平台积极参与,为科研人员、医务工作者及广大公众提供了丰富多样的免费学术资源,这为推动我国医学科研进步、临床实践水平提升以及医学教育发展发挥了重要作用。

(一)国家科技期刊开放平台

国家科技期刊开放平台是由科技部委托中国科学技术信息研究所负责实施的。该平台以“公益普惠、开放共享、权威精品”为定位,汇聚了国内千余种学术期刊,截至 2025 年 1 月,收录开放获取期刊总数 1 384 种,其中核心期刊占比超 70%,学科分布遍及理、工、农、医四大科技领域,收录开放获取论文 275 855 篇。科技部支持建设该平台,旨在促进我国科技论文的传播利用与科技期刊的开放共享。平台依托中国科学技术信息研究所资源,实现了论文引文数据融合,可即时展示期刊收录和引用情况,动态查询期刊的历年影响因子、引用频次等期刊评价指标如图 7-3-1 所示。

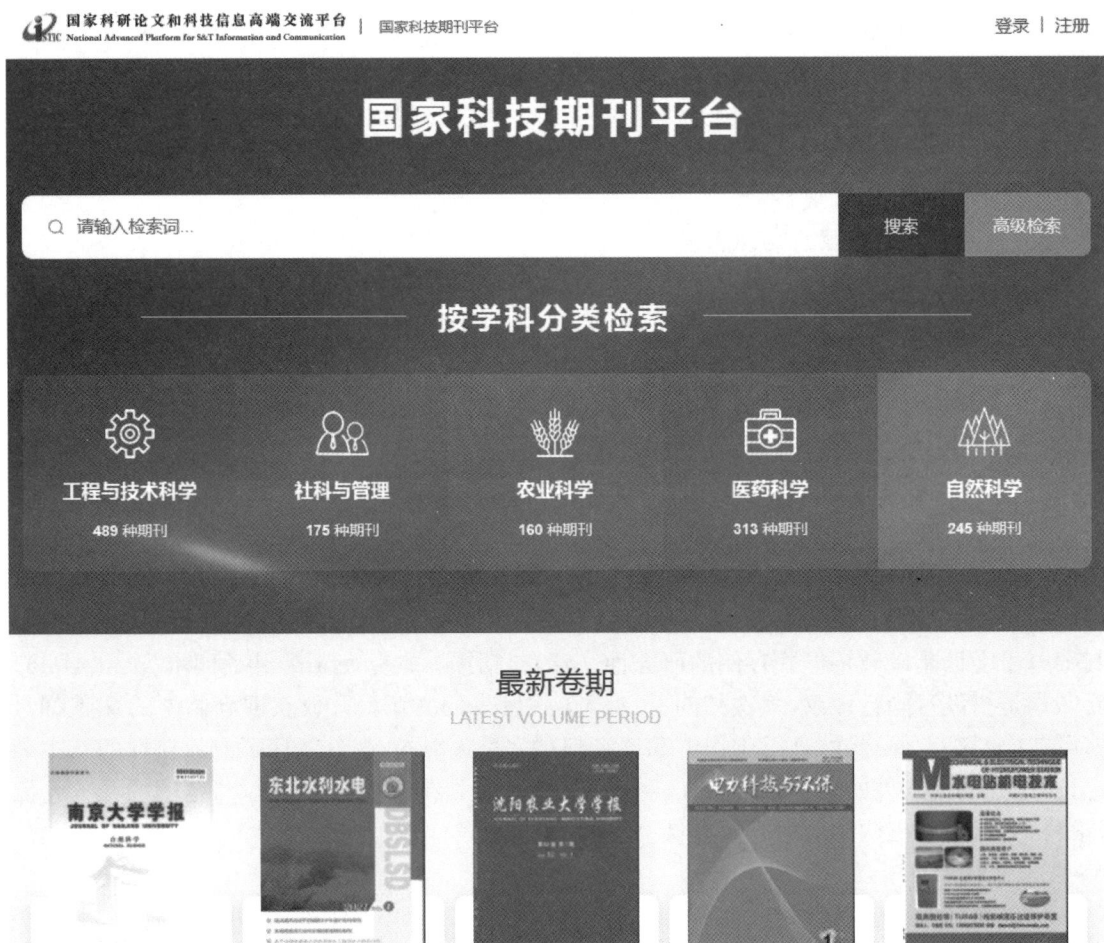

图 7-3-1 国家科技期刊开放平台界面

(二)国家科技图书文献中心

国家科技图书文献中心(National Science and Technology Library,NSTL)是经国务院批准,科技部联合财政部等六部门于 2000 年 6 月 12 日创立的一个基于网络环境的科技文献信息资源服务体系。它由中国科学院文献情报中心、中国科学技术信息研究所、机械工业信息研究院、冶金工业信息标准研究院、中国化工信息中心、中国农业科学院农业信息研究所、中国医学科学院医学信息研究所、中国标准化研究院标准馆和中国计量科学研究院文献馆九个文献信息机构组成。该中心大力开展国外开放获取资源的统一揭示和集成管理,形成采购文献与开放获取文献协同服务的资源保障新格局。截至 2025 年 1 月,累计揭示国外开放获取期刊 13 000 多种,开放获取会议文献 8 700 多个,开放获取科技报告 8 000 多篇,开放获取学位论文 9 万种,开放获取课件 64 000 多个,开放获取图书约 10 万册,如图 7-3-2 所示。

(三)中国科技论文在线

中国科技论文在线由教育部科技发展中心主办。该平台打破传统出版物的烦琐程序,

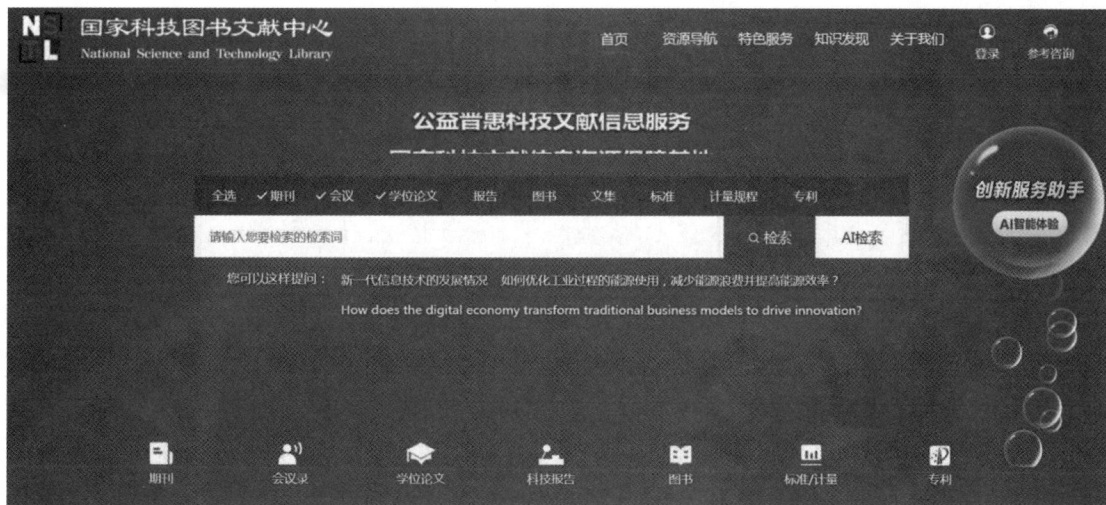

图 7‑3‑2　国家科技图书文献中心平台界面

免去传统的评审、修改、编辑、印刷等流程,作者只要所投论文遵守国家相关法律,为学术范围内的讨论,有一定学术水平,且符合该网站的基本投稿要求,一般可在一周内发表,使科研人员能够及时将自己的成果和新观点对外发布。所发表论文的版权归作者本人所有,同时允许作者同时向其他专业学术刊物投稿,既保护了原创作者的知识产权,又不影响作者在其他传统学术期刊上的发表权益。平台拥有丰富的论文资源,截至 2025 年 1 月,首发论文总数 10 万余篇,涵盖了自然科学国家标准学科分类与代码中的 39 类专业领域,为科研人员提供了广泛的学术交流资源。同时还推出了《中国科技论文在线精品论文》电子期刊,收录首发并经过同行评议的优质稿件资源。平台主要采用"先发布,后评审"的流程改造,通过网络传播力、影响力,利用浏览、下载、转发、评论等网络使用情况考察论文的价值,革新论文质量评价模式,为科研人员提供了一种不同于传统期刊影响因子等的评价方式,如图 7‑3‑3 所示。

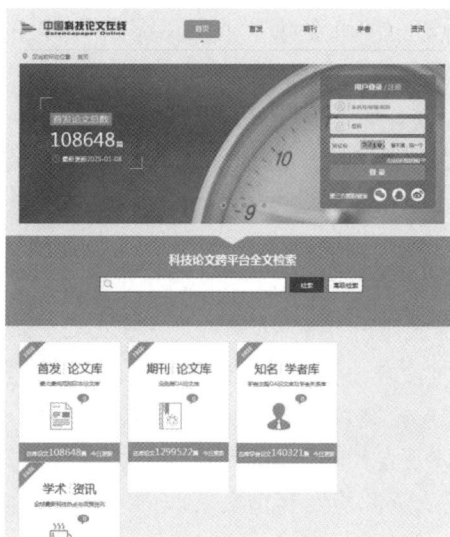

图 7‑3‑3　中国科技论文在线平台界面

（四）GoOA

GoOA 是由中国科学院资助、中科院文献情报中心负责实施建设的一站式开放获取期刊和论文发现与获取平台。它致力于为用户提供经过严格评价和遴选的高质量 OA 期刊资源，截至 2025 年 1 月，已收录来自知名出版社的 27 583 种期刊，16 547 725 篇论文。平台在资源整合方面具有显著优势，能够帮助用户快速、准确地找到所需的学术文献，涵盖学科领域丰富多样，包括自然科学、工程技术、农业科学、医药卫生、社会科学等。通过 GoOA 平台，科研人员可以更高效地获取前沿研究成果，促进学术研究的深入开展，如图 7 - 3 - 4 所示。

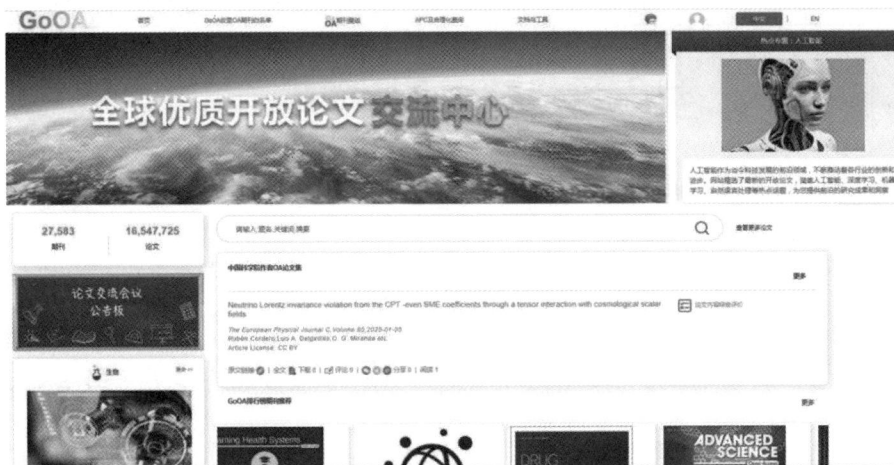

图 7 - 3 - 4　GoOA 平台界面

（五）PubScholar 公益学术平台

PubScholar 公益学术平台由中国科学院文献情报中心、中国科学院计算机网络信息中心、中国科技出版传媒股份有限公司（科学出版社）为主建设。该平台是中国科学院为满足全国科技界和全社会科技创新的学术资源基础保障需求，建设的提供公益性学术资源的检索发现、内容获取和交流共享等服务的平台。平台资源每日持续更新。截至 2025 年 1 月，平台可检索的元数据资源量约 1.8 亿条，包括科技论文元数据约 9 639 万条，科技专利元数据约 8 370 万条，科学数据元数据约 52 万条。平台积极探索公益性学术资源的建设，致力于实现与国内外各类学术资源拥有者、各类学术服务提供者的互利合作，实现共建共享，如图 7 - 3 - 5 所示。

（六）OpenSign

OpenSign 公益性学术资源服务平台由清华大学于 2024 年 11 月份正式发布。平台整合了全球开放获取资源，面向社会公众提供资源访问服务。截至 2025 年 1 月，平台集成的 OA 期刊总量约 3.8 万种、OA 论文总量超过 1000 万篇。其中，中文论文元数据来源于中国知网。学科覆盖范围广泛，涉及自然科学、工程技术、人文社会科学、医学等多个领域。平台通过链接标准引导用户完成从资源检索到全文获取的一站式服务，如图 7 - 3 - 6 所示。

（七）中国科学院科技论文预发布平台

中国科学院科技论文预发布平台（ChinaXiv）是按照中国科学院部署、中国科学院文献

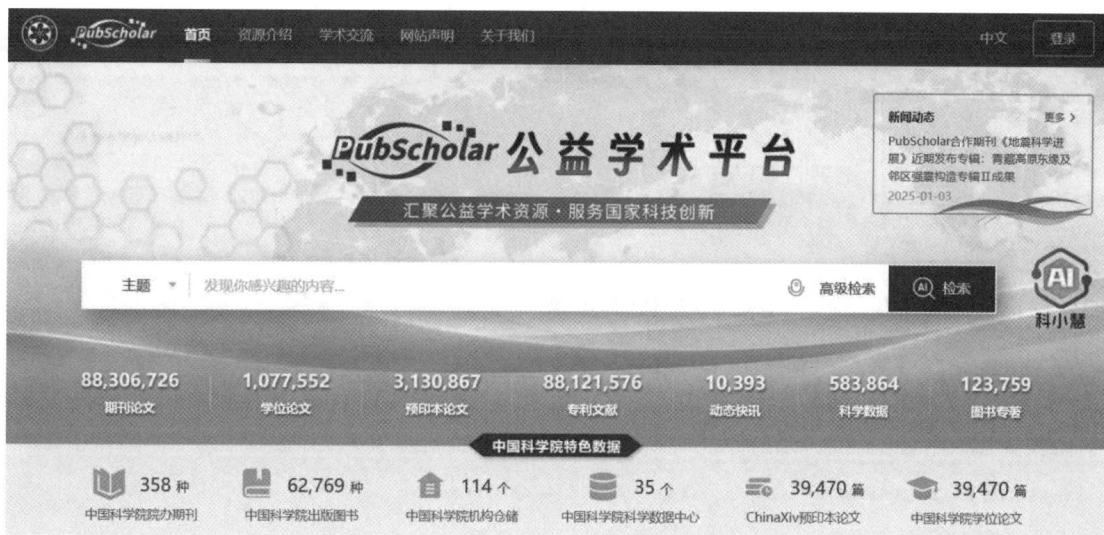

图 7-3-5　PubScholar 公益学术平台界面

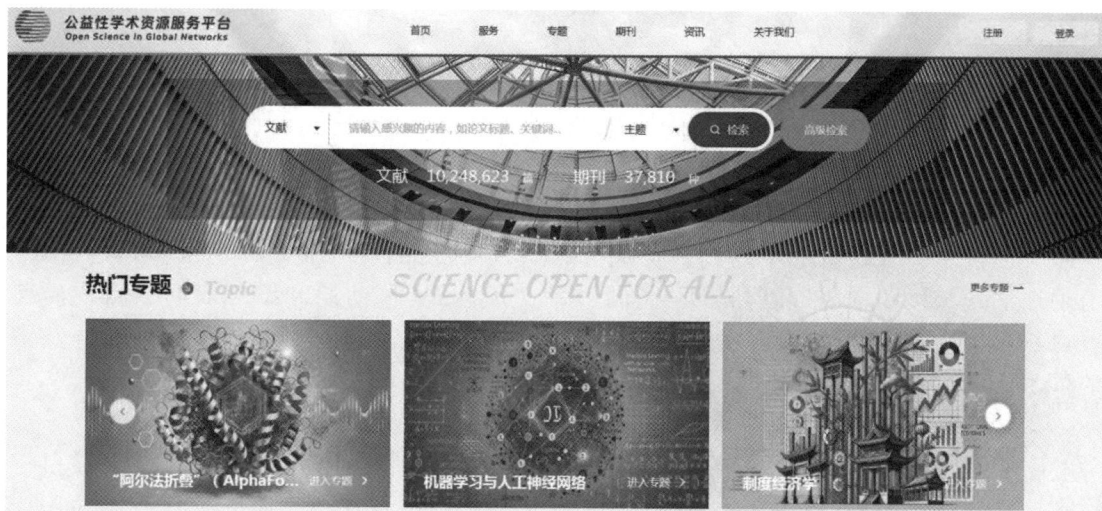

图 7-3-6　OpenSign 公益性学术资源服务平台界面

情报中心于 2016 年在中国科学院科学传播局支持下建设、按国际通行规范运营的预印本交流平台。ChinaXiv 以"学界主导，公益服务，高效交流，开放传播"为宗旨，致力于打造支撑国内外学术团体构建新型学术交流体系的国家级预印本交流基础设施，助力科研机构建立本领域的开放科学基础设施，助力传统科技期刊面向开放科学服务模式转型发展。ChinaXiv 作为预印本平台，支持中英文科技论文预印本的发布、传播、下载和评论。2022 年，ChinaXiv 发布 2.0 版本，国际化和互联互通水平显著提升。平台中英文新版页面上线，建设 ChinaXiv-Global 全球预印本索引，开发开放评议、论文备注功能，为全部预印本注册 CSTR，与中国科学院数字化平台项目的 SciEngine、ScienceDB、CSCD 进行对接。如图 7-3-7 所示。

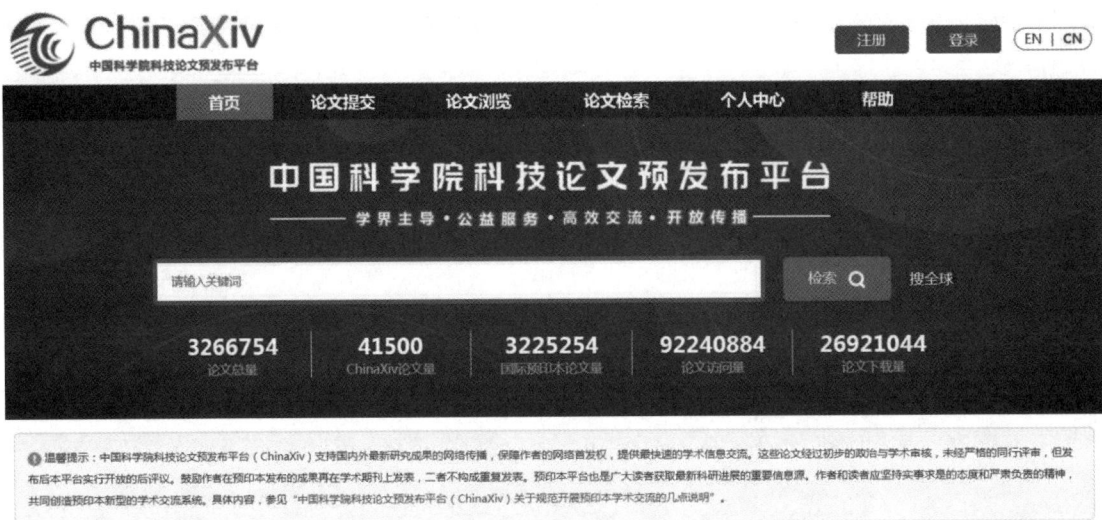

图 7 - 3 - 7　中国科学院科技论文预发布平台界面

截至 2025 年 1 月,该平台合作共建的预印本子库有 19 个,其中与生物医学相关的预印本字库包括以下几个。

1. 中国心理学预印本平台 PsyChinaXiv

中国科学院心理研究所与 ChinaXiv 共建,支持全球心理学预印本交流。

2. 中国护理学预印本平台

我国护理学界自主管理、全球科研人员均可参与的"中国护理学预印本平台",促进我国护理学发展和科研成果的高效交流,保障科研人员的科研首发权,共同培育壮大中国护理学领域预印本与期刊协同发展的学术交流模式,帮助期刊第一时间获得优质稿源,提高期刊影响力,形成新型学术交流领域示范,营造"开放、共享、共治、协同"的学术交流生态。

3. 中国生物工程预印本平台

该平台由中国生物工程学会与 ChinaXiv 合作共建,并且由我国生物工程学界自主管理、全球科研人员均可参与的规范可靠的"中国生物工程预印本出版平台",其作用促进我国生物工程领域发展和科研成果的高效交流,保障科研人员的科研首发权帮助期刊第一时间获得优质稿源,提高期刊影响力,营造"开放、共享、共治、协同"的学术交流生态。

4. 中国药物科学预印本平台

该平台由 ChinaXiv 与中国科学院上海药物研究所共建,共同支持全球药物科学领域预印本交流。

(八) 生物医学科技论文预印本系统

生物医学科技论文预印本系统(BiomedRxiv)是一个公益性的论文投稿和发布系统,支持生物医学科技论文的免费投稿与发布,由中国医学科学院医学信息研究所构建并维护,用于快速发布和存储我国生物医学领域的最新研究成果,学科分类涉及新型冠状病毒感染、基础医学、临床医学、预防医学、中医学、肿瘤学等在内的 20 个一级学科及其涵盖的 160 余个二级学科。BiomedRxiv 以"第一时间共享最新研究成果,对标国际规范存缴和发布研究论文,权威专家快速审核"为特色,旨在面向全国生物医学领域的科研工作者,提供可靠、规范的中国生物医学领域科研论文开放仓储机制,实现生物医学领域中英文科技论文的预印本存缴和长期保存,构建规范的、支持快速交流发布的学术交流生态系统,支持我国医学界高水平科研论文的快速预发布,有效支撑中国生物医学领域科研工作者的科研首发权,推动预印本在我国生物医学领域的交流形式,有效支持中国医学领域科学研究的共享与创新,如图7‐3‐8 所示。

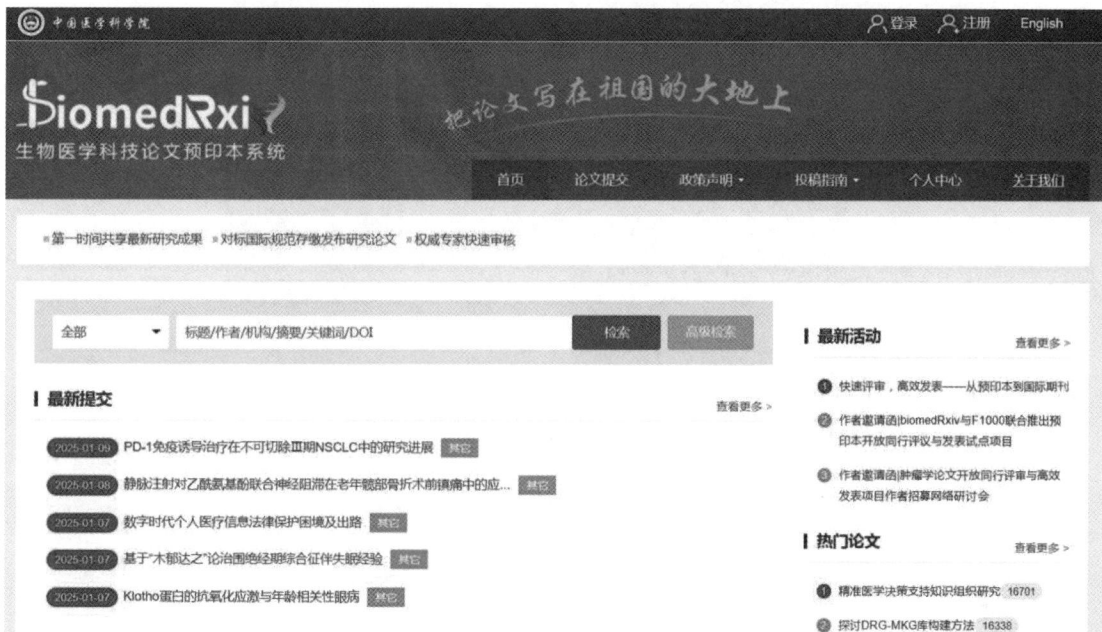

图 7‐3‐8　生物医学科技论文预印本系统界面

(九) 中国大学 MOOC

中国大学 MOOC 由网易公司与教育部爱课程网共同推出的是一个广受欢迎的在线教育平台。它汇集了众多中国顶尖高校的慕课课程,课程内容丰富多样,涵盖从基础科学到文学艺术、哲学历史到工程技术、经管法学到农林医药等众多领域,且完全免费。该平台为广大学习者提供了与名校名师学习交流的机会,支持自主学习和互动学习,通过在线视频课程、课后作业、讨论区等多种形式,帮助学习者巩固知识、提升能力。同时,它也为高校教师提供了课程建设和教学改革的参考范例,推动了高等教育教学模式的创新和发展,如图 7‐3‐9 所示。

(十) 学堂在线

学堂在线是清华大学于 2013 年 10 月发起建立的慕课平台,是教育部在线教育研究中心的研究交流和成果应用平台,是国家 2016 年首批双创示范基地项目,是中国高等教育学会产教融合研究分会副秘书长单位,也是联合国教科文组织(UNESCO)国际工程教育中心(ICEE)的在线教育平台。截至 2025 年,学堂在线运行了来自清华大学、北京大学、复旦大学、中国科技大学,以及麻省理工学院、斯坦福大学、加州大学伯克利分校等国内外高校的超过 5 000 门优质课程,覆盖 13 大学科门类。学堂在线注重课程质量和教学效果,提供了多样化的课程形式和学习工具,如直播课程、录播课程、在线实验、虚拟课堂等,满足不同学习者的需求。该平台还积极开展国际合作与交流,引进国外优质课程资源,推动中国高校课程的国际化发展,同时也为全球学习者提供了了解中国高等教育和学术文化的窗口,如图 7 - 3 - 10 所示。

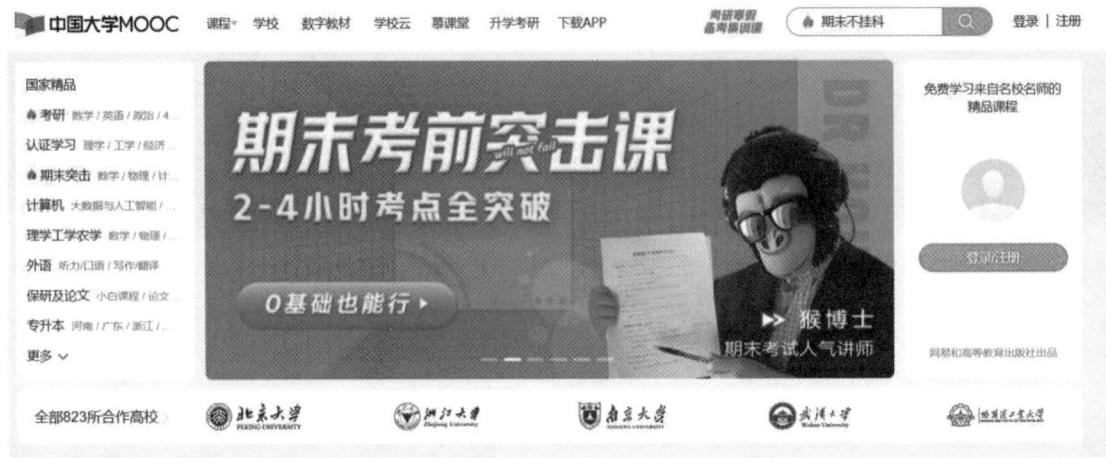

图 7 - 3 - 9　中国大学 MOOC 平台界面

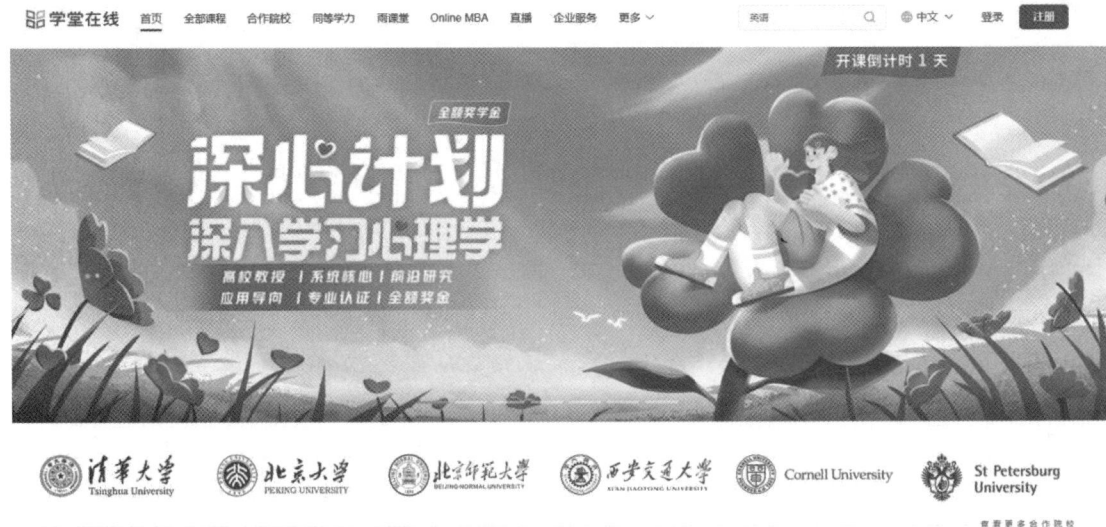

图 7 - 3 - 10　学堂在线平台界面

三、国外常用开放获取资源

(一) 国外开放获取期刊资源

开放获取期刊是通过互联网免费提供的、经同行评审的学术期刊,用户无须支付费用即可检索、阅读、下载和使用论文全文，前提是尊重论文作者的署名权和引用权。开放获取期刊的出现极大促进了全球学术资源的共享和科研成果的传播。以下介绍几种重要的国外开放获取期刊资源，它们在各自领域内具有重要的学术地位和影响力。

DOAJ(Directory of Open Access Journals)由瑞典隆德大学图书馆与学术出版和学术资源联盟(The Scholarly Publishing and Academic Resources Coalition)于 2003 年创建，DOAJ 汇集了全球超过 19 000 种开放获取期刊，覆盖多个学科领域。DOAJ 收录的期刊均为学术性、研究性的同行评审期刊，内容涵盖科学、技术、医学、社会科学、人文艺术等领域。具有免费获取且提供全文的特点，对学术研究有较高的参考价值。DOAJ 提供期刊检索和文章检索，支持多字段检索，包括刊名、关键词、主题、ISSN、出版商、出版国、期刊语种等，能够帮助用户精准查找所需文献。此外，文章检索功能可以在题名、文摘、关键词、作者、开放研究者与贡献者身份识别码、数字对象唯一标识符(DOI)、语种等多个字段进行深度检索，如图 7-3-11 所示。

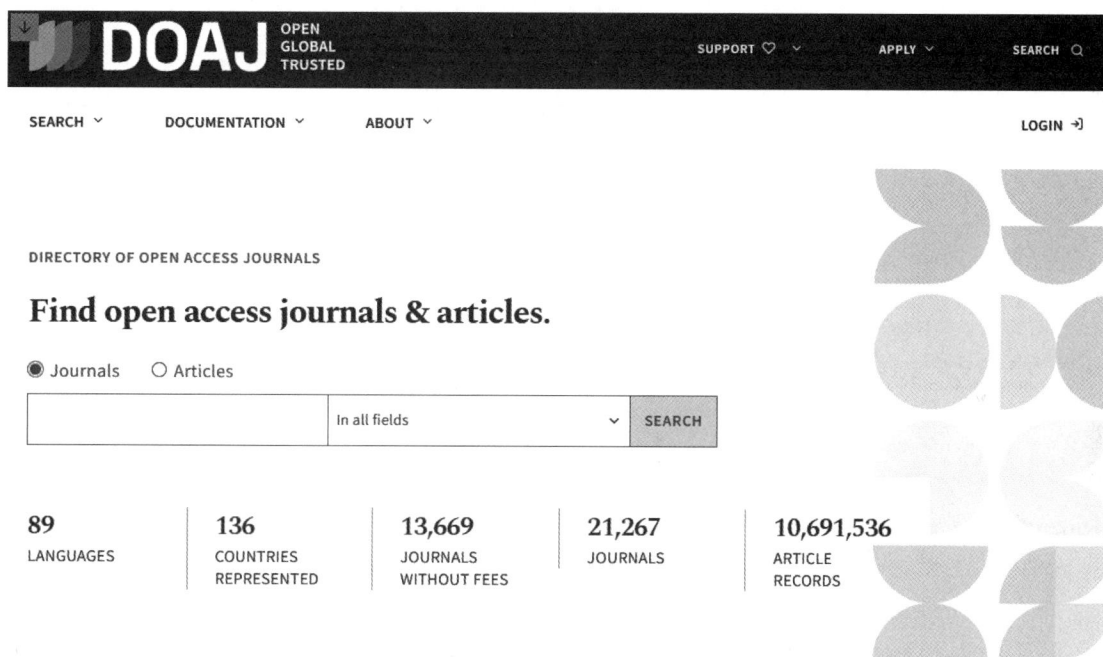

图 7-3-11 DOAJ 官网

PMC(PubMed Central)由美国国家生物技术信息中心于 2000 年建立，PMC 专注于生命科学期刊全文，收录了大量开放获取的生物医学文献。PMC 支持多种检索方式，方便用户获取生物医学领域的研究成果。用户可以按关键词、题目、作者、期刊名称等多维度进行检索。此外，PMC 与 PubMed 数据库紧密结合，确保了生物医学领域文献的全面性和高质量，如图 7-3-12 所示。

BMC(BioMed Central)是施普林格·自然出版集团旗下的开放获取期刊品牌，出版超过 300 种开放获取期刊，覆盖生物学和健康科学等领域。用户可通过主题浏览或关键词检索轻松获取研究文献。目前出版 300 种左右经同行评审的开放获取期刊，内容涵盖科学、技术、工程和医学的所有主要领域。点选主页面上的"Explore journals"用户可以通过

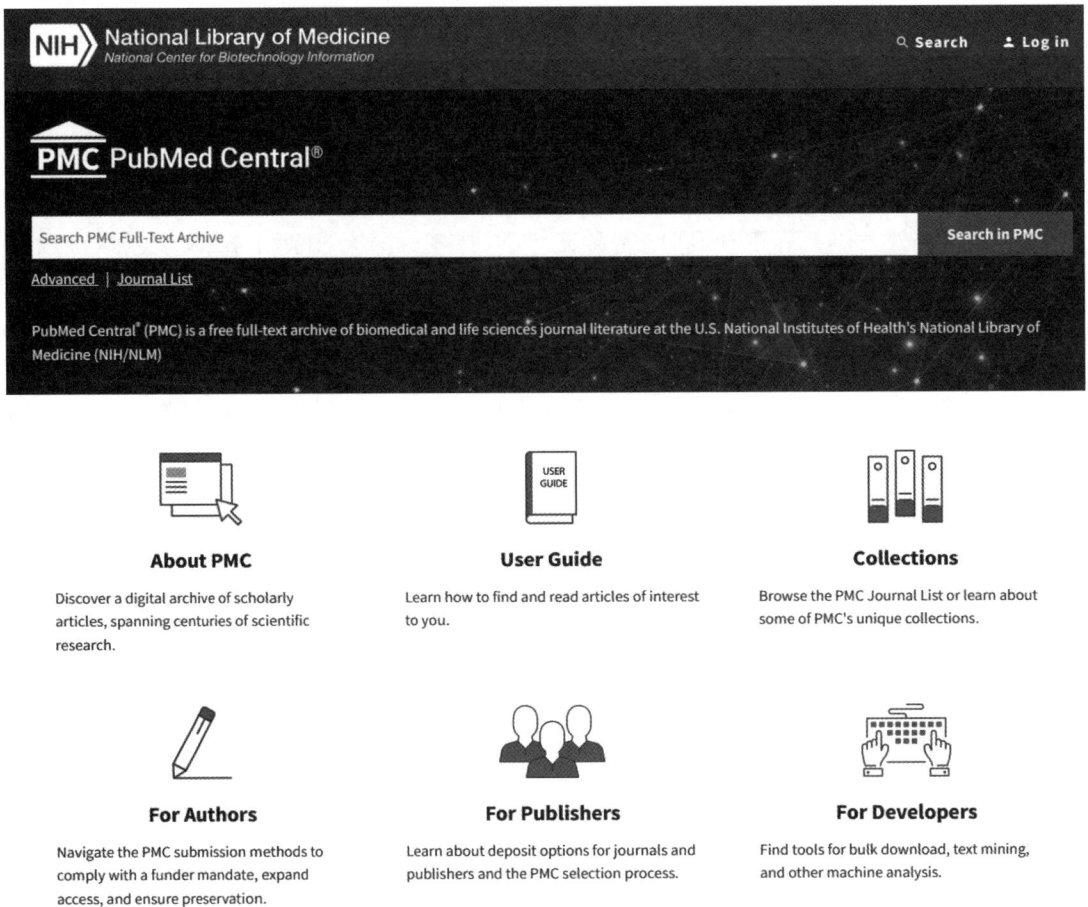

图 7 - 3 - 12　PMC 官网

Journals A-Z 或 Journals by subject 按字顺或主题浏览期刊列表,再选择期刊阅读全文。主页面的"Search"提供快速检索,如图 7 - 3 - 13 所示。

　　PLOS(Public Library of Science)由众多诺贝尔奖得主和慈善机构支持的非营利性学术组织,检索界面提供简单检索和高级检索两个选择,检索出的结果还可以进行进一步的筛选,筛选项目包括期刊、主题、文献类型、作者、检索词出现位置等。PLOS 出版了多种与生命科学和健康科学相关的开放获取期刊,为研究人员提供高质量的免费学术资源,如图 7 - 3 - 14 所示。

　　FMJ(Free Medical Journals)是由法国的 Bernd Sebastian Kamps 博士建立的免费医学期刊信息网站,该网站提供四种主要的浏览途径:按学科专业、按 FMJ 自身的影响因子、按开放获取时间排序的期刊以及按期刊名字顺序浏览。FMJ 还提供"Free Medical Books"链接,便于用户免费阅读开放存取图书。FMJ 的多重检索和浏览方式使得用户可以根据个人研究需求轻松找到相关期刊和图书,尤其在医学领域提供了一个集中的学术资源库,如图 7 - 3 - 15 所示。

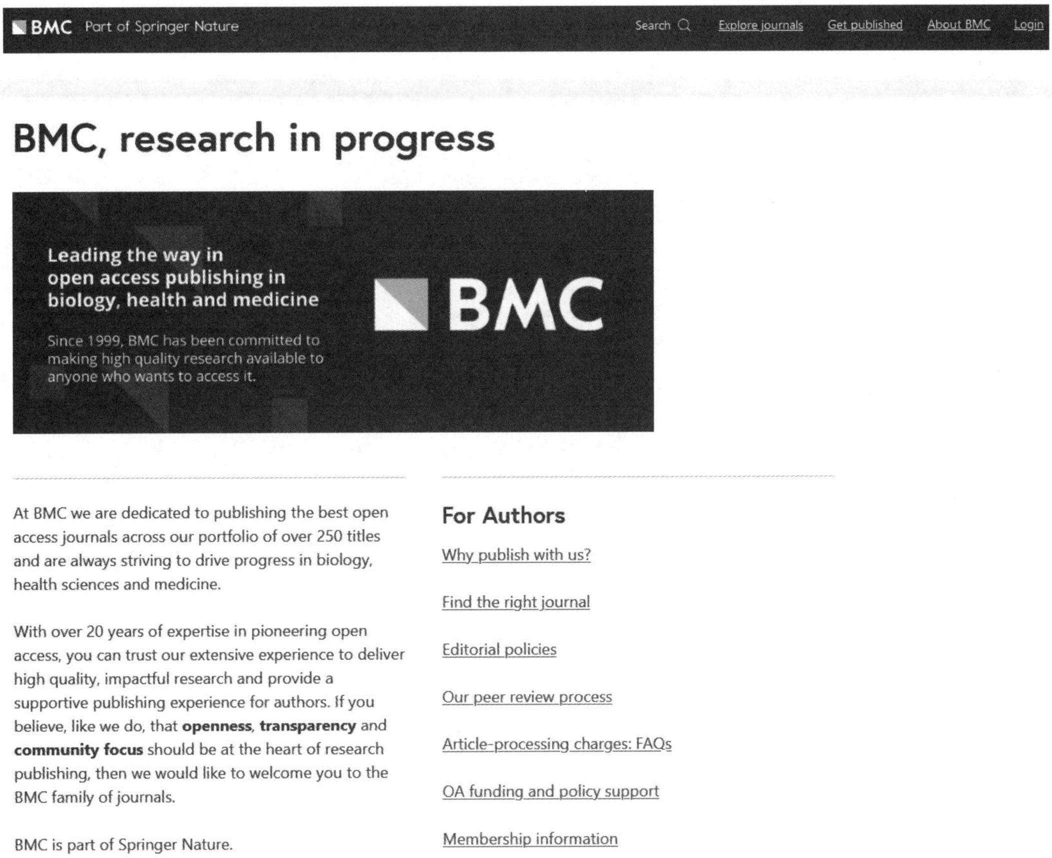

BMC　Part of Springer Nature

Search　Explore journals　Get published　About BMC　Login

BMC, research in progress

Leading the way in
open access publishing in
biology, health and medicine

Since 1999, BMC has been committed to
making high quality research available to
anyone who wants to access it.

BMC

At BMC we are dedicated to publishing the best open access journals across our portfolio of over 250 titles and are always striving to drive progress in biology, health sciences and medicine.

With over 20 years of expertise in pioneering open access, you can trust our extensive experience to deliver high quality, impactful research and provide a supportive publishing experience for authors. If you believe, like we do, that **openness**, **transparency** and **community focus** should be at the heart of research publishing, then we would like to welcome you to the BMC family of journals.

BMC is part of Springer Nature.

For Authors

Why publish with us?

Find the right journal

Editorial policies

Our peer review process

Article-processing charges: FAQs

OA funding and policy support

Membership information

图 7 - 3 - 13　BMC 官网

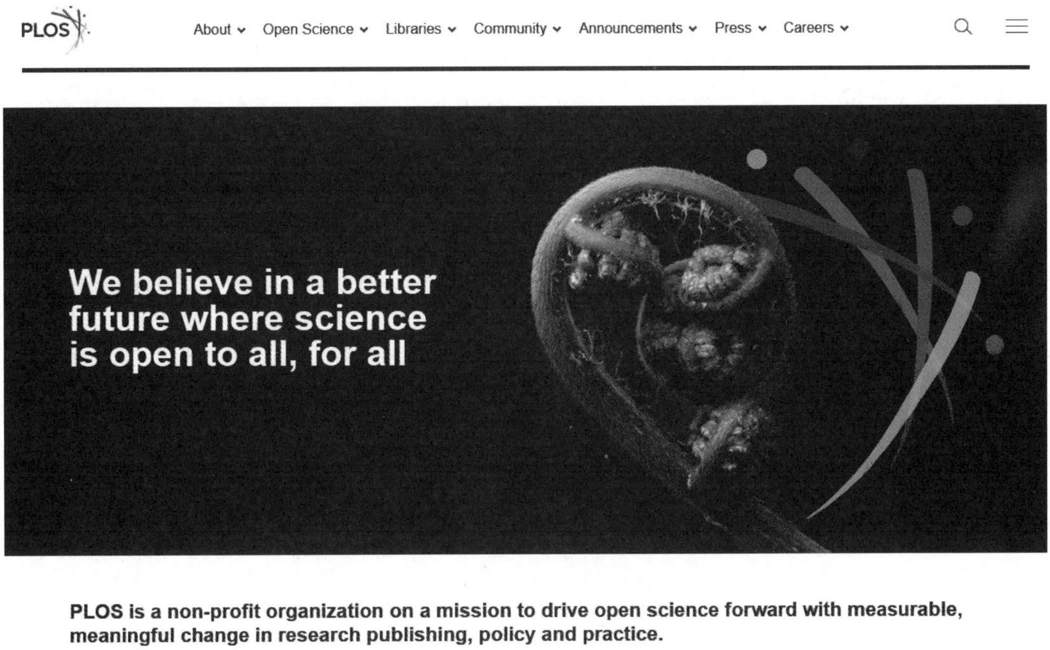

PLOS

About ⌄　Open Science ⌄　Libraries ⌄　Community ⌄　Announcements ⌄　Press ⌄　Careers ⌄

We believe in a better
future where science
is open to all, for all

PLOS is a non-profit organization on a mission to drive open science forward with measurable, meaningful change in research publishing, policy and practice.

图 7 - 3 - 14　PLOS 官网

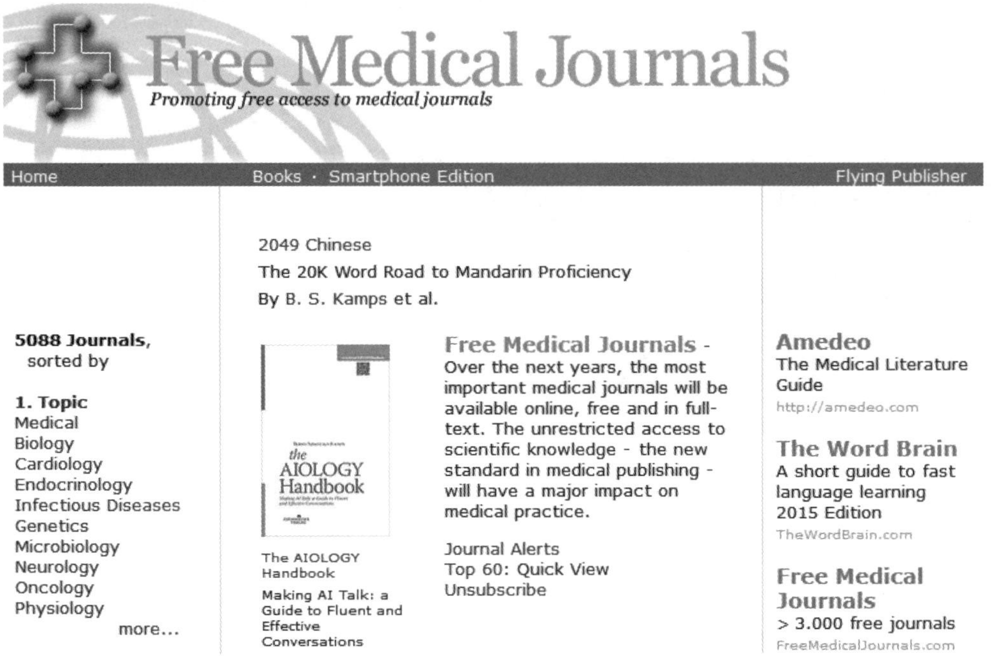

图 7-3-15　FMJ 官网

(二) 国外开放获取仓储

开放获取仓储是指个人或机构通过"自存档"形式,将学术成果存储在公共或机构服务器中,供全球学术界免费检索和使用。以下是几种国外常见的开放获取仓储资源,它们为全球科研人员提供了便捷的学术资源获取途径。

Open DOAR(Directory of Open Access Repositories)由英国诺丁汉大学和瑞典隆德大学于 2005 年 2 月共同创建,是著名的开放获取期刊 DOAJ 的姊妹项目。Open DOAR 也是全球最权威的开放获取仓储目录检索系统之一,提供全面的目录浏览和数据统计服务,如图 7-3-16 所示。

arXiv 创立于 1991 年,是全球第一个电子预印本仓储,涵盖物理学、数学和计算机科学等领域。arXiv 收录了大量预印本文献,为研究人员提供便捷的主题和关键词检索服务。目前由康奈尔大学维护和运营。arXiv 收藏近 200 万篇学术文章,其中包括定量生物学。注册用户可向 arXiv 提交文章,提交文章不收取任何费用,提交的材料需要经过一个审核过程,该过程将材料分类为主题领域的主题,并检查其学术价值。材料未经同行评审,提交的内容完全由提交人负责,并按"原样"发布,无任何担保或保证。arXiv 提供浏览和检索服务,高级检索可以在题目、作者、摘要、引文、DOI、ORCID 等多个字段进行检索,并可通过学科、提交日期等进行限定,平台还允许使用"?"和"＊"等通配符进行检索,如图 7-3-17 所示。

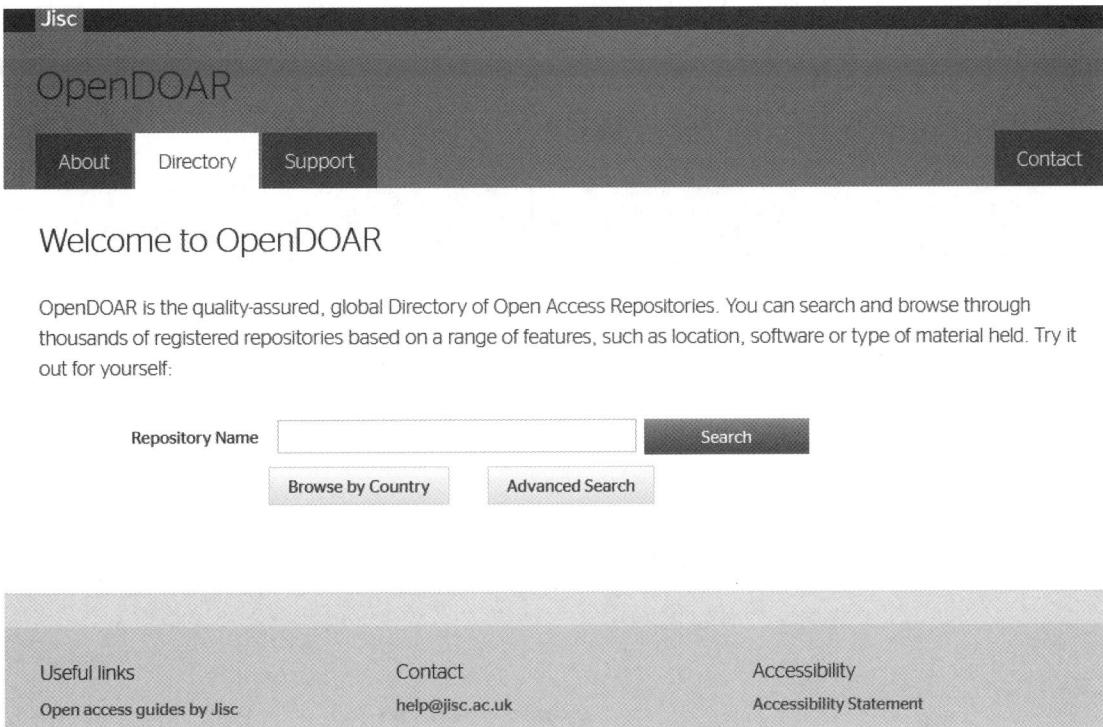

图 7 - 3 - 16　Open DOAR 官网

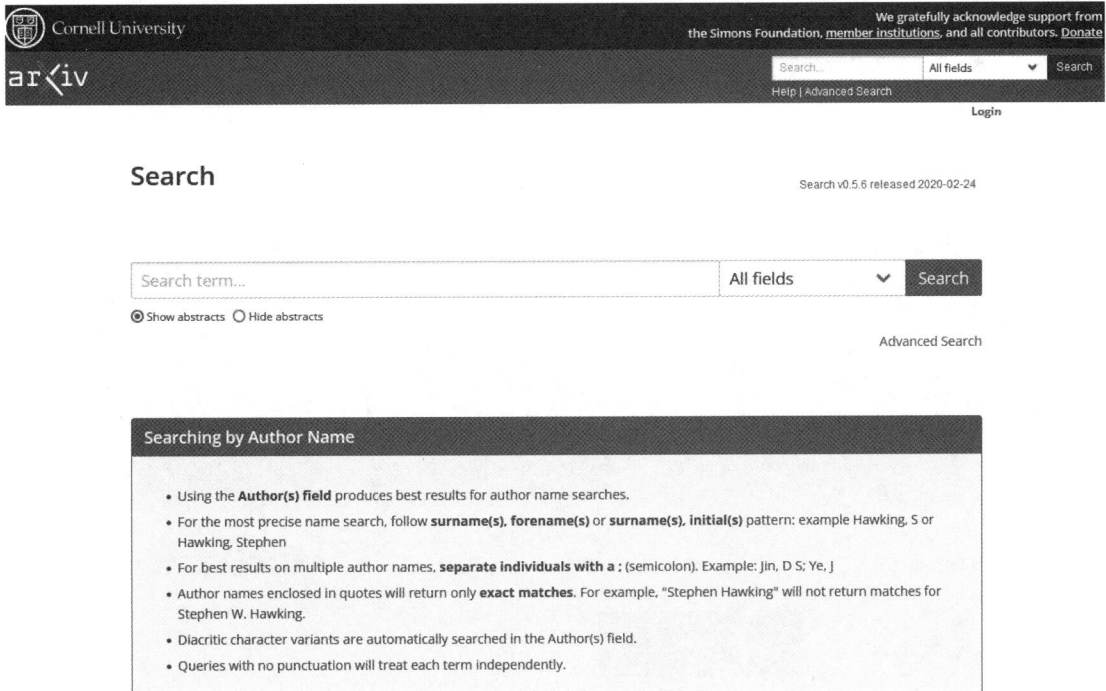

图 7 - 3 - 17　arXiv 官网

High Wire Press 于 1995 年由美国斯坦福大学图书馆创立，High Wire Press 平台整合了生命科学、医学等多个领域的学术资源，最初仅出版著名的周刊 Journal of Biological Chemistry，目前 High Wire Press 收录的期刊覆盖以下学科：生命科学、医学、物理学、社会科学，其平台上有大量文章可免费获取，如图 7-3-18 所示。

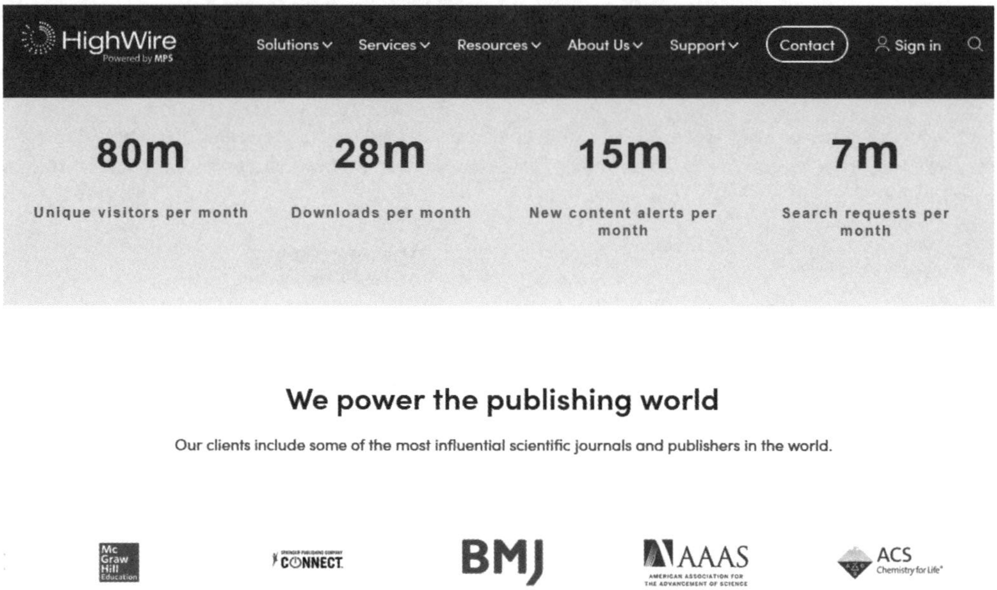

图 7-3-18　High Wire Press 官网

J-STAGE 日本科学技术信息集成系统是日本科学技术振兴机构 1998 年开始运营的免费电子期刊公开系统，是日本主要的开放存取机构平台。提供日文和英文两种界面，如图 7-3-19 所示。

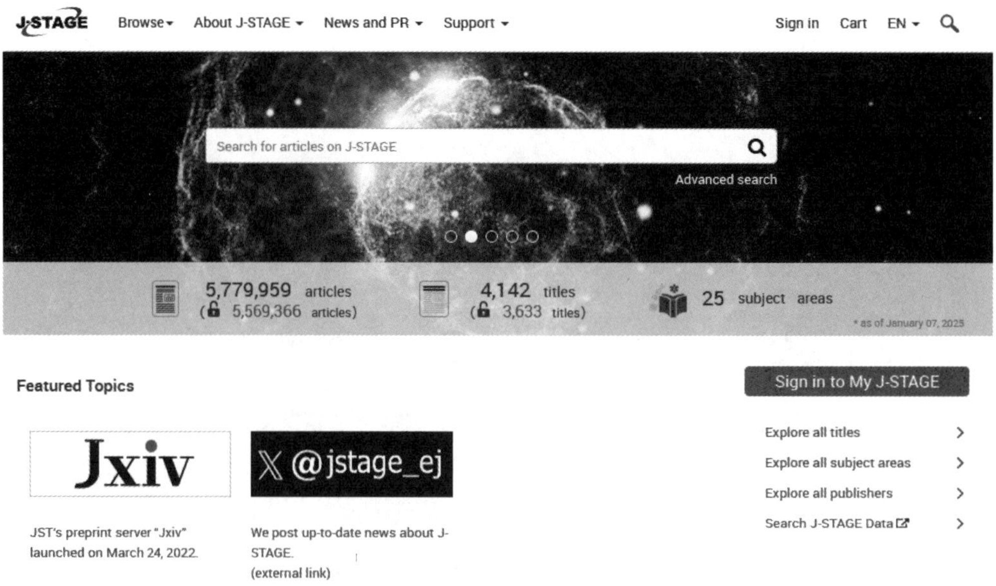

图 7-3-19　J-STAGE 官网

Re3data科研数据仓储注册平台由德国洪堡大学柏林图书情报学院、德国波茨坦地学研究中心和德国卡尔斯鲁厄理工学院联合维护。所收录的科学数据仓储可按照国家、学科和内容类型进行浏览。其中,国家和学科类型不仅支持文本浏览,还支持图像浏览,类似知识地图。Re3data在检索页面的左侧设有多达27种过滤方式,包括学科、内容类型、国家、关键词、AID系统、数据及数据库开放程度、数据及数据库许可、仓储类型、机构责任类型和机构类型、提供者类型、语种、永久标识系统等,如图7-3-20所示。

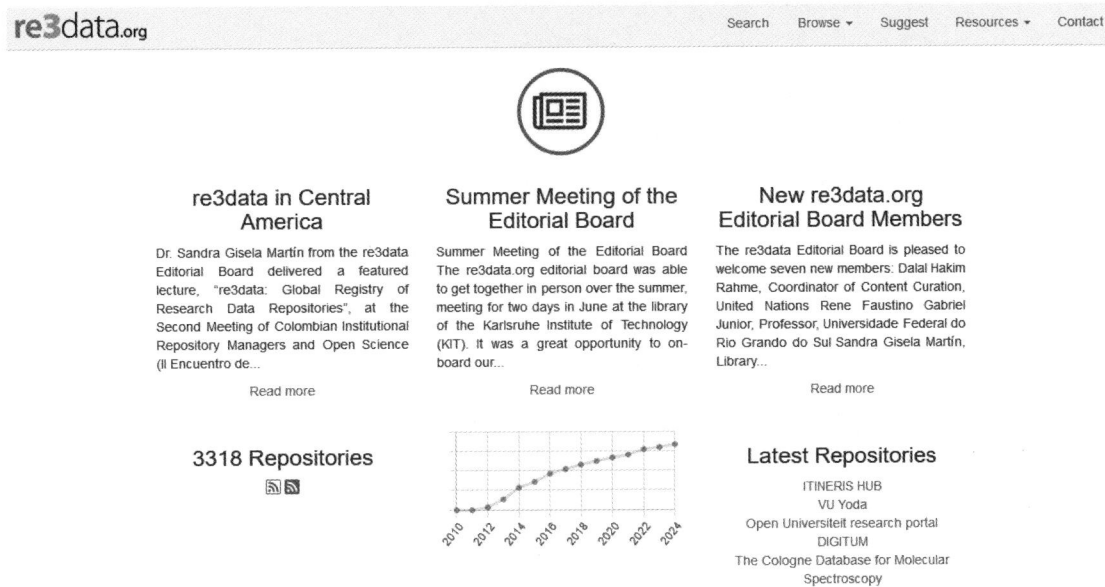

图7-3-20　Re3data官网

(三) 国际组织及国外政府开放数据源

开放数据是指通过信息技术将公共数据集成并向公众免费开放,以实现数据的互通共享和价值再创造。全球各大国际组织和政府平台通过开放数据政策,向社会各界提供海量的开放数据资源,促进了数据的再利用和创新。以下是几种主要的国际开放数据平台,它们为全球各领域的学术研究提供了丰富的数据支持。

联合国数据(UN Data)提供32个数据库,包含约6千万条记录,涉及教育、人口、旅游、贸易、农业、工业、金融、环境等多个领域。UN Data的资源涵盖全球范围内的各种社会、经济和环境数据,为国际研究提供了丰富的参考素材,如图7-3-21所示。

欧盟开放数据门户(European Union Open Data Portal)目前涵盖来自欧盟组织的36个国家,涉及24个主题,即农业、渔业、森林、食品、法律、立法系统、公共安全、环境、科学技术、政府和公共部门、经济与财政、运输、人口与社会、区域与城市、教育、文化、体育、健康、能源和国际问题,如图7-3-22所示。

世界银行公开数据(World Bank Open Data)是由世界银行集团公开的全球各国的发展数据。在该平台可以了解到世界各地区最新的重要新闻和世界发展指标,还可以找到各种数据资源。其中,数据资源部分由数据目录、数据银行、微数据、可持续发展目标地图集、国际债务统计、国际比较项目、世界发展指标、融资、项目、开放数据工具包、生活水平研究和全球消费数据库 12 个数据栏目组成,如图 7－3－23 所示。

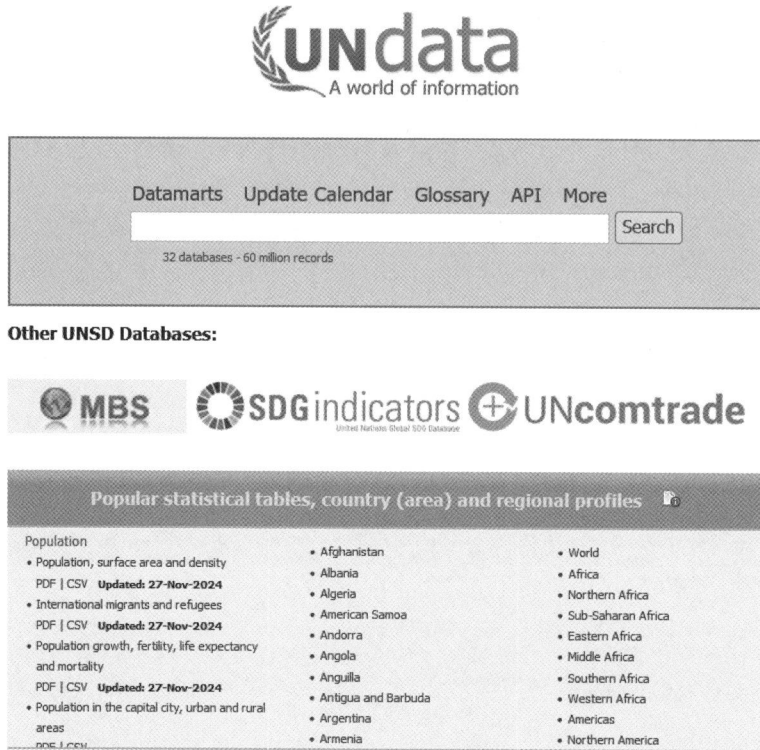

图 7－3－21 UN Data 官网

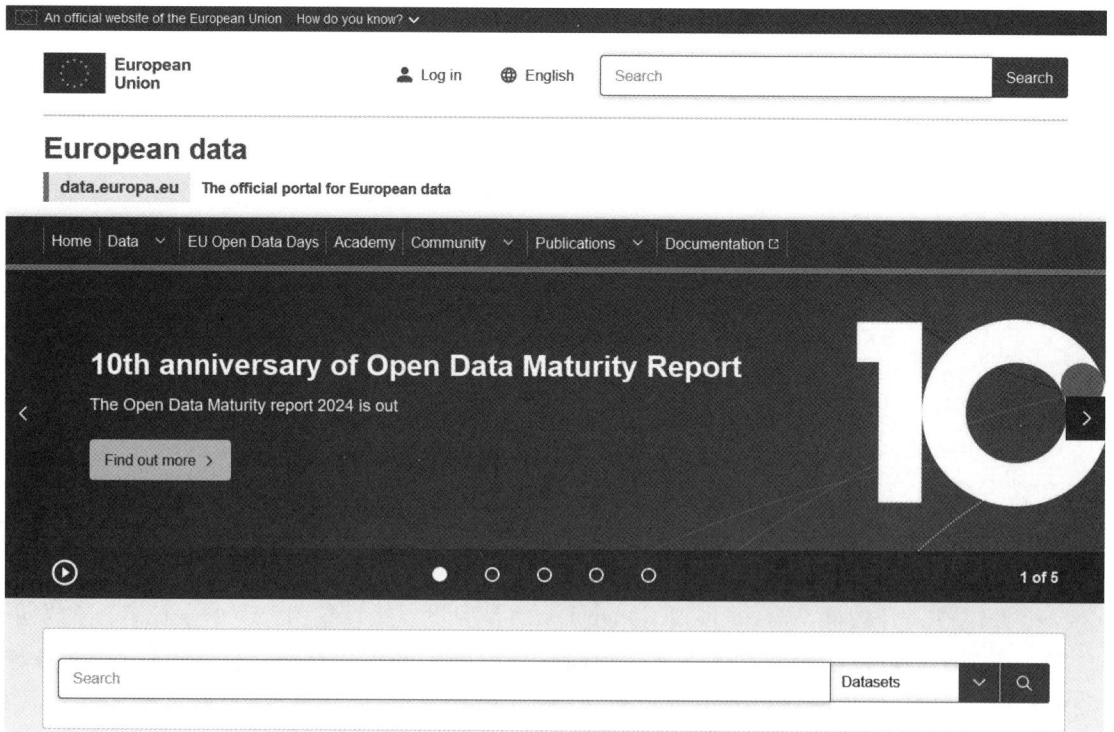

图 7－3－22 European Union Open Data Portal 官网

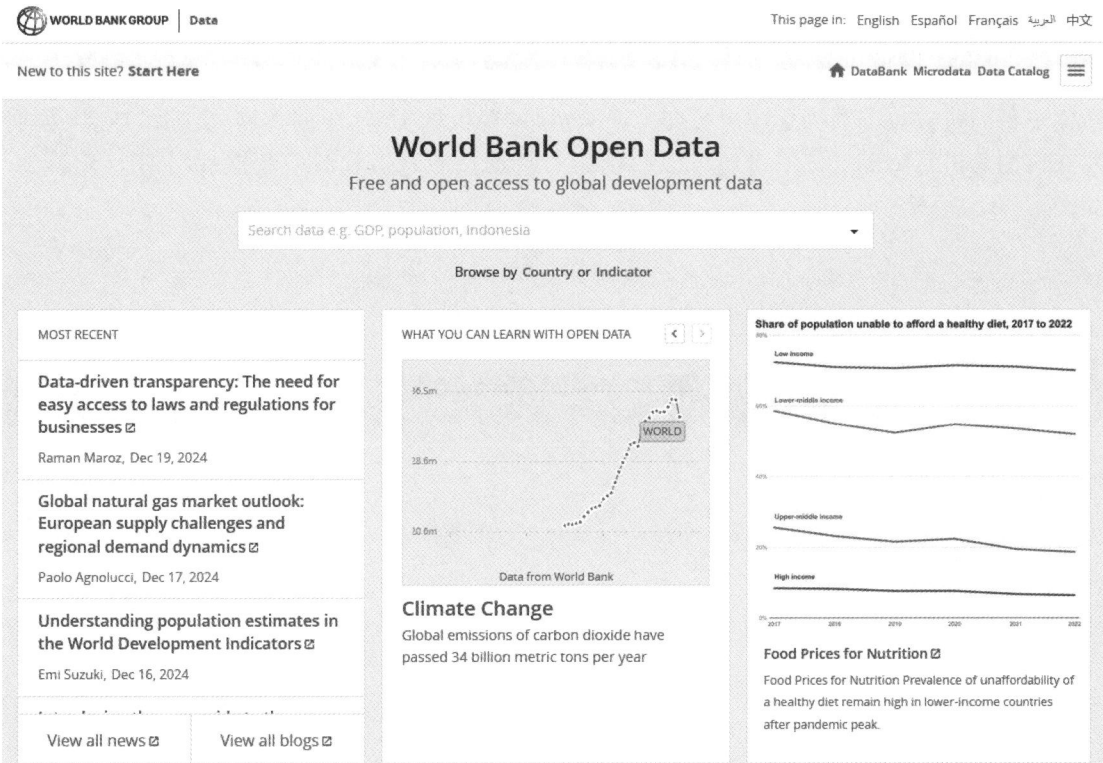

图 7 - 3 - 23 World Bank Open Data 官网

国际能源署门户网站（International Energy Agency，IEA）包括全球煤、二氧化碳排放、电能和热能、能源消耗、能源供应、能源传输指数、进口/出口、主要指标、天然气、核能、石油、价格、可再生和废弃能源、可持续发展目标的数据集，如图 7 - 3 - 24 所示。

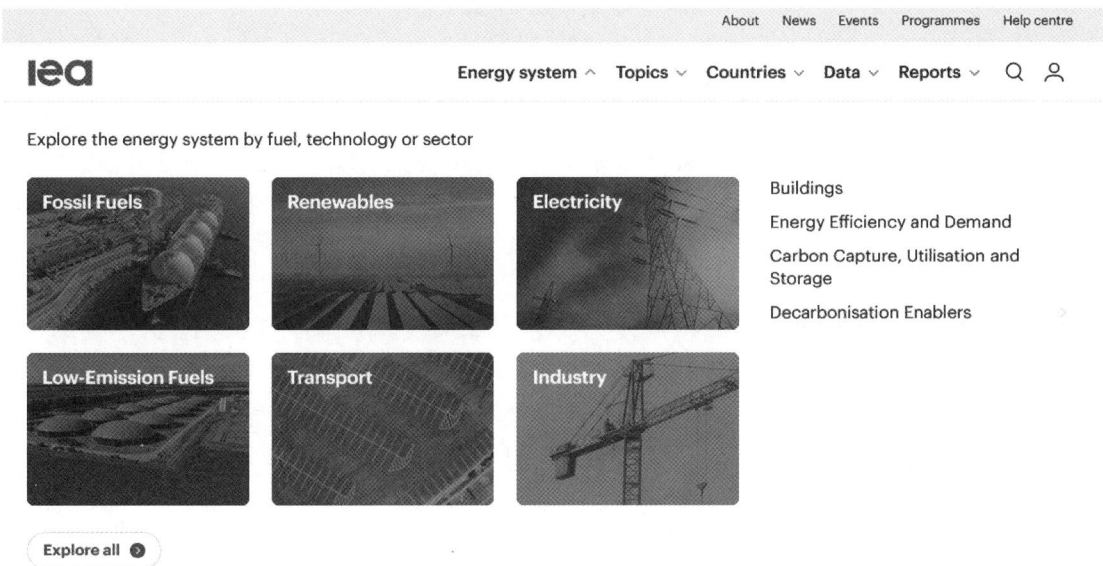

图 7 - 3 - 24 International Energy Agency 官网

美国联邦政府数据开放平台目前涉及地方政府、教育、气候、老年人健康、能源、消费者、财政、法律、安全、海洋、制造、农业等 21 个主题,包括 CSV、JSON、XML、RDF、HTML、ZIP、KML、Esri REST、PDF、BIN、PNG、TEXT 等 49 种数据类型。在该平台的主页及数据子页面可以查询数据集或者按照主题、数据来源机构类型、数据类型、数据出版者、数据发布机构等进行浏览。该平台还可以链接相关数据资源仓库和政府数据战略两个子平台,如图 7-3-25 所示。

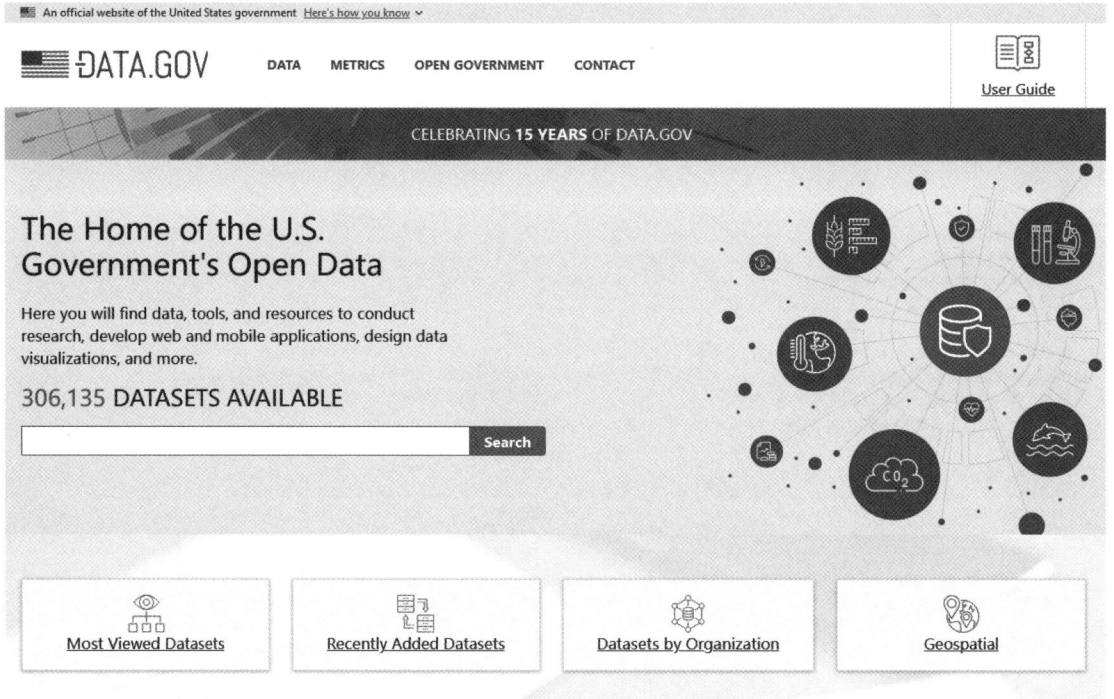

图 7-3-25　美国联邦政府数据开放平台官网

英国政府数据开放平台目前共有 50 534 个数据集,涉及商业与经济、犯罪与司法、防卫、教育、环境、政府、政府支出、健康、领土地图、社会、城镇和运输 12 个主题,涵盖英国的政府和司法机构、地方议会、艺术协会、教育部等下属机构和公共组织。数据共分为 CSV、ESRI REST、GEOJSON、HTML、KML、PDF、WMS、XLS 和 ZIP 共 9 种格式。平台访问者不仅可以浏览特定主题的数据,还可以进行检索下载,如图 7-3-26 所示。

加拿大政府数据开放平台涉及农业、艺术、音乐、文学、经济及工业、健康及安全、历史与考古、劳动力、语言与语言学、信息与通信、法律、军事、自然与环境、人民、科学技术、社会文化、运输、过程和领域领土共 19 个主题,来源于 88 个加拿大政府机构、地方政府机构和公共服务组织,其中加拿大自然资源部提供的数据集最多。该平台还对数据的资源类型、门户类型、更新频率等进行了分组,访问者可以浏览相关分组的数据信息,如图 7-3-27 所示。

图 7 - 3 - 26 英国政府数据开放平台官网

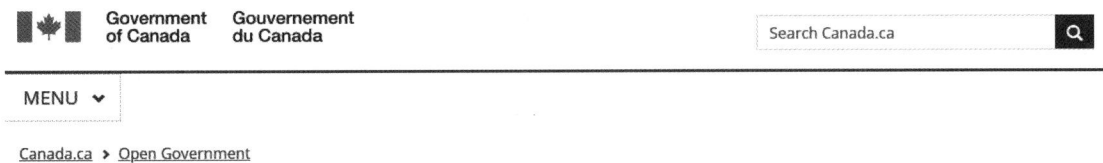

图 7 - 3 - 27 加拿大政府数据开放平台官网

（王庆稳、丁文婧）

第四节 AI 论文搜索工具

一、简介

AI 工具是指利用人工智能技术设计的各种软件和应用程序，它们能够模拟人类智能执行特定任务或解决复杂问题。包括自然语言处理(NLP)工具、智能个人助理、生物信息学工具、机器学习平台、计算机视觉工具、预测分析工具等。

作为智能助手,AI 工具能够在医学文献写作的各个阶段提供帮助。它不仅可以提高写作效率,还能辅助提升文献的质量。通过使用 AI 写作工具助力医学文献写作,研究人员可以更加专注于研究本身,而将烦琐的文献检索、数据分析和写作辅助工作交给 AI 完成,从而实现更高效、更高质量的研究成果输出。

虽然 AI 写作技术在提高文本生成效率和多样性方面具有显著优势,但在保持文本真实性、情感表达和创造性等方面仍有待进一步发展和完善。结合人类智慧和判断力,可以更好地发挥 AI 写作的优势,同时克服其局限性。随着 AI 技术的不断进步,其功能也将不断改变和增加,在未来将为医学研究和文献写作带来更多的可能性。

二、AI 工具的应用

在医学研究和临床实践中,AI 工具能够辅助研究人员完成一些至关重要的工作。它不仅能够帮助研究人员分享发现相关内容,还能促进知识的传播和医疗实践的改进,处理大量的数据、文献和复杂的语言结构。在医学文献检索领域,AI 技术的应用逐渐改变着信息产生、管理和获取方式。AI 作为一种强大的工具,不仅能够辅助科研,还在整体改进提升检索过程中发挥着重要作用。

AI 工具在科研领域的应用主要包括:助力解答常规咨询、数据分析和可视化、写作辅助与语法检查、检索查询与扩展、摘要生成、个性化等等。

具体到医学领域,AI 工具应用范例主要包括辅助论文选题、学术搜索与资料整理、辅助实验设计与数据分析等等。使用方法通常为用户提供需求描述,并在对话框中通过“聊天式对话”修改应用的效果。以下将以这三个应用为切入点进行具体介绍。

1. AI 工具辅助论文选题

通过 AI 工具辅助论文选题可以提升选题效率和创新性,增强选题的精确性和科学性。AI 能够快速分析大量数据,揭示新的研究热点和潜在空白,并评估其可行性,帮助研究者规避技术障碍和风险。此外,AI 工具能够整合跨学科信息,提供文献管理和搜索功能,确保选题的深度与广度。部分 AI 工具还支持自动生成论文大纲和内容,减轻人类作者的写作负担,并根据研究者的需求提供定制建议,确保选题的时效性和质量。

通过 AI 工具辅助论文选题的具体应用包括:

(1) 论文选题生成:AI 工具可以通过输入的关键词帮助用户提供选题建议,并辅助判断选题的创新性和实用性。例如,通过输入一个大的研究问题,AI 可以提供几个具体的问题方向,帮助细化选题。

(2) 研究趋势分析:通过上传对应的资料并使用恰当的提示语,AI 工具能够分析特定研究领域的最新动态,帮助学者发现研究热点和潜在的研究空白。

(3) 可行性评估:AI 工具能够帮助评估研究方向的可行性,在过程中纳入技术要求、设备需求、专业技能需求和时间估计,以及潜在的障碍、风险因素、竞争分析和成功概率。

(4) 研究框架设计:AI 辅助工具可以帮助设计包括研究目标、方法选择、时间规划和产出预测在内的研究框架,以及目标期刊、质量要求、提交计划和影响力最大化。

(5) 参考文献管理:AI 工具可以帮助管理和格式化参考文献,确保论文的学术规范性。

2. AI工具辅助学术搜索与资料整理

AI工具在辅助学术搜索与资料整理方面具有显著优势,它们通过自动化执行烦琐任务提升研究效率,利用先进的文本润色功能提高论文质量,以及通过快速处理海量数据加速科学发现。AI工具提供精准的文献搜索功能,支持个性化查询,以及通过引文追踪和证据图谱帮助用户深入理解文献影响力。此外,AI工具的智能摘要生成和文献矩阵构建等功能进一步简化了文献综述和研究分析过程,使研究人员能够快速掌握领域动态,从而在学术研究中取得更大的进步。总之,AI工具的应用极大地促进了学术工作的效率和质量,为科研探索提供了强有力的支持,并强化了全球科研人员之间的协作。

通过AI工具辅助学术搜索与资料整理的具体应用包括:

(1)智能搜索与筛选:通过理解用户输入的关键词,并提供高度相关的搜索结果,AI工具可以快速检索相关学术文献。一些工具还允许用户根据年份、引用次数、出版类型等条件进行细致的过滤。

(2)自动摘要与关键信息提取:AI工具能够自动生成文献摘要,快速了解文献的核心内容,节省大量阅读时间。这有助于用户快速筛选出最相关的资料。

(3)全文翻译:对于非母语的学术文献,AI工具提供全文翻译功能,帮助研究人员阅读英文或其他语言的文献。

(4)文献管理和引用格式:AI工具支持帮助用户在撰写学术论文时生成主流的学术引用格式,快速生成规范的参考文献。

(5)可视化研究与思维导图:一些AI工具通过思维导图的功能支持用户更直观地整合复杂的研究内容,并高效获取深度洞察。

(6)AI辅助写作与润色:在论文创作时,AI工具提供扩写、续写、缩写、改写等功能,启发灵感,提高文章可读性,并提供语言润色服务。

3. AI工具辅助实验设计与数据分析

AI工具在辅助人类进行实验设计与数据分析方面具有显著优势,它们能够提高工作效率,减少错误,提供精确的数据分析结果。AI擅长识别数据中的模式和趋势,这对于发现新的科学现象至关重要。此外,AI工具能够基于历史数据进行预测分析,优化实验设计,减少不必要的实验步骤。它们还能根据实验目的和条件提供个性化推荐,自动生成数据分析报告,包括图表和统计摘要,简化科研论文撰写过程。

AI工具的实时监控与调整能力使得实验流程更加灵活和高效,它能够从新的数据中学习,适应实验条件的变化,持续对模型进行优化分析。其数据可视化功能能够帮助科研人员直观理解数据和分析结果,处理大规模数据集,以及整合不同学科的数据和方法,促进跨学科研究。最后,AI工具有助于确保实验设计与数据分析符合伦理和法规要求,为科学研究提供坚实的支持。

通过AI工具辅助实验设计与数据分析的具体应用包括:

(1)实验方案设计:AI可以帮助构建实验的理论框架,包括研究假设、实验中的变量,以及潜在的干扰变量和控制策略。通过输入具体的研究问题,AI可以提供详细的实验步骤,包括研究对象的确定、AI算法的选择、数据预处理、模型训练和评估等。

(2)实验流程制定:AI工具能够根据理论框架进一步细化实验流程,包括具体的实验步骤、时间线、实验材料和工具的选择,以及参与者的招募和分组策略。

（3）数据分析规划：在实验设计阶段，AI可以帮助规划数据分析，包括数据转换、统计工具的使用，以及如何结合文献对比新发现和现象。

（4）数据清洗：AI工具可以帮助自动化数据准备过程，消除重复数据，解决格式问题，并识别错误，减少手动清洗数据的工作量。

（5）数据可视化：AI工具可以根据用户的请求生成各种图表和图形，直观展示数据，帮助用户理解复杂的数据集。

（6）统计建模与分析：AI工具提供高级统计分析功能，如线性回归，支持用户进行复杂的数据分析而无须深入了解统计学。

（7）动态数据展示：一些AI工具支持创建数据动画，让数据展示更加生动和具有吸引力。

4. AI工具的使用方法

在了解了AI工具的基本功能后，下一步便是学习使用技巧了。高效使用AI工具的方法包括：

（1）精心构建提示语：

明确目标，告诉AI你希望它完成的具体任务。如果需要，可以让AI模拟特定的角色或人物。

最好能够提供一些例子，帮助AI理解你的预期。指定输出的格式，包括字数限制、语态等。

详细说明AI应该如何回答你的问题，比如特定的风格或结构要求。

（2）设置合适的任务：

在使用AI的过程中应对其风险进行评估，考虑AI出错可能带来的后果，以及某些任务是否更适合人类完成。

考虑AI的适用性，确定哪些工作适合委托给AI，比如文献综述的初步筛选和摘要撰写工作。

对于需要创造性思维的任务，如定义研究问题，AI可以作为辅助工具，但不应完全替代人类。

（3）对AI提供的结果进行人工审查：

AI的建议需要人类进行审查和选择性采纳。在使用AI写作时，应对其输出的内容进行审查，以确保其质量和准确性。建议先独立完成初稿，然后使用AI进行修订和建议。在使用AI时，重要的是要记住AI是一个工具，它应该辅助而不是替代人类的判断和创造力。如果对某个领域不够了解，则不应完全依赖AI来完成相关任务，而是应该结合人类知识和AI的能力来获得最佳效果。

5. 注意事项

在发表含有AI生成的内容时，以下是一些关键的注意事项：

（1）披露使用AI及描述AI使用方式：在提交稿件时，作者应向期刊披露是否使用了AI辅助技术。如果使用，无论是在写作、数据收集、分析还是图表生成中，作者都需要在封面信和提交作品的相关部分详细说明AI的使用情况。

（2）人类作者责任：人类作者应对包含AI辅助技术的材料负责，包括审查和编辑AI生成的内容，以确保其正确性、完整性和无偏见。

（3）避免抄袭：作者必须确保论文中没有抄袭行为，包括 AI 生成的文本和图像，并确保所有引用材料都有适当的归属和完整的引用。

三、常用 AI 工具

AI 工具的范畴广泛，涵盖从专业的医学 AI 工具到通用的大型语言模型的诸多种类。以下是对四大中文通用 AI 工具的简介。

1. DeepSeek

DeepSeek（深度求索）是由中国人工智能公司深度求索（DeepSeek Inc.）研发的通用大模型，功能强调逻辑推理和高效检索，能够快速处理海量数据，提供准确的分析和预测，尤其在金融、医疗等领域的应用中表现出色。

该模型特色为响应速度快，基于轻量化模型架构，兼顾性能与资源消耗，适用于复杂问题的解析和大规模数据分析。

2. Kimi

Kimi（月之暗面）是由北京月之暗面科技有限公司开发的人工智能助手，它具备强大的语言处理能力，能够理解和生成自然语言文本，以长文本处理为核心优势，支持单次输入 20 万字以上的超长上下文理解，适用于学术研究、法律分析等场景。

Kimi 的主要功能包括但不限于语言理解和生成、文件阅读和内容提取、数据分析和处理、搜索和信息检索。同时支持在使用过程中直接上传 PDF、网页链接等文件，并可通过追问细化需求，实现精准内容定位与总结。

3. 讯飞智文

讯飞智文（iFlytek）是科大讯飞推出的 AI 工具，内置模板库丰富，主打智能 PPT 生成与美化，助力用户高效完成演示文档创作。

其特色功能包括根据关键词自动生成大纲、配图及演讲稿，生成的文档支持多种格式导出，包括 PPT、Word、PDF 等。此外，讯飞智文具备智能排版和美化功能，能够根据用户需求自动调整文档格式和为 PPT 添加动效。

4. 通义千问

通义千问（Qwen）是由阿里云研发的一款先进的人工智能语言模型，它具有强大的自然语言处理能力，能够流畅处理中、英、法等十余种语言问答与翻译，并在教育、咨询、信息检索等多个领域发挥重要作用。

其主要功能包括自然语言理解与生成、多语言交互、文案创作与逻辑推理、多模态理解、教育辅助等。

（段明真）

第八章　文献信息管理

第一节　概　　述

在当今这个信息爆炸的时代,学术研究与创新活动以前所未有的速度蓬勃发展,伴随着这一进程的,是海量文献资料的迅速累积。如何在浩如烟海的文献中高效筛选、有序管理,并从中汲取灵感与知识,成为每位科研工作者必须面对并解决的问题。正是在这样的背景下,文献管理软件应运而生,它们是学术研究与技术创新的得力助手,更是推动知识进步与创新发展的重要基石。

文献信息管理作为知识管理的重要分支,其核心价值在于对各类学术文献进行系统化、组织化地处理。通过科学的管理方法,研究者能够建立起个人或团队的知识库,实现知识的有效积累、传承与创新。而文献管理软件,则是这一理念的完美实践。这些基于先进计算机技术开发的应用程序,通过自动化和智能化的手段,极大地简化了文献管理的复杂度,提高了工作效率。它们通常具备强大的数据库支持,能够自动识别并导入多种格式的文献引用信息;还提供了丰富的检索功能,帮助用户迅速定位所需文献,避免了传统手动检索的烦琐与低效。除了基本的文献管理功能外,许多文献管理软件还融入了更多高级特性。例如,支持标签、笔记、摘要等功能的添加,便于用户对文献内容进行深度加工与个性化标记。部分软件还具备文献自动关联推荐功能,能够根据用户的研究兴趣和历史浏览记录,智能推荐相关文献,为用户的科研工作提供灵感与思路。还有软件能够实现引文分析、研究趋势预测等功能,为用户的学术研究提供数据支持和决策依据。本文将对常用文献管理软件及其使用进行介绍,并重点介绍 Endnote 和 NoteExpress 文献管理软件。

一、文献管理软件的功能

目前国内外有多款文献管理软件,每款软件各有其特点和优劣势,但各款软件的主要功能基本包括以下几个方面。

1. 创建个人文献数据库,收集文献资料

可以利用文献管理软件创建个人文献数据库,通过多渠道地将文献资料(包括文献、数据、图片、表格等)导入个人文献数据库;或者通过文献管理软件内嵌的数据库在线快速检索添加文献,以便管理大量文献,且实现快速定位查找所需文献。

2. 管理、组织个人文献资料

文献管理软件可以通过多种分组方式，对所有文献资料分门别类，管理不同来源的中英文文献。还可以根据需要创建智能分组、去重、排序、分析、添加附件、阅读笔记、随时更新文献数据库信息等，以便高效利用及阅读文献资料。

3. 协助论文写作编辑

文献管理软件提供论文稿件模板，可以利用这些模板直接撰写符合期刊要求的文章；在论文撰写的时候，可以在文献管理软件里快速找到相关的文献、图片、表格，将其自动插入论文相应的引用位置，一键实现参考文献插入，参考文献序号智能调整；并可以自动编辑参考文献的格式，参考文献格式一键更换，提高论文写作效率。

4. 共享和协作

使用者可以通过共享和协作功能与其他使用者进行交流和合作，通过文献管理软件可以将自己的文献数据分享给团队使用者，或与其他使用者共同编辑同一个文献数据库，提高团队工作效率和研究质量。

二、常用文献管理软件

目前国内外常用文献管理软件有 EndNote、Zotero、Mendeley、NoteExpress、知网研学等。这些软件各有特点和优势，使用者可以根据自己的需求选择适合自己的文献管理软件。

1. EndNote

EndNote 是 SCI（Clarivate 公司）的官方软件，与 Web of Science 无缝衔接。EndNote 具有强大的文献导入、整理和引文插入功能。支持国际期刊的参考文献格式有 7 000 多种，且可以自动编辑输出样式；写作模板几百种，涵盖各个领域的期刊，可以方便地在 Word 中插入引文并按照格式进行编排。此外，EndNote 还支持与其他使用者进行文献分享和协作，最新版本的 Endnote 21 可以实现 1 000 人的团队共享。全新的 EndNote Web 可以随时随地访问使用者的研究成果，在 EndNote 桌面版、iOS 和独有的新版 EndNote Web 应用之间无缝切换。选择投稿期刊时，使用 Manuscript Matcher 可以将投稿论文与相关期刊进行匹配，有助于选择合适的投稿期刊。然而，EndNote 的搜索和筛选功能相对较弱，且价格较高。

2. Zotero

Zotero 是一款免费的开源的文献管理软件，具有强大的文献导入和整理功能。其最大的特点是能够与 Microsoft Word 和 WPS 无缝连接，方便在写作时插入引文。Zotero 可以实现无限级的目录分类，一个目录下可以分为多个子目录。然而，Zotero 的引文格式相对较少，支持的输出格式也相对有限；且不支持与其他使用者进行文献分享和协作。

3. Mendeley

Mendeley 是一款免费的文献管理软件，文献导入、整理和标记功能比较强大；支持在 PDF 文档中添加各种标记、注释和书签等。此外，Mendeley 还支持在不同设备间进行文献分享和协作，方便团队研究。Mendeley 主要特点是具有强大的社区功能，新兴的文献评价标准 Altmetric 参考因素之一就包括 Mendeley 的社区功能。然而，Mendeley 的引文格式相对较少，且不支持在客户端和浏览器插件间同步使用。

4. NoteExpress

NoteExpress 是北京爱琴海软件公司开发的一款专业级别的文献检索与管理系统，其核心功能涵盖"知识采集,管理,应用,挖掘"的知识管理的所有环节。其主要优势是对中文文献和中文数据库的支持优于国外文献管理软件。NoteExpress 还提供 COM 接口,支持使用者自定义开发,方便个性化使用。但该软件需要订购且在 IP 地址范围内下载、安装和使用。

5. 知网研学

知网研学是中国知网开发的一款强大的数字化学习与研究平台,可以实现从文献管理、文献阅读、笔记整理、开题分析、论文创作到投稿分析的学习研究全过程。具有客户端和网页版两种形式。知网研学支持多类型文件的分类管理,包括 PDF、CAJ、KDH、NH、TEB 等格式文献文件的管理和阅读;支持批量获取 CNKI 文献。知网研学支持文献矩阵和专题矩阵,可梳理研究主题的演进脉络。内嵌工具书,随时查询学科名称的释义和规范译名。内嵌学术领域最权威的翻译工具,边阅读边翻译。支持 OCR 识别,快速提取图片的文本内容。然而,知网研学需要购买会员使用。

综上所述,各种文献管理软件各有特点和优势,使用者可以根据自己的需求选择适合自己的软件。使用者应不断学习和掌握文献管理软件的使用技巧和方法,以提高工作效率和研究质量。同时,在使用文献管理软件时,需要注意及时更新软件版本,文献管理软件都在不断更新和升级,新版本通常会带来更多的功能和优化。使用过程中还需要注意保护个人信息和数据安全,遵守学术道德和规范。

第二节 EndNote 文献管理软件

一、EndNote 简介

EndNote 是由 Clarivate Analytics(科睿唯安)公司开发的一款文献管理软件,广泛应用于学术研究和学术写作领域,帮助科研人员更高效地管理和引用文献,提升学术写作的质量和效率。EndNote 一直在更新升级,目前发布的最新版本是 EndNote 21 版。EndNote 有在线版(EndNote Online)和桌面版(EndNote Desktop)两种形式,最新的 EndNote 21 版本又开发出全新 EndNote 21 用户专属的 EndNote Web 版,离开单机版亦可轻松访问。EndNote 桌面版兼容 Windows 和 Mac。

EndNote 21 的主要功能除了涵盖文献管理软件的通用功能以外,还有以下新功能:

1. 基于标签进行高效文献管理

EndNote 21 版推出标签(Tag)功能,标签是可定制的标记,使用者可以为文献(references)添加自定义名称的标签,并通过不同颜色分类管理文献。My Tags 标签和 My Groups 群组的作用均是分类归档,当参考文献过多时,可以灵活使用这两种分类。左侧可同时呈现 My Groups 和 My Tags。使用者可以为文献添加多个标签,而且共享图书馆的任何 EndNote 21 使用者均可查看标签信息,从而快速直观地整理参考文献,提高写作效率。

2. 恢复丢失或损坏的文献数据库(References Library)

EndNote 21 可以从云端恢复意外丢失或损坏的个人文献数据库,即使用新的数据恢复功能恢复参考文献文库和文库结构,确保研究成果不会丢失。

通过恢复单篇参考文献,使用者还可以比较和恢复单篇参考文献的以前版本。在单篇文献的"Edit"模式,最上方除了"Save"按钮以外,EndNote 21 新增"Compare versions"(版本比较)按钮。若不小心将某篇参考文献信息进行了错误的修改,又误按了保存按钮,可利用此功能,比较不同时间点保存的参考文献信息并复原。

3. 全新升级的 EndNote Web

EndNote 21 版启用新的 EndNote Web 界面,EndNote Web 目前的功能类似于 EndNote Online 版,但新界面更符合单机版,EndNote 21 版离开单机版亦可轻松访问 EndNote Web。

4. EndNote Click 一键点击,获取研究论文

借助于免费的 EndNote Click 插件,可以节省将全文 PDF 文件导入 EndNote 的时间。当使用者访问学术网页的文献页面时,点击 EndNote Click 按钮,可以一键搜索 PDF 全文,即使使用不同的学术搜索引擎时,如 Web of Science、Pubmed 和 Google Scholar,EndNote Click 都能一键获取 PDF 全文。

二、EndNote 21 使用

1. EndNote 21 的下载和安装

EndNote 需要购买使用,可以在 EndNote 官网购买许可证并下载安装程序,根据软件安装向导安装 EndNote 桌面版;如果本机构有购买,可以在机构 IP 地址范围内通过统一身份认证后下载官方的 EndNote 软件。单个 EndNote 许可证可供一人使用,最多可安装在三台机器上。安装升级过程需关闭所有 Microsoft Office 软件。安装完成后通过桌面快捷方式启动 EndNote,并创建个人文献库,创建后的 EndNote 21 桌面版文献库的工作界面见图 8-2-1。

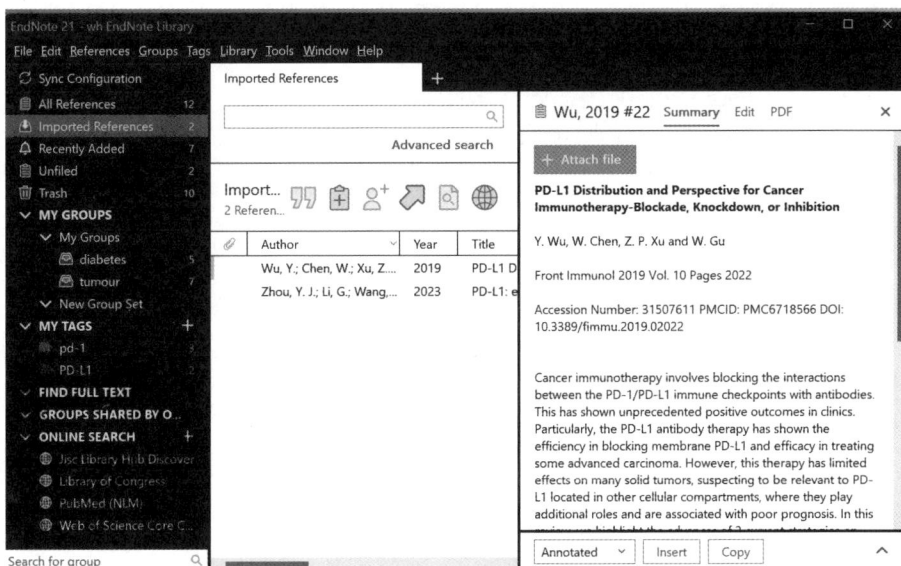

图 8-2-1 EndNote 21 桌面版工作界面

EndNote web 版(https://web.endnote.com/)需要安装 Endnote 21 版本,并在

Endnote 21 中点击 File＞Prefereces＞Sync＞enable sync 里输入账号和密码授权后使用。EndNote web 工作界面见图 8－2－2。

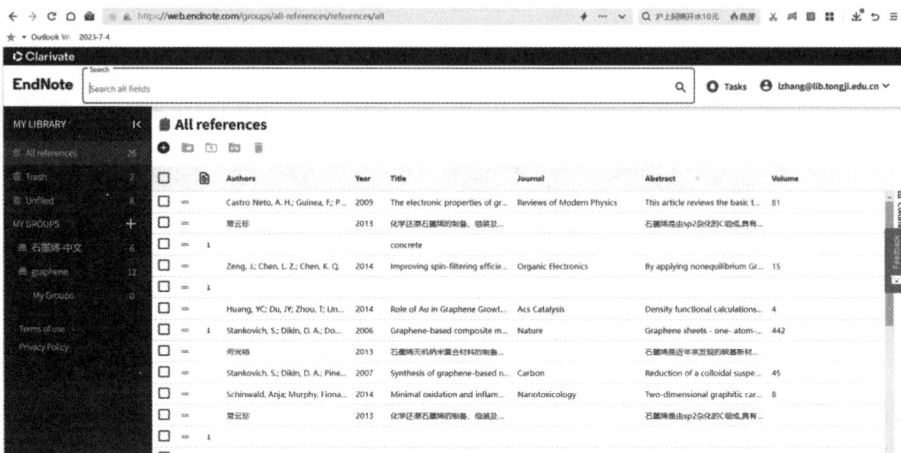

图 8－2－2 EndNote web 版工作界面

2. 文献的导入

EndNote 提供了多种文献导入方式，方便使用者从不同渠道导入参考文献，以下是几种常见的文献导入方式。

（1）数据库检索的文献批量导入：

目前，多数的外文数据库支持将检索结果的文献题录信息直接导入 EndNote。如 Web of Science 数据库检索到的文献，勾选所要保存的文献题录，输出（Export）记录中选择"EndNote desktop"，继续选择需要的记录内容（Record Content），继续 Export 后，将题录信息保存到本地，直接打开导出的题录信息文件，所有题录信息即自动保存到 EndNote 中。

EndNote 提供了丰富的数据库格式过滤器接口，有些数据库需要将题录信息文件通过过滤转换导入进 EndNote。如中国知网（CNKI）中检索到的文献，选择"Endnote"文献导出格式后，以. txt 文本文件保存到电脑本地。再打开建立的 Endnote 个人文献库，菜单栏点击 Import＞file，弹出的"Import File"对话框中选择过滤器"Endnote Import"，数据即可导入 Endnote 个人文献库。

（2）PDF 文件导入：

该导入方式适合电脑本地保存的单篇 PDF 全文文件或者 PDF 文件夹。保存在本地的含大量 PDF 全文的文件夹，后期在文件有更新时，Endnote 默认开启全文导入信息智能识别功能，支持将更新的文件自动导入 Endnote。若导入单篇 PDF 全文文件，点击菜单栏"File"选项下"Import"的下级菜单"File…"，若导入 PDF 文件夹，则选择"Folder…"。21 版的新增的 EndNote Click 插件也可以一键下载 PDF 文件并导入 EndNote。如果导入的部分字段缺失，EndNote 中"Find Reference Updates"功能支持自动查找并补充已有文献。

（3）EndNote 在线检索并导入：

可以利用 EndNote 内置数据库检索链接进行在线检索。EndNote 21 内置了 3 983 个 Information Provider 以供联机检索。EndNote 左侧工具栏"Online Search"中选择所需检索的数据库，中间的检索界面中通过检索策略即可在线检索文献并直接保存到 EndNote 个人文献数据库中。

（4）手动导入：

手动导入适合少量没有电子版或者无法从数据库下载或导出符合过滤器条件的文献。这时候可以通过新建 Reference 的方式，手动录入文献信息。选择快速菜单栏的"Add a new reference to the selected group"按钮。先选定一种文献类型，然后按照软件设置好的字段输入相应信息，可以统一管理基金、标准、报告、专利、政府文件、手稿、图片、方程式、地图、账单、博客、讨论论坛、电视剧集、社交媒体和多媒体应用程序等。需要注意的是，多个作者以每个作者作为一行进行输入。

（5）其他软件导入：

已经在其他管理软件整理好的文献资料，可以转换导入 Endnote。这时候通常需要以 RIS 格式文件导入。

3. 文献的管理

文献管理能够提高学术研究的效率和质量。通过合理地收集、整理、分类和检索，研究人员可以更好地利用文献资源，并在论文写作和学术交流中准确引用和引证相关文献。

（1）文献分组管理：

EndNote 支持多种分组方式管理个人文献数据库。选择 Groups＞Create Group 后，可以创建组并中英文命名组，之后可选中所需文献并拖拽至分组中。同一篇文献可保存在不同分组中，且不会存在重复保存的情况。

Endnote 还可以实现智能分组（Smart Group）。Smart Group 指基于设定好的检索策略，可以对数据库中的文献自动整合归组，方法是选择 Groups＞Create Smart Group，按照设置条件自动挑选符合条件的记录，当有新记录收入时自动将符合条件的记录放入 Smart Group 中。

Endnote 20/21 还可以进行组合分组。选择 Groups＞Create From Groups 挖掘已建组间的关系，EndNote 将已经设置好的组用 AND, OR 和 NOT 进行组与组之间的匹配。如寻找组与组之间的交集或并集等，在有新记录收入时自动将符合条件的记录放入组中。

EndNote 20/21 能够自动创建撤稿（Retractions）分组，自动识别"已撤稿文章"。当使用者打开个人文献数据库、新增文献记录或者编辑文献记录时，EndNote 都会自动寻找"已撤稿文章"，一旦有文章被撤稿就会自动创建撤稿（Retractions）分组，同时能够获取包括撤稿原因等撤稿详情。

（2）文献去重管理：

由于文献导入的方式不同以及来源于不同数据库的文献等，可能会导致在 EndNote 系统中的同一个 Library 中有重复的文献。在去重之前，可以先设置文献重复的标准。然后在 Endnote 菜单中选择 Edit＞Preferences＞Duplicates，勾选 DOI 或 PMCID 或 Title 等重复指标，通过对比重复文献，确定对重复文献的操作。

（3）文献排序管理：

Endnote 可以按照题录信息中的某一字段（年份、作者、标题、期刊名等）进行排序，双击字段即可对文献按照升序或降序排序，有利于提高浏览和阅读文献的效率。

（4）文献库内文献和笔记查找：

EndNote 的快速查找功能可以查找个人文献库里面的文献或者标注的笔记。检索对话框中,相应字段后面输入检索词,点击"Search"即可检索,方便快速找出所需资料。

（5）查找、下载、阅读 PDF 全文：

EndNote 提供的 Find Full Text 功能,可以对已订阅数据库和免费资源进行 PDF 全文搜索,并自动完成下载。EndNote 基于几种链接路径获取全文：如 DOI 链接、PubMed LinkOut、开放链接（OpenURL）等。可以选择 Edit＞Preferences 中"Find Full Text"选项来查看获取 PDF 全文的链接路径；也可以将自己的 OpenURL 服务系统路径输入至 OpenURL Path 文本框。偏好设定完成后,选取所有要查询全文的文献,点选右键＞Find Full Text,即可对 PDF 全文进行搜索并下载到个人文献库中。EndNote 支持对保存的 PDF 文档进行阅读及标注。

（6）文献统计分析：

EndNote 可以进行一些简单的题录信息分析,以助科研人员了解文献的总体情况。菜单栏 Tool＞Subject Biolography,主题字段选择界面,可以将所选的文献按照一定字段信息（如作者、年份、题名等）进行分类统计分析。

EndNote 20/21 与 Web of Science 无缝衔接,可一键生成文献的引文报告,分析参考文献的影响力；也可一键式访问 Web of Science 文献全记录页面及相关记录,了解参考文献的更多详细信息。

（7）同步个人文献库：

EndNote 支持多个电脑间的文献同步与共享,可以将个人文献数据库中的文献题录信息,附件及标注信息与 EndNote Desktop 版,Web 版和 iPad 进行同步。菜单栏 Edit＞Preferences,注册登录在"Sync"功能中输入"EndNote Account Credentials"。用 Web of Science 账户登录,实现账户中的文献同步。

（8）合作团队管理：

EndNote 可以实现和团队成员共享一个文献数据库。EndNote 21 支持最多 1 000 人的共享,利用 EndNote 内置活动日志即时查看共享参考文献库在整个团队共享中的变更记录。选择 File＞share…登录注册账户,可以通过设置"只读"与"读写"权限,即可分享文献。注意创建的 Smart groups 不能分组共享。

4. Endnote 助力论文撰写

撰写论文时,EndNote 与 Microsoft Word 相关联,可帮助迅速找到相关的文献、图片、表格,将其自动插入论文所引用的位置,将其按照期刊要求格式插入论文相应位置,并形成目标期刊的参考文献格式；另外,在改投其他期刊时,Endnote 可以一键转换期刊格式,从而大大提高论文撰写效率。

（1）自动插入参考文献：

撰写论文时,在嵌入 Word 中的 EndNote 栏目下可进行参考文献的插入、编辑及调整等。在 Word 中,将光标移动至需插入参考文献处,选择"Insert Citation",EndNote 可从已管理好的个人文献库中选择特定文献插入至论文中,同时文后参考文献将一并生成好。EndNote 会根据插入的正文顺序而自动编排参考文献的顺序。另外,可通过"Edit & Manage Citations"来编辑调整论文中的参考文献,如删减文献、调整文献顺序、修改文献信息等。

EndNote 通过 Style 功能为使用者提供超过 7 000 种期刊的参考文献格式。在下拉菜单栏选择 Select Another Style 查看更多格式,同时可从 endnote. com 获取更多参考文献格式下载安装到 Endnote 中。

（2）匹配投稿期刊：

EndNote 20/21 和 Word 插件均提供有 Manuscript Matcher 匹配模块,有助于高效锁定合适的投稿期刊。在某个分组上方点击右键,选择"Manuscript Matcher",通过输入文章标题、摘要,导入本组参考文献,即可链接到 EndNote 投稿期刊匹配页面,匹配适合投稿的期刊。也可以在 Endnote Online 页面的匹配选项下,通过输入文章标题、摘要,导入本组参考文献,即可匹配适合投稿的期刊。

第三节　NoteExpress 文献管理软件

一、NoteExpress 简介

NoteExpress 是一款由北京爱琴海软件公司开发的文献检索与管理系统。核心功能是知识采集、知识管理、知识应用和知识挖掘。使用方式与绝大多数文献管理软件相似,除此以外,还具备以下特点:完全支持中文,特别适合中文文献的管理和引用。很多关键性能优越,比如导入文献资料的速度比国外同类软件快 10 倍以上。文献资料与笔记（文章）功能协调一致,除管理参考文献资料外,还可以管理硬盘上其他文章或文件,作为个人知识管理系统。

最新版本 NoteExpress 新增 Chromium 内核浏览器插件;新增从 CAJ 文件自动抽取题录信息的功能;正式支持金山 WPS 和 MS Office 2016;新增中文作者姓名自动翻译;新增题录"已读/未读"状态标记。

青提学术（NoteExpress Web）是 NoteExpress 的网络版本,继承了 NoteExpress 的常用功能,并且提供了多种版本供读者在不同场景和操作系统下使用。支持 Windows、macOS、Linux、iOS 和 Android 等操作系统,用户可以在不同设备间同步数据。

二、NoteExpress 使用

1. 下载和安装

NoteExpress 的最新版本为官方版 v4. 1. 0. 9990,发布时间为 2024 年 10 月 11 日。用户可以通过其官方网站或所在机构链接下载最新版本。可以根据自己电脑/手机操作系统（如 Windows 的不同版本、IOS 或 Android）选择合适的 NoteExpress 安装包进行下载。

下载完成后,双击安装包文件开始安装过程。在安装向导中,用户需要阅读并同意 NoteExpress 的许可证协议才能继续安装。根据需要,用户还可以选择安装 NoteExpress 的写作插件,以便在 Word 或 WPS 等写作软件中直接引用和管理文献。

需要注意的是,在安装 NoteExpress 之前,建议暂时关闭杀毒软件或安全卫士,以避免安装过程被误判为恶意行为而被阻止。首次使用 NoteExpress 时可能需要注册账号并登录,以便享受软件的全部功能和服务。

2. 文献的导入

NoteExpress 支持多种文献导入方式，以下是几种主要的文献导入方式：

（1）在线检索导入：可以直接在 NoteExpress 内通过在线检索功能，从国内外主要数据库中检索文献，并一键导入到个人数据库中。支持数十种国内和全球数据资源，如万方、维普、超星、中国知网、ScienceDirect、Web of Science、IEEE、PubMed、Engineering Village、BioMed Central、Emerald Insight 等。

（2）数据库导入：可以将从数据库中检索到的文献题录导出为 NoteExpress 支持的格式（如 RIS、Refworks 等），然后导入到 NoteExpress 中。NoteExpress 也支持直接从 EndNote 等文献管理软件中导入文献题录。

（3）本地文件导入：用户可以将本地的文献题录文件（如 TXT、BibTeX 等格式）导入到 NoteExpress 中。同时，NoteExpress 也支持从 PDF 文件中识别并导入文献题录信息。

（4）手动添加：用户可以手动在 NoteExpress 中添加文献题录信息，包括标题、作者、年份、期刊、摘要等。

（5）浏览器插件导入：NoteExpress 提供了浏览器插件（如 NoteExpress 网络捕手），用户可以在浏览网页时一键将文献保存到 NoteExpress 中。

3. 文献的管理

NoteExpress 提供了全面的文献管理功能，帮助用户高效地组织、分析和利用文献资源，以下是一些主要的文献管理功能。

（1）分类管理：采用了传统的树形结构分类与灵活的标签标记分类方法。用户可以在 NoteExpress 中新建数据库和文件夹，将文献按照主题、作者、年份等分类管理。支持虚拟文件夹功能，方便用户进行跨文件夹的文献管理。

（2）文献去重：NoteExpress 可以自动检测并去除重复的文献题录，避免重复管理。

（3）标签和标记：用户可以为文献添加标签、星标和彩色旗帜等标记，以便快速识别和筛选文献。

（4）文献信息统计：NoteExpress 提供了多种文献信息统计功能，如作者发文量统计、期刊影响力分析等，帮助用户了解研究背景和趋势。

（5）笔记和附件：可以在 NoteExpress 中为文献添加笔记和附件（如 PDF 全文、图片、表格等），方便日后查阅和使用。

（6）自动更新：NoteExpress 可以自动更新文献题录信息（如被引次数、DOI 等），确保文献信息的准确性和时效性。

（7）文献关联：用户可以在 NoteExpress 中建立文献之间的关联关系（如引文关系、共被引关系等），方便进行文献综述和深入研究。

4. 助力论文写作和投稿

NoteExpress 在论文写作和投稿过程中提供了全面的支持和便利。通过高效管理文献、自动插入引文与参考文献、提供文献分析与挖掘功能以及助力格式转换与校对等措施，提升论文写作和投稿效率。

（1）插入引文与参考文献：NoteExpress 支持在 Word 和 WPS 等主流写作软件中嵌入插件，用户可以直接在文档中插入引文，并自动生成符合期刊要求的参考文献索引。内置近五千种国内外期刊、学位论文及国家、协会标准的参考文献格式，支持格式一键转换，支持生成校对报告,支持多国语言模板,支持双语输出。还提供了样式管理器,允许用户自定义参考文献样式,以满足特定期刊或学校的格式要求。

(2)文献分析与挖掘:NoteExpress 可以对导入的文献进行多种统计分析,如作者发文量统计、期刊影响力分析等,帮助用户快速了解研究背景和趋势。还可以利用笔记功能,记录阅读文献时的思考和想法,为论文写作提供灵感和素材。

(3)提高写作效率:NoteExpress 支持多屏幕和跨平台协同工作,用户可以在不同的设备上无缝查找和管理文献,提高写作效率。还可以利用自动更新功能,确保文献信息的准确性和时效性,减少因文献信息过时而导致的重复工作。

(4)持续跟踪与研究:NoteExpress 支持文献的持续跟踪功能,可以通过设置关键词或作者等条件,自动推送符合特定条件的相关文献,帮助用户及时了解研究领域的最新动态。还可以利用文献关联功能,建立文献之间的关联关系(如引文关系、共被引关系等),为论文的深入研究提供有力支持。

(5)助力论文投稿:在论文投稿前,可以利用 NoteExpress 的格式转换功能,快速将论文及参考文献格式转换为目标期刊要求的格式。还提供了校对报告功能,帮助用户检查引用参考文件的准确性,确保论文质量。

参考文献

［1］李桂芳.实用医学文献检索［M］.北京:高等教育出版社.2020.7.

［2］张倩,徐云.医学信息检索［M］.武汉:华中科技大学出版社.2021.4.

［3］高巧林,章新友.医学文献检索［M］.3 版.北京:人民卫生出版社.2021.8.

［4］陶红兵,董四平.文献综述与开题报告［M］.北京:中国协和医科大学出版社.2022.7.

［5］EndNote［EB/OL］. https://endnote.com/.

［6］Zotero［EB/OL］. https://www.zotero.org/.

［7］Mendeley［EB/OL］. https://www.mendeley.com/.

［8］Noteexpress［EB/OL］.http://www.inoteexpress.com/.

［9］知网研学［EB/OL］. https://estudy.cnki.net/.

(吴　慧)